方剂心得十讲

第 2 版

焦树德 著

闫小萍 协编

焦艺苹 校订

人民卫生出版社

图书在版编目（CIP）数据

方剂心得十讲/焦树德著．—2版．—北京：
人民卫生出版社，2004.6
ISBN 978-7-117-06141-4

Ⅰ．方… Ⅱ．焦… Ⅲ．方剂-研究
Ⅳ．R289.1

中国版本图书馆CIP数据核字（2004）第043259号

方剂心得十讲

第 2 版

著　　者：焦树德
出版发行：人民卫生出版社（中继线 010－59780011）
地　　址：北京市朝阳区潘家园南里19号
邮　　编：100021
E - mail：pmph @ pmph.com
购书热线：010-59787592　010-59787584　010-65264830
印　　刷：三河市君旺印务有限公司
经　　销：新华书店
开　　本：850×1168　1/32　　印张：11
字　　数：264千字
版　　次：1995年1月第1版　2025年4月第2版第31次印刷
标准书号：ISBN 978-7-117-06141-4/R·6142
定　　价：19.00元

第1版序言

“方剂”俗称药方或处方，是中医药学辨证论治医疗体系的重要组成部分。临床上常把辨证论治用“理、法、方、药”4字来概括。其中“理”字，是指中医理论而言，是这4个字中的总指导，贯彻于“法、方、药”之始终。其中“方”字即指方剂而言。在辨证论治的过程中，其法、方、药的完成，要在中医理论指导下，密切结合临床四诊等有关资料，经过辨证、立法、择方、选药，全面考虑，综合分析，深入推敲，最后才能完成“方剂”的制定。只有在方剂制定后，才能把辨证论治实施于医疗。可见每一张方剂的制定，都反映着辨证论治水平的高低和医疗技艺的优劣，关系着每个病人的安危。故而历代医家都对方剂十分重视，称张仲景为医方之祖，把方剂看成是辨证论治非常重要的一环，认为方剂是理、法、方、药密切融合在一起的产物，是治疗大法的体现。例如明代医家李士材说：“方者，定而不可易者也；法者，活而不可拘者也。非法无以善其方，非方无以疗其症。”（《伤寒括要·总论》）清代陆九芝说：“方者，法也，必有法乃可云方。”（《世补斋医书》）徐大椿说：“方之与药，似合而实离也。得天地之气，成一物之性，各有功能，可以变易气血，以除疾病，此药之力也。然草木之性，与人殊体，入人肠胃，何以能如之所欲，以致其效。圣人为之制方，以调剂之，或用以专攻，或用以兼治，或用以相辅者，或用以相制者。故方之既成，能使药各全其性，

亦能使药各失其性。操纵之法，有大权焉，此方之妙也。”（《医学源流·方药离合论》）

“方”之重要，已如上述。但“方”是由中药组成的，除需有一定的剂量外，还在功能特点方面分有宣、通、补、泻、轻、重、滑、涩、燥、湿等各剂，并可根据病情和治疗需要选择丸、散、膏、丹、酒、醴、汤、锭等剂型，故又把“方”称为“方剂”。正如蔡陆仙所说：“盖所谓方者，谓支配之法度也；所谓剂者，谓兼定其分量标准也。方则仅定其药味，剂则必斟酌其轻重焉。”（《中国医药汇海·方剂总论》）

综上所述，可以清楚地看出，学习中医者，除需打好深厚的理论基础外，对方剂的组织配伍、加减变化、临床运用等，也必须熟练地掌握，才能提高辨证论治水平，而取得优良的医疗效果。

兹不揣浅陋，把个人50多年来在临床医疗实践中运用方剂的心得，在教学、科研工作中对方剂的体会，以及关于方剂加减变化、穿摘裁采的经验，整理成册，以供在中医药大学（中医学院）毕业后又在临床工作了几年的中青年医师和中医同道以及西医学习中医的同志们在临床上进行辨证论治、组织药方时作为参考，也可作为学习中医方剂学的参考书。

本书择集前人常用方剂二百多首，结合个人经验方数十首，共分为十讲。第1讲谈临床运用方剂需要注意的问题；第2讲谈治气、理血、补养的方剂；第3讲谈发散、和解、表里同治的方剂；第4讲谈祛风、祛寒、祛湿的方剂；第5讲谈清火、消暑、润燥的方剂；第6讲谈除痰、消导、攻下的方剂；第7讲谈涌吐、涩固、杀虫的方剂；第8讲谈重镇、解毒和具有抗癌作用的方剂；第9讲谈妇儿科常用的方剂；第10讲介绍我的一些经验方。

为了能够突出各个方剂的不同特点，便于密切结合我运用方剂的心得体会，比较生动灵活地进行阐述，所以文中每个方剂下除将“药物组成”部分首列于方剂名称之后外，其他内容的叙述顺序均不刻板画一，亦不列标题，而是根据各方剂的不同情况，有的先谈配伍原理或特点，次述运用体会，应用范围……；有的则直接谈其主治病证，继谈使用宜忌、理论分析、加减变化……；有的则先从个人的心得谈起，然后论其煎服法、类方比较等等。每个方剂的论述中都适当穿插实际病例和自拟的经验方以及近代科研成果等等。虽然不设固定的标题，但其论述中则包括有药物组成、应用范围、理论分析、配伍原理、类方比较、加减变化、煎服方法、使用宜忌、个人心得、验案举例、经验新方等内容。总之，以符合临床实用，能对提高读者的辨证论治水平有所帮助为主要编写目的。

最后再赘言一句。在第 2 到第 9 讲中，介绍了前人的方剂和我的运用心得体会等，若欲触类旁通，一隅三反，引而伸之，全在读者领悟其方剂精意。古人云：垂法诲人，只能使人规矩不能使人巧。所以，自古至今没有治病的印板式样，没有绝对的万灵方剂，必须寓变通于成法之中。

由于水平所限，本书缺点错误一定不少。希望读者提出宝贵意见，以便再版时改正。对人民卫生出版社的大力支持，特致感谢！

焦树德

1994 年 3 月 7 日

第2版凡例

本版修订工作，主要是为了贯彻执行国家在中医药和新闻出版方面的有关政策法规。

1. 所讲前人的方剂多以一般方剂书所载者为主，至于其究竟出处不予详加考证，以解决实际临床应用为主。所以有的写《伤寒论》，有的则写张仲景，有的写《脾胃论》，有的写李东垣……，均以所引用的方书所载为依据。当然以极力避免张冠李戴之错误。

2. 十讲中共介绍方剂 148 首，再加每方中的附方和进行了类比的方剂，合计介绍方剂 300 余首。

3. 所录的附方，即指附带介绍的方剂。例如四君子汤后，又附带介绍了六君子汤、香砂六君子汤、七味白术散、八珍汤、十全大补汤等。

4. 所录的类比方，即指与正式介绍的方剂进行比较的方剂。例如介绍补中益气汤时，即与调中益气汤、升阳益胃汤、益胃升阳汤等做了比较。

5. 除第 10 讲专门介绍焦树德的经验方外，其它各讲中也根据方剂内容或验案介绍了不少他的经验方，未予统计。

6. 凡写“水煎服”者，一般即指用水煎两次，每次约煎取药汁 180～200ml，将两次煎取的药汁合在一处，再分为两次服。如无特殊煎服法，则不在每首方剂中重复此项，需特殊煎服法者，则详细写明。

7. 凡写“先煎”者，指该药要先煎 10 分钟，然后加凉水，放入其它药物同煎。

8. 凡写“后下”者，即指在药剂即将煎好前之 3～5 分钟放入该药，将锅盖盖好，煎三五沸即可。

9. 凡写“分冲”者，即指将该药分为 2 次，在服汤药时用温开水送服，或用汤药汁冲服，不必入煎。

10. 古方配伍中使用的君、臣、佐、使等术语，均改称为现代通用的主、辅、佐、使等。

11. 方中用量为古制者，为了方便、实用，根据目前临床实际用量，参考原方的比例，改为现今常用的用量，欲知古制用量，可查阅方剂专书。其中亦有少数方剂先介绍古制用量，后介绍近代用量，这种情况多见于具有特殊代表性的方剂。

12. 凡临床加减药物，未注明用量者，即为一般用量，指在 6～9g 左右，一般不超过 12g。

13. 书末方剂索引，收录了所有书中涉及到的正式方和附方。

14. 本书以介绍方剂在临床运用方面的内容为主。如欲查考关于方剂的出处、渊源、方名变化、同名异方、同方异名、同一方剂某书多一味药或某书少一味药等等问题，请参阅方剂专著或工具书。

15. “犀角”、“虎骨”、“龟板”等药，在介绍古籍原方组成时均予保留，在介绍临床加减运用时，根据目前有关政策与法规适当处理。

目录

第1讲 临床运用方剂需要注意的问题

前人的方剂，皆为医学理论精华和临床宝贵经验密切结合选药配伍而成的，是留给后人的宝贵财富。前人的许多方剂，组织严谨，配伍巧妙，直到今天，依法使用仍有良效，成为临床上经常应用的方剂。但是，我们在使用这些方剂时，也应注意到古今生活环境不同，社会环境不同，人的禀赋、饮食、居住、病因等也均有不同。所以，我们在临床上运用前人的方剂时，既要学习与掌握前人关于方剂的法度规矩、严谨的组方理论和宝贵的临床经验，又要注意运用中医理论按照辨证论治的方法，结合具体情况，对前人的方剂进行加减化裁而灵活运用，才能使方证合宜，提高疗效。虽然我们强调对方剂一定要灵活运用，但也不能灵活得无法无度，随便拼凑，有药无方，头痛医头，脚痛医脚。故提出一些应注意的问题，与大家共勉。

1. 密切结合辨证论治，用中医理论作指导

中医学几千年来逐步形成了“辨证论治”的独特医疗体系，使这门既能发挥保健长寿作用又具临床治疗效果的医学科

学，达到了医疗艺术的境地，对中华民族的繁衍昌盛起到了重要的作用。辨证论治的具体内容，包括理、法、方、药几个方面。理、法、方、药是密切联系在一起的，“理”贯穿在法、方、药之中，不能截然分开。“理”就是中医理论，也就是说中医治病要用中医理论作指导。“法”指治疗法则。治法的确立，是在运用中医理论对疾病进行辨证，辨认出疾病的证候并找出主证后确定的。临床遣方用药应在治法的指导下进行。“方”指方剂的运用。方剂俗称“药方”，药方是由“药”组成的，可见，理、法、方、药是密切联系的，方、药是辨证论治的重要组成部分。

“方”、“药”既然是辨证论治的重要组成部分，所以在临证时，要密切结合辨证，在中医药理论指导下灵活运用方剂。例如对病人经过辨证，确认患者证属外感病风寒束表证，治疗法则确定用辛温解表（发汗）法，这时要根据“法”去选“方”，选方也要根据具体情况，因人、因地、因时灵活掌握。例如：同为外感病风寒束表证，如果发病在我国北方，病人又是北方人，那就可以据法选用麻黄汤（麻黄、杏仁、桂枝、炙甘草、生姜、大枣）或人参败毒散（羌活、独活、前胡、柴胡、人参、茯苓、桔梗、枳壳、川芎、生姜、薄荷、甘草）之类的方剂；如发病在我国南方，病人又是南方人，那就要选用香苏饮（苏叶、香附、陈皮、甘草、生姜、葱须）或连须葱白汤（连须葱白、生姜或加葛根）之类的方剂；如病人是我国中原地带者，则可选用神术散（苍术、防风、甘草、生姜、葱白、羌活）之类的方剂。可见，虽然治法都是辛温解表，但选方却不相同。再进一步言之，如南方人在北方患了风寒束表证，虽然也可采用辛温解表法，但不宜用麻黄汤之类的大力辛温发汗方，只可用香苏饮加荆芥、防风、豆豉之类的方剂，并且不可重用防风等辛温药。这是因为南方人体质柔健，皮肤细嫩，肌腠容易疏解，不同于北方人的体质健壮，皮肤致密，肌腠不易疏解，非大力辛温发散药不能解表之故。反之，北方人在南方患了风寒束表证，也要适当考虑到当地气候温和，也可选用香苏饮加荆芥、防风、羌活之类随证出入。另外，对虽是北方人但已久居南方，或南方人已久居北方，以及少数民族地区，生活习惯和饮食居住特点不同，春夏秋冬季节气候不同及不同年份运气特点等等，都要在选方时加以考虑，灵活掌握，不可千篇一律。另外，对病情轻重、转化传变等诸方面，在选方时亦应加以注意。总之，临床运用方剂时，要注意符合辨证论治的要求，并且要用中医药理论指导之，适当加减方剂中的药物或用量。

2. 以“法”统“方”，“方”中有“法”

《黄帝内经》中论述了许多关于治病的大法（亦称治则），使医家对疾病的治疗，有法可依，有规律可循。它指出气有多少，病有盛衰，故治有缓急，方有大小，有正治、反治，有“反佐以取之”，并有上取、下取、内取、外取、病在上取之下、病在下取之上、病在中傍取之等多种治病大法。如该书有曰：“寒者热之，热者寒之，温者清之，清者温之，散者收之，抑者散之，燥者润之，急者缓之，坚者软之，脆者坚之，衰者补之，强者泻之，各安其气，必清必静，则病气衰去，归其所宗，此治之大体也。”（《素问·至真要大论》）又如：“微者逆之，甚者从之，坚者削之，客者除之，劳者温之，结者散之，留者攻之，燥者濡之，……损者温之，逸者行之，惊者平之，上之下之，摩之浴之，薄之劫之，开之发之，适事为故。”（《素问·至真要大论》）再如：“因其轻而扬之，因其重而减之，因其衰而彰之。形不足者，温之以气；精不足者，补之以味。其高者因而越之，其下者引而竭之。”（《素问·阴阳应象大论》)。张仲景先师在《伤寒论》中，论病、辨证、立法、选方，随证加减，依法变化，有法有方，选药精当，具体体现了《黄帝内经》治病大法的精神，开“方药”治病的先河。后世医家把治疗法则又归纳为汗、吐、下、和、温、清、补、消等八大法则。经过历代医家的临床运用和研究发挥，又在这八大法则基础上，结合《黄帝内经》治病大法的精神，创制出许多更为具体的治法。例如：汗法中，有辛温发汗法、辛凉发汗法、滋阴发汗法等；下法中，有急下存阴法、增液承气法、养血润下法等；温法中，有温中健脾法、温肾助阳法、温阳化气法等；补法中，又分出峻补、缓补、温补、凉补、补心、补肾、补脾、补肺法等等，此不详举。还可把八法中的各法交叉配合，则可以说治病方法变化无穷。所以前人曾说：“病有千端，法有万变，圆机活法，存乎其人。”“八法之中百法备焉。”我们要时时把这些治法精神运用在辨证论治过程中。

一般说，在临诊时运用中医理论，确定主证完成“辨证”以后，就要进行“论治”。论治首先是根据病机“立法”(确定用何种治法)，把治法确定以后，就要根据这个治法去选方、用药。前人把这种方法称作“以法统方”，意思是说要根据治法的要求去选用方剂及加减药物。例如立“法”是辛凉解表，那么可选桑菊饮或银翘散方去随证加减。具体地讲，如果疾病处在初起阶段，证见头痛、发热、口渴、脉数，温热之邪居于卫分尚浅，则可用桑菊饮加减；如果病邪虽仍在卫分，但病人出现了咳嗽、口渴、咽喉微痛等邪盛的症状，则可用银翘散加减。如果立“法”是急下存阴，则可选用大承气汤加减。如果立“法”是清泻心胃火热，佐以解毒，则可选用凉膈散加减。总之，要根据立法去选方。

临床运用方剂时的药物加减变化，也要体现出“法”中的要求，更好地反映出治法的内容，以提高疗效。前人称此为“方中有法”。例如：当选用大承气汤急下存阴时，若看到病人年事已高，平时体弱，就可以把方中的芒硝去掉，改为元明粉，这样既能达到泻下的目的，又比较平稳，不伤正气。再如：用凉膈散加减时，考虑到立法中还有“佐以解毒”（因凉膈散证多有口舌生疮等），所以就可以再加金银花、蒲公英等，以加强解毒功效，更好地满足治法的要求，提高疗效。至于补有峻补、缓补、凉补、温补，泻有急下、缓下以及攻补兼施等等治法，均有相应的方剂可供选用。

3. 运用前人成方要随证加减，灵活变化

在临床上运用前人的方剂时，还应根据具体证情随证加减，灵活变化。有人主张方不在多，贵乎加减得法。我们在选用前人方剂时，绝不可生搬硬套，原方照抄。当然，病情证候非常符合原方主治时，也可以使用原方剂，但药物的剂量也常常因人、因时、因地等情况的不同而有所调整。所以说，绝对地照搬用原方的情况，临床上是很少的，多需要随证变化。例如：有一位女病人在两乳房下方，沿第六、七肋走行方向生有两个像倒放的牛犄角样条状硬块，已有10多年。经辨证认为是由于肝气郁滞，气痰凝结，久病入血，气、痰、血互相积结而成。我根据疏肝行气、消痰散结的治则，选用了柴胡疏肝散的柴胡、香附、枳壳行气疏肝，又加入生石决明滋肝阴、潜肝阳以助调肝行气之力。为了加强行气作用而比原方加重了香附和枳壳的用量（考虑到病人素有高血压病，恐柴胡的升阳作用对高血压不利，故第二诊后改用郁金而不用柴胡）。为了增强化痰作用，改原方的陈皮为化橘红（原方为7味药，选用了4味）。为了深入一步消散痰结，又加入白芥子辛通走散，行气豁痰，消皮里膜外之痰结。为消除肿块，除用了行气消痰之品外，又把具有解郁柔

肝、软坚散结、消痰核作用的消瘰丸方（牡蛎、玄参、贝母）结合进来，以加强消除肿块的作用。因久病入血，气、痰、血互相积结，非用活血散瘀之品不能促其消散。故于第二诊时，加入丹参、炙山甲活血散瘀、化癥消积。又考虑病已10余年，不但需要药力集中，而且需要药力持久，故另外加服了白金丸（白矾祛湿消痰，郁金解郁舒肝，兼能散瘀消恶血）每日2次每次1.5g。这样，本例的处方实际上是柴胡疏肝散、消瘰丸、白金丸三方的随证加减。在药量上也因人、因证而异，进行了调整。共进18剂，硬块完全消失，经10年追访，一直未再复发。

4. 方剂加减变化要有方法

前人在方剂加减变化方面，积有丰富经验，可供我们学习应用。兹将前人在方剂加减变化方面的经验和方法，结合个人体会，归纳为以下7种方法，以供参考。

（1）加：即在原方中加一二味药，或是加重原方中一二味药的用量。

（2）减：即在原方中减去一二味药物，或是减轻原方中一二味药物的用量。

加、减二法中，有药味的加减，有药量的加减。有时药味虽没有加减，但药量有了轻重的不同，则方意、功用已完全不同，需要注意。

（3）裁：“裁”如裁衣，即在原方中裁去目前不需要的部分药物。

（4）采：“采”亦称“摘”，即是在保留原方主要药物的基础上，再把其它方剂中功效最突出或配伍最巧妙的部分采摘过来。

（5）穿：就是把所需要的两三个或四五个药方的主要

部分，有主次、轻重地穿插起来成为一方。例如我自拟的麻杏二三汤就是把麻黄汤中的麻黄、杏仁两味采过来，再与二陈汤、三子养亲汤穿起来（一般常减去白芥子、甘草，老年人仍用白芥子）而成一张治疗咳嗽常用而且有效的方剂。

（6）合："合"就是根据治则要求把两个或三个．四个药方合并成一方，有轻重主次地结合起来应用。例如我常用来治疗顽固难愈的胃脘痛而自拟的三合汤、四合汤。

（7）化："化"既是方法也是要求。上述的加、减、裁、采、穿、合，有时可以单独使用，有时要配合应用。这就需要灵活运用，切忌死板。对所选用的方剂，经过加减或采裁穿合的变化后，还要注意力争达到"化"。也就是把经过变化的药方，除再次与证候、治法、人、地、时等多种情况进行分析、核对无误外，还要仔细分析药方中各药的组织配伍和药力比重、用量轻重、先煎后下及炙、包、研、炒等是否合适，各药之间以及与证候、治法之间是否有着有机的联系，能否达到发挥其最大的治疗特长并纠正原方药的所短等等，使药方比原方更符合治疗的要求。前人曾用"出神入化"来赞誉这些经过变化而取得良效的方剂。有些著名的方剂，往往就是经由这一"化"的过程创制出来的，例如我们常用的补中益气汤、阳和汤、生化汤等名方。如果我们借用化学名词的概念来帮助理解的话，"化"也就是要求把方剂的药物组成、配伍、变化与证候、治法等"化合"成一个整体，而不是把一些药物彼此孤立地"混合"在一起。

另外，中医用药除了汤剂以外，还有许多剂型，如丸、散、膏、丹、酒等等。由于证情的变化，需要改变剂型时，处方时应适当增减药物用量。例如生石决明、生赭石、生石膏一类质重的药物，在汤剂中往往用量较重，如将原方由汤剂改为丸散剂时，则可适当减轻其用量。

5. 吸收经方、时方、土单验方等的长处

“经方”一般指《黄帝内经》、《伤寒论》、《金匮要略》等中医经典著作中所记载的药方。这些方剂有很多优点，如药味较少，组织严谨，义理精深，主、辅、佐、使和大、小、缓、急、奇、偶、复等区分明确，对药物的炮炙煎服、分量轻重、加减出入等都考虑得比较周到，“方”与“法”统一，治证明确，有是证必用是方，用其方必守其法，易一病即易一方，甚至方中药味相同而用量不同，则立方之理已不相同，治证也随之不同，方名也随之改变等等。所以，至今经方在临床上仍被广泛应用。

“时方”是在经方的基础上发展而来的。时方中，主、辅、佐、使的组织，组方立意的宗旨，药量轻重的权衡，配伍变化的须、使、畏、反，炮炙煎服的宜忌等，都体现着中医理论的深邃变化，所以必须十分熟悉中医理论，包括历代名医的高论，才能善用时方。时方中有许多方剂不但发展了经方的组方、治证、变化等原则和精神，而且还弥补了经方的不足。例如：刘河间的防风通圣散，李东垣的补中益气汤，《太平惠民和剂局方》的凉膈散、紫雪散、至宝丹、苏合香丸，《韩氏医通》的三子养亲汤，《温病条辨》的安宫牛黄丸、银翘散、增液承气汤，《医林改错》的补阳还五汤、膈下逐瘀汤等等，都是疗效可靠、大家常用的著名时方。

经方是时方的基础和楷模，时方是经方的发展与补充，那种把经方与时方对立起来的观点是不对的。

土单验方，则是指流传在民间和收载于“方书”中的或一些医家的秘方、经验方以及草药、单味药方而言，也有的是师徒、父子之间口传亲授的特效方。这些方子中，相当一些具有

简、便、验、廉等优点，并且有的配伍精当，能启发人的思路，增长学识。

在运用上述几种方剂时，要避免偏执。有的人，喜用补方则凡病皆补，喜用攻方则动辄即攻，喜用凉药者动笔即寒凉，喜用热药者动笔即温热，爱用经方者则讥讽用时方为叛道离经，喜用时方者则褒贬用经方者为因循守旧、固执不前，等等。这些偏执的做法和思想，不利于我们学习与发展中医药学。临床用药必须根据病情需要，应补则补，应泻则泻，应热则热，应凉则凉，用经方比较合适则用经方，适用时方者则采用时方，能用土单验方者，则用土单验方。需要把三者（经方、时方、土单验方）有机地结合起来，灵活运用。总之，不可刻板偏执，而是要取众家之长，灵活化裁，以提高疗效。正如明代医家李梴在《医学入门》中引李东垣之语说："善用方者不执方，而未尝不本于方也。"

6. 注意方药的煎服方法

我们在学习前人的方剂时，不但要学习方剂的药物配伍、组织法度，还要注意方剂的煎服方法。例如《伤寒论》桂枝汤的煎服法即很详细，兹录下来以作学习参考："右（横排版应改作"上"）五味，㕮咀三味，以水七升，微火煮取三升，去滓，适寒温，服一升，服已须臾，啜（chuò）热稀粥一升余，以助药力，温覆令一时许，遍身漐漐（zhízhí）微似有汗者益佳，不可令如水流离，病必不除。若一服汗出病差，停后服，不必尽剂。若不汗，更服，依前法。又不汗，后服小促其间（缩短服药的间隔时间），半日许令三服尽。若病重者，一日一夜服，周时观之，服一剂尽，病证犹在者，更作服。若汗不出者，乃服至二三剂。禁生冷、黏滑、肉面、五辛、酒酪、臭恶等物。"再如葛根汤的煎服法："右七味，以水一斗，先煮麻黄、葛根，减二升，去白沫，内诸药，煮取三升，去滓，温服一升，覆取微似汗，余如桂枝法将息及禁忌。”旋覆代赭汤：“右七味，以水一斗，煮取六升，去滓，再煎取三升，温服一升，日三服。”再如《金匮要略》枳实薤白桂枝汤：“右五味，以水五升，先煮枳实、厚朴，取二升，去滓，内诸药，煮数沸，分温三服。”百合知母汤：“右先以水洗百合，渍一宿，当白沫出去其水，更以泉水二升，煎取一升，去滓；别以泉水二升煎知母，取一升去滓；后合和煎取一升五合，分温再服。”以上仅举数例，说明仲景先师于每汤后都详细地交待煎服法，很值得我们学习。

后世医家遵循古训，也非常重视方药的煎服法。例如《温病条辨》中银翘散的煎法、服法就很详细，兹录于后：“上杵为散，每服六钱，鲜苇根汤煎，香气大出，即取服，勿过煎。肺药取轻清，过煎则味厚而入中焦矣。病重者约二时（4 小时）一服，日三服，夜一服；轻者三时（6 小时）一服，日二服，夜一服；病不解者，作再服。”另如后世方治脚气的鸡鸣散，则要求把药煎好后，放在床头，要在清晨（鸡鸣时）服用。

我曾治过一例哮喘病，患者女性 50 岁，每年 5 月 1 日以后即犯哮喘，10 月 1 日以后则逐渐缓解近愈。10 多年来，每年如是。我给她治疗有效后，并嘱她每年 4 月 1 日即开始来诊，服药至 5 月 1 日，未作喘，仍嘱其每周服药 3 剂左右，冬季可停药。连续 2 年都如此治疗，哮喘未作，又将有效的汤剂改配为丸剂服用，第 3 年 4 月仍嘱服汤药至 5 月 1 日，此后喘未再作，改汤剂为丸剂继服以收功。以后追访 3 年，未再复发，哮喘痊愈。还有的病人每年夏季脚肿、小腿肿，冬季自行缓解，已 10 多年未能治愈。我也采用每年于发病前 1 个月服药的方法，连治 3 年而愈，追访七八年，一直未发而彻底根治。

由以上诸例可见，方药的煎法、服法、服药时间等，对疗效的取得都非常重要。概括起来说，发散解表的药，宜用急火，煎的时间不要太长（约15～20分钟），服药次数以日服三四次为宜，表证解除后即可停药。用生大黄、芒硝攻泻时，也不宜久煎，并且得泻后即应停药。用于补益的方药，煎煮时宜用慢火久煎（约40分钟），每日早晚各服一次，可较长时期服用。一般说，治上焦病的药宜饭前服，治下焦病的药宜空腹服，治中焦病的药宜在两顿饭之间服。服用急救药则以及时快速为原则，不必拘泥于时间。对药方中的“先煎”药，要先煎10分钟，然后先加冷水，再放诸药煎之。对“后下”药，要在诸药煎好前3～5分钟放入同煎。总之，临床医师必须根据自己所处的药方，详细嘱咐病家应如何煎煮之，对“先煎”、“后下”、“冲服”等药，都要交待清楚，以免因煎服不得法而影响疗效。

7. 参考现代科研新发现

由于国家政府对中国医药学的重视和支持，近些年来中医药学的科研成果越来越多，在对单味中药的药效及有效成分的研究方面，获得了很多新发现。例如近代研究证明黄连、连翘、金银花、蒲公英、紫花地丁、蚤休、黄芩、黄柏等具有杀菌、抑菌作用，有的还能从中提出有效成分如黄连素等。有的研究证明，板蓝根、大青叶等对病毒有抑制作用，五加皮有抗炎、免疫调节和镇静、镇痛作用，黄芪有强壮保肝等作用，鹿茸含有雄性激素为全身强壮药，五味子研粉吞服可降低肝炎病人升高的转氨酶（GPT）。在复方的实验研究中，证明了中药方剂中的药物配伍非常重要。例如：用补中益气汤做的动物实验，证明本方对子宫及其周围组织有选择性地加强蠕动及恢复功能的作用，尤其对小肠有增强蠕动和调整其吸收功能的作用，证明中医所说的该方具有“补中益气”效能是具有科学根据的。更妙的是，其中的升麻、柴胡两药，有加强本方其它药物补中益气功能的作用；本方如去掉升、柴二药，则补中益气功能基本不显示；若单用升、柴二药做实验，也不能发挥补中益气功能：只有一味不少地用原方，才能明显看到上述作用，证明了本方药物配伍的巧妙。再如：有人用桂枝汤做实验，对该方的桂枝、白芍、甘草、生姜、大枣作了各种排列组合，或依次去掉某一味做实验，均不能出现很好的解表调营卫作用，只有全方配伍才能发挥良好的作用。还有人在中药的炮制方面进行了研究。例如：实验证明酒炒黄芩和酒炒当归所能煎出的有效成分比生黄芩、生当归煎出得多；对道地药材的实验研究和生化研究等，证明了在有效成分含量方面，道地药材远高于非地道药材和移到其它地区所种植的该药材。例如川贝母的移植品则无川贝母的效果，陕西的大黄明显优于山西的大黄。实验还证明钩藤入汤药时“后下”，则降血压效佳，久煎则降压效差。这些科研发现，对我们处方用药的选择、配伍等均有一定的帮助，可以适当参考之。当然，我们在参考这些新发现时仍要密切结合辨证论治，绝不能因此而偏离辨证论治的轨道。近些年实践证明，处方用药时不用中医药理论作指导，是取不到良好效果的。在辨证论治的前提下，参考现代科研成果组方选药，才能提高疗效。

8. 根据辨证论治需要，结合临床经验组织新方

在临床上，根据证情的变化和治法的要求，一时选不到与证、法比较吻合的方剂时，或是虽已用过不少前人的方剂，但疗效不理想时，就需要根据证候、治则的要求，按照处方组织规律和药物配伍宜忌，吸取古今名方经验，结合本人临床经

验，自己组创新方。例如1978年我曾治疗一例长期血尿又得不到确诊的病人。初诊时，患者右少腹部疼痛，血尿，腰部不适，右少腹筋肉略僵急，用芍药甘草汤合天台乌药散随证加减。服药10余剂，右少腹已不痛，其筋肉亦舒缓柔软，腰及小腹的不适感亦消退，尿血的镜检也明显好转，惟在排尿时有气向下攻窜样疼痛感，故已有成为砂石淋之势，但不久前曾在某大医院多法检查，未能确诊有尿路结石。因而，我一面根据其症状表现，一面据其脉略细和久病，知其有正气不足，而开了一张新方：川续断炭30g，生地黄15g，冬葵子10g，瞿麦12g，茯苓12g，泽泻10g，金钱草15g，玄参12g，黄芩9g，黄柏炭15g，小蓟炭25g，嘱服6付，多饮水，多跳动。本方重用了川续断炭以强壮肾气兼以止血尿；又加入生地黄、玄参补肾养阴，加强扶正祛邪的功能；同时更加冬葵子滑窍利湿，瞿麦活血利湿治淋，黄芩清热，配合金钱草、茯苓、泽泻的利湿排石作用，组成一个补肾益阴、利湿排石的方剂。服用此方，如有尿路结石可以排下，如无结石也可以补肾利湿，扶正祛邪兼顾，加速恢复健康。果然，服药后排出结石1块，而尿血亦随之而止。这张方即是在前人理论的基础上，结合了本人以往治疗泌尿系结石的经验和近代有关报道而组织的新方。我多次用这张方子随证加减治疗泌尿系结石，常收到满意的疗效。加减法是：尿血不甚者，方中的川续断、黄柏、小蓟可不必用炭；证明有泌尿系结石，但又久久不下者，可加牛膝、泽兰、鸡内金、炙山甲，冬葵子可用到10～20g，金钱草可用到20～40g；无阴虚证者，可去玄参，改生地黄为熟地黄，或生、熟地黄同用。我认为治疗泌尿系结石，要注意加强补肾药的分量，扶正以祛邪，不要单纯用利湿、通淋、排石之品组方。1988年我曾治愈法国驻华大使马乐先生的肾结石，也是采用的以上方法，结合外国人的具体情况又组织了新方。服了8剂药，即排出了结石，免除了原定的手术之苦。

总之，既要虚心全面地学习、继承前人组织方剂、运用方剂的宝贵经验，在经过大量的临床实践，取得了一定的经验，有了较深刻的体会后，还要发扬创新精神，在临证需要时敢于组创新方以提高疗效，并要总结创制新方的经验，找出新的规律，以逐渐补充前人的不足。历代医家如没有创新精神，哪能使今天的中国医药学宝库这般丰富！所以说，我们全面地学习和继承它，是为了更好地发扬和光大它。没有创新，中医药学术将停滞不前。

第2讲
治气、理血、补养的方剂

人体有形的躯体，须赖无形的气而生存（气与人体相对而言，气无形，体有形），有气则生，无气则亡，故前人曾说：气聚则形存，气散则形亡。人体中的气又有种种不同，如宗气、营气、卫气、脏腑之气、经络之气等等。前人曾说：胸中大气一衰，则出入废，升降息，神机化灭，气立孤危矣。可见，气对人体的生命活动具有特别重要的作用。

人的生命全赖阴阳气血之生化不息，阴主血，血盛则形充，阳主气，气全则神旺。人体血盛则七窍通灵，四肢能用，筋骨柔和，肌肉丰盛，脏腑得滋，经络得荣，神魄安，颜色润，营卫充，津液通，二便条顺；血衰则形萎，血败则形坏。然而，血化于气而成于阴，气虚故不能生血，但阳亢又最能伤阴。医者须洞察此阴阳盈虚、血气生化的机制而调之。故前人制有治气类、理血类的方剂以治理气血之病。

人体阴平阳秘，气血调和，则体健神旺，不生疾病。但人体可因受六淫、七情、痰饮、虫积等致病因素的干扰，而致阴阳失调，气血乖常，则疾病丛生。因而阴阳受损，气血不足，而成种种虚证。此时，须用益气养血、滋阴补阳等品进行调补，故前人创制了不少补养类方剂。

本讲将介绍临床常用具有治气、理血、补养作用的方剂。

1. 栝蒌薤白白酒汤

(《金匮要略》)

提要

栝蒌薤白白酒汤

栝蒌薤白半夏汤

枳实薤白桂枝汤

比较栝蒌薤白白酒汤、

栝蒌薤白半夏汤、

乌头赤石脂丸

栝楼实(原方写为"栝蒌",后同)30～40g(原一枚)捣碎　薤白 9～15g(原半斤)　白酒 500～700ml(原七升)

方中白酒,近人多用米醋或黄(米)酒。古白酒力薄,故用量可大,今醋、酒浓厚,用量须减。

原方的煎服法是把以上三味,一同煮取约 400ml,分为两次服用。但现在一般都是用水煎前两味,取药汁约 300ml,分两次服,每次服用时,再兑入米醋(据考证,古之白酒,即今之米醋)20～30ml(有的人则用黄酒。我在临床上,二者都用过,但用醋效果较优)。

此方为《金匮要略》胸痹心痛短气篇的第一张药方,主治胸痹,症见喘息咳唾,胸背痛,短气,寸口脉沉而迟,关上小紧数(即"阳微阴弦"之意)者。以本方为主随证加减,治疗胸痹、心痛,确有良效。故自汉至今,栝蒌薤白剂已成为治疗胸痹的著名方剂。

胸痹病的主要病机为上焦阳虚,阴气上逆。正如张仲景所说："脉当取太过不及。阳微阴弦，即胸痹而痛。所以然者，责其极虚也。今阳虚知在上焦，所以胸痹心痛者，以其阴弦故也。"此方以栝楼宽胸降气、消痰开结为主药；薤白味辛苦性温滑而能通痹著之气滞为辅药；白酒味辛性温，宣发助阳，通行营卫为佐药。三药合用，能助胸中阳气，开上焦痹滞，使胸中阳气布达而胸中大气一转，浊阴之气下降，阳盛痹通诸症自然皆除。（醋：味酸苦，性温，能破结气痰瘀，治心腹疼痛。）

本方加半夏10～12g，名**栝蒌薤白半夏汤**，主治胸痹病兼见不得卧、心痛彻背、舌苔白厚或白厚腻、关脉弦滑等症者。此为痰浊盛，故加半夏以除痰。

本方去白酒加枳实、厚朴、桂枝，名**枳实薤白桂枝汤**，主治胸痹，心中痞气，气结在胸，胸满，胁下逆抢心。此为客气留结在胸中，不只上焦阳虚，而中焦之阳亦虚，故阴邪得以留踞，上逆动膈而为胸满、胁下逆抢心。故于栝蒌薤白剂中加枳实除痞气，厚朴开气结，桂枝行阳气兼能疏肝，不但胸阳得畅，而中焦亦调，故病自痊愈。《金匮要略》条文还指出胸痹者"人参汤（人参、甘草、干姜、白术各等分）亦主之"。人参汤即理中汤之大意，对兼见中焦阳虚证者，可用之。总之，胸痹的虚，为胸中阳气微而不振，故不必用补，而用宣通之法，阳气即畅，胸阳畅通则阳盛病除。所以我们要注意到，仲景用栝蒌薤白剂是以行阳为主，不是补阳；即使谈到用人参汤，亦是兼补中阳，并非补胸阳。此乃仲景先师示人对胸痹病应认识到胸中大气为全身之主，实为生死第一关，特于胸痹篇独发其精义，不可不知。

今人常以此方随证加减，用于治疗以胸背痛为主要症状的疾病，如心绞痛、心肌梗死、心肌炎、胸部神经痛等，以治疗心绞痛应用最多，常去白酒加半夏、红花、赤芍、丹参、川芎等同用。我治疗经西医诊断为冠心病、心肌炎等病而出现心绞痛、胸痛彻背、背痛彻胸、心慌短气等症，观其脉见寸沉关弦或寸关弦滑沉紧而属中医胸痹病者，常用栝蒌薤白剂随证加减，并把药方暂定名为胸痹汤：栝楼30～40g，薤白10～15g，半夏10g，桂枝3～12g，檀香（后下）6～9g，茯神木30g，红花10g，苏梗10g，五灵脂9～12g，蒲黄6～10g，焦山楂10g，赤芍12g。临证时需随证加减应用。药效不明显时，会饮酒者每次服药时兑入黄酒20ml，不会饮酒者可兑入米醋20～30ml。心绞痛发作频繁且痛重者，则另用苏合香丸0.5～1丸随汤药服。此方每收良好效果，请参考试用。

栝蒌薤白白酒汤与栝蒌薤白半夏汤、乌头赤石脂丸（赤石脂30g，乌头15g，川椒30g，附子15g，干姜30g，蜜丸）均治胸痹、胸背疼痛。但前方主治胸阳不畅，阴气上逆，痰浊痹阻而致的胸痹，症见喘息、短气、咳唾、胸背疼痛；栝蒌薤白半夏汤则治胸痹之偏于痰浊壅盛痹滞胸阳而心痛彻背、不得卧者；乌头赤石脂丸则治阴寒之气厥逆上干，格痹胸背经脉，乱其气血而致心痛彻背、背痛彻心者。虽皆治胸痹，却有种种不同，必须详细辨证，绝不可一病一方，呆板硬套。请读者深入研究《金匮要略》“胸痹心痛短气篇”。

对痰热结聚，滞塞胸膈而致心胸疼痛者，不可用此方治疗。例如我在治疗急性心肌梗死时，发现不少患者出现胸痛脘闷、舌苔黄厚垢腻、大便秘结数日不行、脉象滑数有力的痰热结塞之证时，采用的是小陷胸汤（黄连、半夏、栝楼）合小承气汤（厚朴、枳实、大黄）随证配合红花、丹参、檀香、焦三仙等治疗。病人随着痰热涤泄、大便畅通、舌苔化薄而胸痛明显减轻，诸症亦随之而安，继续随证用药，均取得比较满意的效果。如误用栝蒌薤白剂，则不见效果。可见每个方剂都有一定的主治范畴，必须辨证准确，才能正确地遣方用药。

2. 四君子汤

（《时方歌括》）

提要

四君子汤
五味异功散
六君子汤(2个)
香砂六君子汤
七味白术散
八珍汤
十全大补汤
六神汤
三白汤
比较四君子汤、补中益气汤

人参6g　白术6g　茯苓6g　甘草3g　水煎分两次服。

此方为治疗气虚的总方。主治面色㿠白、精神委靡、言语声低、四肢倦怠无力、动则气短、食欲不振、大便溏泄、脉来虚濡等症。近代常用来治疗慢性胃肠炎、消化不良、神经衰弱、胃肠功能紊乱等病表现为气虚证者。

本方以人参之甘温，健脾补气，能致冲和之气，为主药；白术甘苦微温，燥脾补气，培益中焦，为辅药；茯苓甘淡而平，渗湿健脾，兼能泄热以防参、术生热，为佐药；甘草甘平，和中益脾，为使药。脾为后天之本，为人体生气之源。脾胃气足，中运健旺，饮食增加，生化功能加强，则其它四脏均能受益而身体自然健壮。本方甘温，甘合中焦之味，温助中焦之气，药性柔和，功效可靠，补而不烈，培本扶中，好像具有不偏不倚谦正冲和之德，故以“四君子”名之。以此比喻，可启发对本方治疗作用的理解。

本方加陈皮以理气开胃，名**五味异功散**，调理脾胃的效能更好，既能补气，又可免除一些人服补气药所致的胸闷、中满、少食等不良反应，常用于病后调理，益气健脾。在补气方中稍加理气药，从而更加充分地发挥补气药的作用，这也说明中药“配伍”的妙用。

本方加陈皮、半夏以燥湿除痰，名**六君子汤**，适用于脾胃气虚，中焦痰湿郁阻所致之呕恶咳唾、返吐涎水、饮食少进、胸脘发闷、舌苔白、脉象滑或濡滑等症。若胸腹满闷，嗳气胀满，可再加木香、砂仁，名**香砂六君子汤**（《古今名医方论》）。

另外，本方加香附、砂仁，亦可名**六君子汤**。方中配香附行气疏肝，砂仁温中醒脾，可用于治疗脾胃虚寒及肝郁犯胃而致的胃脘疼痛或腹痛泄泻。我用该方治此证时，常加广木香、炒白芍、高良姜以加强理气柔肝温中的作用。

本方加木香、藿香、葛根，名**七味白术散**（钱乙）。方中木香、藿香芳香化浊，理气调中，佐四君子健脾益气；配葛根解肌热而除渴。常用于治疗脾虚所致的泄泻、消化不良、肌热口渴等症。儿科多用之。

本方合四物汤（熟地黄、当归、白芍、川芎），名**八珍汤**，主治气血两虚，中运不健，饮食不为肌肤，面色不华，阴血内亏，虚阳外越等。八珍汤中再加黄芪以助阳固表，加肉桂引火归原，名**十全大补汤**，适用于气血营卫俱虚之证，全身倦怠，四肢无力，自汗盗汗，虚火上泛，腰膝畏冷，女子兼见月经少或白带多等症。

本方加山药、扁豆健脾和胃，加姜、枣、粳米调和营卫养胃气为引，名**六神散**（陈无择），主治小儿表热去后又发低热，再用解表药或凉药不效者。此证为表里俱虚，气不归元，阳浮于外所致，并非实热之证，故需此方和其胃气而收阳归内，则身凉不热。治热不可过用解表、过用寒凉，此不可不知也。

本方去人参加白芍、生姜、大枣，名**三白汤**（白术、白芍、白茯苓），用于治疗伤寒太阳病（头项强痛、恶寒、脉浮），服过桂枝汤或误用下法后，仍头项强痛，翕翕发热，无汗，心下满微痛，小便不利，或虚烦或渴或泄。（按：此汤实即《伤寒论》桂枝去桂加茯苓白术汤方。）

我常用四君子汤加陈皮、生麦芽、焦神曲、莲子肉、焦山楂、黄芪、香附等，治疗因患慢性胃肠炎而致体倦神疲、面色无华、食欲不振、消化不良、舌苔薄白或舌质较胖、脉象虚或濡者。治气虚而头痛，加白芷、蔓荆子、川芎；治气虚而眩晕，加天麻、白芷、钩藤、川芎、黄芪；治脾气虚而泄泻者，加车前子、桔梗（少量）、土炒白芍、肉豆蔻，茯苓加量，伏龙肝60～120g煎汤代水。治气虚咳喘加苏子、五味子、桑白皮、橘红、沉香、砂仁。

本方的人参，在一般情况下可用党参代之，用量可稍加大；对虚弱重证，仍须用人参；气虚兼手足畏冷，喜着厚衣者，可用红人参；兼有口干者，可用白人参。

近些年来，有人用本方加当归、熟地黄等，用于治疗缺铁性贫血、营养不良性贫血；有的加远志、酸枣仁、五味子、麦冬、柏子仁、琥珀，用于治疗体弱者的失眠症，可供参考。

本方与补中益气汤同为补气之方。本方为治气虚的总方，有冲和之气，性质平和，主治气虚脾弱之证；补中益气汤则主治劳倦内伤，身热心烦，或中焦清阳下陷而致泄痢下坠，脏器下垂等症。本方功效主在补气健脾，强壮中焦，只能补气，无和血之功；补中益气汤则脾肺双补，升举清阳，益气之中兼能和血养血、甘温除热。

阴虚咳嗽、盗汗、五心烦热及阴虚肝旺等证者，忌用本方。

注意：使用本方时加些行气之品，如陈皮、香附、木香、藿梗、砂仁等，补气效果会增强，且能防止有的人服补气药后出现胸脘痞满等副反应。

3. 补中益气汤

（《脾胃论》）

提要

补中益气汤
举元煎
升陷汤
调中益气汤
益胃升阳汤
升阳益胃汤
升阳顺气汤
补中益气汤中的升麻、柴胡

蜜炙黄芪 5～10g　人参 3g　炙甘草 3g　炒白术 1.5～3g　陈皮 1.5～3g　当归 1.5～3g　升麻 1～1.5g　柴胡 1～1.5g　水煎服。因原方用量太轻，故参考后世临床常用方，对剂量进行了修改。

（附《脾胃论》原方：黄芪 1.5g（病重或劳倦热甚者 3g）炙甘草 1.5g　人参 1g　当归 0.6g　陈皮、升麻、柴胡各 0.6～1g　白术 1g　水三盏煎至一盏，去滓，食远稍热服。）

本方的用量，李东垣原方黄芪最多为3g，其余皆为0.6～1g，意取轻清上升。后世医家用于济急时常加大剂量，病重者参、芪可用到9～15g。本文开篇所列的剂量是参考薛立斋及吴仪洛二氏之意拟订的，临证时请斟酌使用。需要注意的是，升麻、柴胡二药用量不能太大，一般为1～2.5g，即使余药加至9--15g时，此二药也不得超过3g。因为内虚之证忌升散，本方借此二药只为升提下陷之清气，多用了此二药则使本方变成升散剂，非制方的原意。

本方主要用于治疗饥饱劳役内伤脾胃所致的身热心烦、头痛畏冷、懒言少食、四肢困倦、自汗口渴、不愿活动、动则气短而喘、脉象虚大之症；或因中气不足，清阳下陷所致泄痢，或寒热似疟久久不愈之症。

清代医家柯琴说：劳倦形衰，气少阴虚而生内热者，表证颇同外感，惟李杲知其为劳倦伤脾，谷气不胜阳气，下陷阴中而发热，制补中益气之法。本方组织是遵照《黄帝内经》“劳者温之”、“损者益之”的治则，选用甘温之品补其中气，升其中阳。饥饱劳役，伤其脾胃，中焦阳气下陷，则阴火上浮，故身热心烦（这并非外感实热之证）；头为诸阳之会，清阳不升，则浊气上逆，故头痛（疼痛时作时止，不像外感者常痛不已）；阳虚不能卫外故自汗；气虚故懒言、不愿活动；脾虚故少食、肢倦；脾胃虚则肺气不足故气短；肺气不足，不能敷布津液故口渴；脾虚中阳不升，清阳下陷故泄痢；正虚邪陷，邪正相争故寒热似疟，久久不愈。病属内伤，东垣立补中益气汤以主之。若误作外感治，则重虚元气。脾胃虚则肺气不足，肺为气之本，故方中以黄芪补肺护固腠理为主药；人参补元气，健脾益中，甘草和中益脾，合芪、参而除热为辅药（过度烦劳，则虚热内生，得甘温之品以益元气，而虚热自退，故东垣认为芪、参、草三药为除烦热之圣药）；更以白术燥湿健脾，当归和血益阴，陈皮理胸中清浊相干之乱气，且防甘味药导致滞满，共为佐药；升麻、柴胡升阳明、少阳之清气，提中焦下陷之清气，清阳升则浊阴降，再用生姜、大枣和营卫、开腠理、致津液，共为使药。中虚得补，元气恢复，诸症自愈。赵献可曾说："凡脾胃，喜甘而恶苦，喜补而恶攻，喜温而恶寒，喜通而恶滞，喜升而恶降，喜燥而恶湿，此方得之。"（《医贯·后天要论·补中益气汤论》）

补中益气汤原为饮食劳倦内伤元气，内生虚热，病状类似伤寒之证而设。此证实属气虚发热，切勿用治疗伤寒的汗、下之法去治。故《医贯·主客辨疑·伤寒论》中说："若读伤寒书而不读东垣书，则内伤不明而杀人多矣。读东垣书而不读丹溪书，则阴虚不明而杀人多矣。……东垣《脾胃论》，与夫内伤外感辨，深明饥饱劳役发热等证俱是内伤，悉类伤寒，切戒汗下。以为内伤多外感少，只须温补，不必发散。外感多而内伤少，温补中少加发散，以补中益气一方为主，加减出入。"由此可见，内虚之人冬季受寒而恶寒、发热、无汗、脉浮紧时，可用补中益气汤加些麻黄，脉浮缓有汗者，可加桂枝、白芍。但后世医家皆把此方用为调补气虚之药，是采取本方配伍之妙和调补中焦阳气的功能而变化运用的。确有许多阳虚、中虚之证，得用本方而治愈。用本方为补剂时要知道此为治气虚清阳下陷的方剂，而不是治清阳不升的。

我常用本方加蔓荆子、川芎治疗气虚头痛；加藁本、细辛、吴茱萸治疗头中疼痛或空痛；加羌活、防风、威灵仙、海桐皮治虚人感受风湿而周身疼痛；加茯苓、益智仁、肉豆蔻治疗久泄；加白芍、甘草、吴茱萸、乌药治中虚腹痛；重用当归再加熟地黄治因中气虚而致的血虚（包括各种贫血）；重用人参（或以党参 10～15g 代替）再加茯苓、枳壳（15～30g）治由于脾失健运，中焦清阳下陷而致的胃下垂、子宫脱垂（症见身体软弱、面色萎黄、腹部发坠感、饭后腹胀倒饱等）；加青蒿、银柴胡治疗青年女子西医查不出原因的低热症状群中医辨证属劳倦伤中内生虚热者。本方不但可治脾胃气虚，亦可调补心、肺、肝三脏。如加五味子、款冬花、紫菀、旋覆花等，可治肺气虚而气喘、咳嗽，此乃符合《难经》“损其肺者益其气”的治则。加香附、厚朴、青皮、蔻仁，可治肝气郁而致的脘闷腹胀、食欲不振等，此寓有《黄帝内经》“木郁达之”之意。五脏之中惟肾虚者不可用此方。

本方去陈皮、当归、柴胡，名**举元煎**（张景岳），治气虚下陷、血崩血脱、亡阳垂危等须升补元气的证候。

本方去人参、白术、甘草、陈皮、当归，加知母、桔梗，名**升陷汤**（张锡纯方：黄芪 18g，知母 9g，柴胡 4.5g，桔梗 4.5g，升麻 3g），主治胸中大气下陷，气短不足以息，或呼吸似喘或气息将停，脉象沉迟微弱，关前尤甚。

东垣调治中焦的方剂除补中益气汤外还有调中益气汤、益胃升阳汤、升阳益胃汤、升阳顺气汤等。这些方剂的作用同中有异，异中有同，须掌握它们的主治特点方能很好地运用之。一般说，**调中益气汤**（本方去当归、白术，加木香、苍术）治脾胃不调之胸满肢倦、食少短气、口不知味、食入反出等症。**益胃升阳汤**（本方加炒黄芩、炒神曲）为血脱者益其气的方剂，主治妇人经水不调，或脱血及食少、水泻等症。**升阳益胃汤**（详见本讲以下专篇）主治脾胃虚弱而倦怠嗜卧，时值秋令，湿热方退，体重节痛，口苦口干，心不思食，口不知味，二便不调等症。**升阳顺气汤**（本方去白术，加草豆蔻、神曲、半夏、黄柏）治饮食劳倦所伤，满闷短气，不思食，不知味，时恶寒者（方中升、柴辛甘升清气，清气升则阳气顺；黄柏苦寒降其浊，浊降则阴气顺；参、芪、归、草补其虚，虚补则正气顺；半夏、陈皮利其膈，膈利则痰气顺；草豆蔻、神曲消其食，食消则谷气顺，故名升阳顺气汤）。补中益气汤则主用于饮食劳役伤其脾胃，清阳下陷，内生虚热，状类伤寒或疟、痢久不愈者。细细体会其中的异同点，会对提高辨证论治的水平有所帮助。

近些年来，有人用补中益气汤做实验，证明它对子宫及其周围组织有选择性收缩作用，并能调整小肠蠕动及恢复肠肌张力，对营养成分的吸收有着直接的影响。其中升麻和柴胡在药方中对与其它药有明显协同作用，并能增加这些药物的作用强度，尤其在肠蠕动方面。如去掉这两味药，本方对肠蠕动的作用遂即减弱。若单用这两味药，则无以上各种作用。可见在临床加减运用本方时，不能把升、柴全部去掉，如去掉这二味药，则失去本方的特点，而成为其它方剂，不可不知。

4. 旋覆代赭汤

（《伤寒论》）

提要

比较旋覆代赭汤、
生姜泻心汤、
半夏泻心汤

旋覆花（布包）9g　生代赭石（先煎）24g　半夏 9g　人参 6g（或党参 9～12g）　炙甘草 5g　生姜 9g　大枣 12 枚　水煎取 450ml，每日服 3 次，每次 150ml。

（附《伤寒论》原方：旋覆花 3 两　生代赭石 1 两　半夏半升　人参 2 两　甘草 3 两　生姜 5 两　大枣 12 枚。）

本方原为治疗“伤寒发汗，若吐、若下，解后，心下痞硬，噫气不除者”而设，具有调补胃虚、和降逆气、升清降浊的功效。

伤寒病经过汗、吐、下各法的治疗，虽然寒邪已解，但胃气已虚弱未能自和，升降失调而虚气上逆，故心下痞硬闷堵，时时嗳气而痞闷不得除去。此为胃虚气逆证，宜用此汤降虚气之逆而和胃安中。

方中以旋覆花下气除痰，并且咸能软坚，以治心下痞硬为主药；以生赭石重剂而镇浮逆之气为辅药；生姜、半夏辛而且降以除痞逆之气，人参、大枣甘能缓中，补胃气之虚弱，共为佐药；甘草甘缓入胃，补虚安中为使药。胃虚得补，痞硬得散，逆气得降，浊降清升，故痞噫诸症均除。

后世医家也常用本方治疗由于胃失和降而致的气逆呕吐、反胃、噎膈、呃逆等病证。我常用此方合大黄甘草汤随证加减治疗神经性呕吐。例如1964年曾治一女患者，每顿饭后立即呕吐已1年余，体重仅有35kg左右，大便干秘如羊矢，经北京几个大医院检查均诊断为神经性呕吐。中医辨证为中焦虚弱、胃气上逆之证。投以本方合大黄甘草汤加减：旋覆花（布包）10g，生赭石（先煎）30g，半夏10g，党参12g，甘草3g，生大黄5g，当归10g，桃、杏仁泥各9g，全瓜蒌30g，生姜3片，伏龙肝60g（煎汤代水）。有时以此方为基础稍有加减。服约40剂，呕吐止，大便通而呕吐痊愈，体重明显增加，治疗前后判若两人。类似病例较多，此不赘述。

我还常用本方配合半夏厚朴汤随证加减治疗梅核气病。经验方举例如下：旋覆花（布包）10g，生赭石（先煎）30g，半夏10g，厚朴10g，茯苓18g，苏梗10g，苏叶6g，香附10g，乌梅2g，生姜3片，金果榄9g，水煎服。在此方基础上可随证稍事出入，对痰气郁结而咽中如有物阻碍，咯不出，咽不下，或兼胸脘满闷等症有效。

旋覆代赭汤适用于伤寒经汗吐下，解之后，心下痞硬堵闷，噫（嗳）气不除之证。但要注意如患者兼有大便泄泻、腹中肠鸣者，则不能用之，应选用生姜泻心汤。如《伤寒论》中所说："伤寒汗出，解之后，胃中不和，心下痞硬，干噫食臭，胁下有水气，腹中雷鸣下利者，生姜泻心汤主之。"虽然二方都能治心下痞硬、噫气，但旋覆代赭汤适用于胃中虚气上逆而致的心下痞硬、噫气不除，要记住大便泄者禁用；生姜泻心汤则治胃中不和，心下痞硬，干噫食臭，胁下、腹部有水气而肠鸣下利者，但要记住心下痞而无肠鸣下利者不能用。若心下痞满，不硬不痛，不噫气，大便自通者，则需用半夏泻心汤。三方都治心下痞证，但同中有异，临证时须分辨选用。

近些年来，我曾用旋覆代赭汤合通幽汤、大黄甘草汤加肉桂壮命火，随证加减，治疗过1例十二指肠球部溃疡所致幽门不全梗阻者，症见朝食暮吐，大便秘结不下，腹部起包串走雷鸣，须到晚间呕吐之后，腹部较舒，始能睡卧。对这种病状，古称“反胃”。具体处方如下：旋覆花（布包）10g，生赭石（先煎）30g，半夏10～12g，人参3～6g，生姜3片，甘草3g，生大黄3g，当归10g，白芍12～15g，槟榔10g，桃仁10g，红花10g，肉桂2～3g，熟地黄12g。患者服药2个多月而痊愈，免去了手术之苦。

5. 升阳益胃汤

（《脾胃论》）

提要

升阳益胃汤
升阳散火汤
补脾胃泻阴火升阳汤
比较升阳益胃汤、益胃升阳汤

羌活15g　独活15g　防风15g　柴胡9g　人参30g　白术9g　茯苓9g　炙甘草30g　黄芪60g　白芍15g　半夏30g　黄连6g　泽泻9g　陈皮12g　共为粗末，每服10g，生姜5片，枣2枚（去核），水三盏，同煎至一盏，去滓温服。

本方适用于脾胃虚弱而湿邪不化，阳气不升之证。症见倦怠嗜卧，四肢无力，时值秋燥令行，湿热方退，体重节痛，口苦舌燥，心不思食，食不知味，大便不调，小便频数，食不消，兼见肺病，洒淅恶寒，悒悒不乐，面色不和，舌苔厚腻，脉象濡软。盖因脾土虚弱不能制湿，湿邪重故感到体重节痛、四肢无力、心不思食。中焦不能布化水谷精微，故口中无味。中运不健，传化失宜，故二便皆不调顺。土不生金，母病累子，故肺弱表虚而洒淅恶寒，阳气不得伸，故面色不和，惨惨不乐。方中半夏、白术燥湿，茯苓、泽泻渗湿而降浊阴；羌活、独活、防风、柴胡升举清阳之气，风药并能胜湿；少佐黄连以退阴火、疗湿热；陈皮平胃气；参、芪、甘草益胃气；白芍酸收敛阴而和营，并能防止羌活、柴胡辛散太过。全方补中有散，发中有收，使正气足、阳气生，自然身健病痊。《医宗金鉴·删补名医方论》曾说："人参属补，不知君于枳、朴中，即为补中泻也。羌、防辈为散，不知佐于参、芪中，即为补中升也。近世之医，一见羌、防辈，即曰：发散不可轻用。亦不审佐于何药之中，皆因读书未明，不知造化别有妙理耳。"

本方去黄芪、白术、半夏、茯苓、泽泻、黄连、陈皮，加升麻、葛根、生甘草，名**升阳散火汤**，也是李东垣先生创制的方剂。用于治疗因脾阴血虚，胃阳气弱，春寒不去，胃虚过食冷物，抑制少阳清气，郁遏阳气于脾土之中所致的四肢发热、肌热、困倦、筋骨间热诸症。

本方去独活、防风、茯苓、泽泻、白芍、半夏、陈皮，加升麻、黄芩、石膏，以苍术易白术，名**补脾胃泻阴火升阳汤**，适用于治疗饮食伤胃，劳倦伤脾，阳气下陷，阴火乘之而发热，右关脉缓弱之证。

本文所述皆为从脾胃升阳论治的方剂，用药贴切，变化神妙。其加减变化当然不似如此简单，但限于篇幅，仅介绍如上精神，以供读者参考。如欲深研，请阅李东垣先生《脾胃论》。

1960年我接诊了一个于10年前因病做了脾切除手术的病人。当时医生预言该患者术后尚可生存10年。恰逢10年后，他又患病很久不愈，其症状为：胃脘堵闷，不思饮食，二便不调，体重日减，精神不振，面色不和，悒悒不乐。舌苔白厚而腻，脉象虚弦而滑。据此脉症，知为脾胃虚而阳气不伸之证，故用升阳益胃汤随证加减而痊愈。病愈后身体健壮，十年动乱中身体亦很好，1980年，仍在工作。当然，西医切除的脾不能与中医所说的脾划等号，但如出现脾胃的病证，根据病情进行辨证论治，同样可以取得良好疗效。

我用此方时，常把白术改为苍术，并适加厚朴、草果等芳香化湿之品，以助化湿之力。对慢性胃炎、风湿性关节炎、肌肉风湿等病见有本方主治证时，或低热综合征而中焦湿盛者，均可随证加减使用之。

注意，升阳益胃汤与益胃升阳汤（黄芪、人参、白术、甘草、当归、陈皮、升麻、柴胡、炒黄芩、炒神曲、生姜、大枣）不可混淆。后者主治妇女月经不调，血块暴然而下，或脱血后脾胃虚弱之饮食少进、大便水泻之证，可适加茯苓、车前子。

6. 丁香柿蒂汤

（《济生方》）

提要

比较丁香柿蒂汤、
金匮橘皮竹茹汤、
济生橘皮竹茹汤

丁香6g　柿蒂6g　人参3g　生姜5片　水煎服。

本方用于虚寒而致的呃逆，如年迈老人阳虚，久病体弱，胃肾虚寒而发生的呃逆。呃逆有虚实之分：如因痰阻、气滞、瘀血、火郁、胃实失下等而致呃逆者，皆属实证。如因中气虚衰、下胃虚而阴火上逆、年老久病等而致呃逆者，皆属虚证。治法各有不同。本方则主用于虚寒呃逆之证。

本方用丁香之辛温，通肺、温胃、暖肾，降虚逆之气，祛胃肾之寒，与柿蒂苦涩降气共为主药；辅以人参补元气而使正气舒布；使以生姜祛痰、开郁而散寒。故适用于虚寒证之呃逆。

丁香柿蒂汤、《金匮》橘皮竹茹汤（橘皮、竹茹、甘草、人参、生姜、大枣）、济生橘皮竹茹汤（橘皮、赤茯苓、枇杷叶、麦冬、竹茹、半夏、人参、炙甘草、生姜）均治呃逆。但本方主治胃肾虚寒、寒气上逆而致的呃逆。《金匮》橘皮竹茹汤则用于久病体弱，胃虚有虚热，气逆不降所致的呃逆。济生橘皮竹茹汤则用于热病后胃热、口渴、呕哕不食，气逆不降所致的呃逆。

老人久病，或大病之后，突然发生呃逆，连连不止，中医认为这是脾气欲败的一种危险症状，需要抓紧救治。对于这种情况，我常用本方合金匮橘皮竹茹汤，重用人参（20～30g）来进行抢救，屡屡取效。

急性脑血管病患者，也时常在经过抢救后，病情渐渐稳定时又出现频频呃逆（膈肌痉挛）的表现。我在这时常常用旋覆代赭汤合丁香柿蒂汤随证加减。其基础方为：旋覆花（布包）10g，生赭石（先煎）30g，半夏10g，人参6～12g，公丁香（后下）3～5g，柿蒂5～7个，生姜3片，竹茹6g。以此为基础，再结合辨证论治的精神，加减药物，常可取得理想效果。我多次用此方加桃仁、红花、槟榔，治疗脑手术后频频呃逆不止者，皆收良效。仅供参考。

注意，本方不能用于胃热、胃实证的呃逆。

7. 四　磨　汤

（《济生方》）

◇ 提要

四磨汤

五磨饮

比较四磨汤、越鞠丸、六郁汤

槟榔　沉香　乌药　人参各等分，分别水磨浓汁，煎三四沸，温服。

本方主治情志怫郁，肝气横逆，上犯肺胃，而致上气喘息、胸膈不快、烦闷不食等症。

主药槟榔降气，性如铁石；再辅以沉香性沉而降，可使上逆之气下降；佐以人参益气，是降中有升，泻中带补，防伤正气；更使以乌药顺逆气、舒肝气、和肺胃，自然气机调畅，升降复常。

本方去人参加枳实、木香，名**五磨饮**，适用于体壮气实者暴怒气厥、眩仆昏倒。

我常用本方合旋覆代赭汤治疗呕吐、反胃、嗳气、泛酸诸症。

四磨汤、越鞠丸（香附、苍术、川芎、神曲、栀子）、六郁汤（香附、赤苓、陈皮、半夏、川芎、栀子、苍术、砂仁、甘草）皆能治气郁。四磨汤适用于情志不快而气上喘急，胸闷少食的气逆证；越鞠丸则统治六郁（气、血、痰、火、湿、食六郁以气郁为主）胸膈痞闷、吞酸呕吐、饮食不消等症；六郁汤功能消痰行气，化滞消积，适用于六郁（气、血、痰、火、湿、食）而胸闷脘胀者，甚至痰、气、血、食互结为痞为块等症。

8. 独　参　汤

（《十药神书》）

提要

独参汤
参附汤
参芪汤
参地汤

人参 30～60g　急煎服。

人参的用量多少，要随证因人而定。须选用上品，浓煎顿服，待元气渐回，再随证加减。我常用 25～60g，病危重者尚可多些。

独参汤主治元气大虚，神昏气弱，脉微欲绝；或大出血者，或崩产脱血，血晕神昏等病情危急者；或行走之间，暴然眩仆，气微欲绝，喉无痰声，身无邪热，此阴血虚而阳气暴绝，急宜此汤救之。

关系人命之安危者，气也。故先贤于气几息、血将脱之证，独用大量人参（约 60g）浓煎顿服，能挽回性命于瞬息之间，绝非其它药物所能代替。故必须独用而力专，量大而效宏，才能收起死回生之效。气为阳，血为阴，阴阳之在人身，互为其根，不可分离。若阴血匮乏则孤阳无所依附，亦自飞越而脱。这时，有形之阴血不能急生，无形之阳气急宜护固，况且阴生于阳乃太极之妙，因而取独参汤主之。人参得天地冲和之气以成形，用之以补冲和之气，使其一息尚存，而疗诸疾。

人参有野山参、园参和移山参的不同。目前药店中出售多为园参，移山参则较少，野山参更少且价钱昂贵。由于加工的不同，一般又分为生晒参、红参、白人参、白糖参等不同品种。独参汤中应选用生晒参、红参。白人参及白糖参较上述品种药力小、性平和，适用于补益药方中。另有大力参、高丽参，选其上等品也可用于独参汤。当然生晒野山参效力更好，但因产品少，价昂贵，不易得，故一般均不用，如有家藏或有条件购买者，也可以使用，量可稍小些。

独参汤的用量，成人一般为 50～80g，病情较轻者可用 30～40g。病情极其危重者，有时须用 100g 左右，急煎灌服或鼻饲。

我用独参汤时，常因病情危急，嘱急取人参捣一捣或轧为粗块，急煎 15～20 分钟即取一匙灌服，一边煎一边服，越煎药力越大，约 1 小时取浓汁再大量服下。

我遇到经济条件差者，也有时用人参 30g 加党参 60g、好白术 30g 同时煎服，以加强人参的力量，也能收较好效果。但条件许可者，还是重用人参为好。

如病人兼见四肢厥冷者，可加用制附片 10g、干姜 10g 同用，以助回阳之力。现已开发出参附注射液成药，以备救急之用，可资参考。古人尚有参附汤、参芪汤、参地汤等，均药味少而用量大，力专效宏，用为阴阳气血暴脱证的急救方剂。一般说，**参附汤**（人参、炮附子）用于脾肾两脏皆极虚弱，先后天之气欲脱，气息微微，手足逆冷，阴囊冰冷，关尺脉微者。**参芪汤**（人参、黄芪）用于气虚欲脱表虚自汗出者。**参地汤**（人参、生地黄）用于失血阴亡，气亦难存者，以固气救阴。

我会诊抢救急危重病时，遇有戴阳证患者（颧红如妆，两足冰冷，全身冷汗出，脉弱尺微，血压测不到），常用人参 30g、制附片 10g、山萸肉 30g、五味子 10g 急煎服。对过敏性休克，西药升压药不能维持血压者，在辨证论治的基础上，有时用麻黄附子细辛汤加人参、肉桂，有时用小柴胡汤重用人参加肉桂。救治脾虚气不摄血而大量呕血时，常在归脾汤中重用人参 50g 左右并加生地黄炭 30g 而取效。

总之，独参汤主要是取其量大、力专、效宏，可以单独应用，也可以佐入其它药品，主要据病情需要而定。如古人也有于独参汤中加附片者，或加黄芪者，或加白术者，已如上述。还有加当归以救血之脱；或加姜汁以治呕吐；或加黄连折火逆冲上而治噤口毒痢者，均为相须相得，互相配伍以提高疗效。明·薛立斋治疗中风时，曾把独参汤加入三生饮中使用，可谓善用独参汤者也。

使用独参汤虽能起死回生，但要注意必须辨证准确，千万不可不辨脉症，四诊不参，主观臆断，轻易使用。如误用于“大实见羸状”的真实假虚证，则犯“实实”之戒，而杀人于补法之中，铸成大错。

9. 四　物　汤

（《太平惠民和剂局方》）

提要

四物汤
生四物
桃红四物汤
胶艾四物汤
滋阴降火汤
二连四物汤
三黄补血汤
佛手散
比较四物汤、归脾汤

当归 10g　熟地黄 12g　白芍 6g　川芎 5g　水煎空腹服。

本方主治一切血虚、血热、血燥及妇女月经不调诸证。

方中以当归辛苦甘温，能入心脾而生血，为主药；地黄甘平入心肾，滋阴生血，为辅药；白芍酸寒，入肝脾，敛阴养血为佐药；川芎辛温走窜，通上下而行血中之气为使药。四味药二静（地黄、白芍）二动（当归、川芎），动静结合，有补血、和血、活血、调经之效。

本方对血分有病者，是很常用的药方。临床上以本方加减变化出来治血病的药方很多。例如把熟地黄换为生地黄，俗称**生四物**，用于治疗血虚生热。对血虚潮热，手足心热者，可再加龟板（现用龟甲）、鳖甲、秦艽。本方加桃仁、红花，名**桃红四物汤**，可治血瘀、血滞者。加蒲黄炭、京墨，去川芎，可治经血不止。加艾叶炭、阿胶，去川芎或减少川芎用量，名**胶艾四物汤**，常用于月经过多。加香附、牛膝、桃仁、红花，治月经后期或两三个月一行。加黄芪、人参，寓有阳生阴长之义，可治各种大失血，能补气而生血（去掉川芎或减小用量）。

我治疗女子月经过期不来，经闭数月甚或1年多不来潮而成劳者，常用桃红四物汤加茜草30g、乌贼骨10g、香附10g、牛膝10g，另加服大黄䗪虫丸，每次1丸，每日2次，常取良效。

1975年1月我曾用此方重用生地黄30～45g，去川芎，加玄参30g、黄芪30g、白术30g、仙鹤草30g，以及阿胶、黄柏、生石膏、川续断、补骨脂、白茅根、茯苓等随证加减，治疗一女性再生障碍性贫血患者（经大医院3次骨穿证实），中医辨证为血热，下元不固，月经过多，小便淋痛，曾经几个大医院用大量补血、补气药以及胎盘粉、三七等医治未效，经服上方（以凉血为主，兼益脾肾，随证加减），至1976年3月即参加半日工作，血红蛋白升到10.5g%左右，1976年9月即上全日班，血红蛋白升到11.5g%，白细胞3 700/mm^3，网织红细胞1.8%，经过多次追访，至今健康。中医治病主要是辨证论治，此例经验可供参考。

本方加黄柏、知母、玄参，名**滋阴降火汤**，治阴虚火旺。

本方加黄连、胡黄连，名**二连四物汤**，治气旺血虚，五心烦热，夜间发热。

本方中生、熟地黄同用，再加黄芪、牡丹皮、升麻、柴胡，名**三黄补血汤**，治亡血血虚，六脉俱大，按之空虚。

本方去白芍、地黄，为末，水煎服，名**佛手散**，产前服用可治妊娠伤胎，难产者服之可使易产，产后服用治血虚头痛等。

注意，凡遇血崩、血晕（因大失血而晕厥）、产后大出血等症，不可单纯用四物汤，必须加用补气药如人参、黄芪等，并须结合具体证候随证加减。正如《医宗金鉴·删补名医方论》所说："此方能补有形之血于平时，不能生无形之血于仓卒，能调阴中之血，而不能培真阴之本，为血分立法，不专为女科套剂也。"所以，那种以为本方为妇女病专用方，不论胎前、产后，随证加一二味即认为可以取效的看法，是不全面的，学者不可不知。

四物汤与归脾汤均能养血，治疗血虚之证。四物汤偏入肝肾，而以治血虚、血热、血燥为主；归脾汤偏入心脾，而以治疗思虑过度，劳伤心脾，心脾血虚，怔忡健忘，惊悸不眠，四肢倦怠为主。四物汤单纯补血，归脾汤则可气血双补。

10. 当归补血汤

（**《兰室秘藏》**）

提要

比较当归补血汤、四物汤

比较当归补血汤、人参养荣汤

黄芪 30g　当归（酒洗）6g　水煎，饭前服。

本方主用于劳倦内伤，血虚阳浮而肌热，面赤，烦渴引饮，脉大而虚；或大失血后，血虚阳盛，面色萎黄，口渴心烦，心慌，头晕等症。

方中用黄芪 5 倍于当归，是取“血脱者，益其气”和“有形之血，生于无形之气”的理论为配方原则。以黄芪补脾肺之气，又以当归养血补血为引导，使气从之而生血，故名曰当归补血汤。全方寓有《黄帝内经》中“阳生则阴长”之意。

本方与四物汤皆为补血之剂。本方益气补血，生血之效速于四物汤；四物汤滋阴养血，仅能补有形之血于平时，不能生无形之血于急促之时。故抢救大失血时，常以当归补血汤随证加减；治疗血虚、血热、血燥和调理月经时，常用四物汤随证出入。

本方与人参养荣汤皆能治气血虚证。本方用于血虚而热，出现面赤、肌热、烦渴引饮、脉来虚大无力之证；人参养荣汤则善治气血俱虚，证见肢瘦体倦、畏冷怕热、食少便泄等。当归补血汤功在补气以生血，人参养荣汤功在养荣而和五脏。

我常在治疗大出血时，应用本方随证加减。例如 1968 年曾在甘肃祁连山区农村治一例产后胞衣未全下（胎盘残留）而子宫出血不止已 10 余日的患者。其症面白唇淡，心慌气短，声低神疲，脉弱，腹部按之隐痛。即用此汤合生化汤随证加减（黄芪 21g，当归 12g，川芎 6g，炮姜炭 3g，桃仁 3g，益母草 15g，丹参 12g，柏子仁 9g，艾叶炭 9g，阿胶（烊化）9g，棕榈炭 9g，杜仲炭 9g。急煎服）。因同时要排下残留胎盘，故黄芪与当归的用量，稍有变化。药后，胎盘顺利娩出而血止，仍以此方随证加减调理，很快即愈。仅供参考。

《黄帝内经》说：阳虚生外寒，阴虚生内热。血属阴，血虚则阳浮，故出现面赤、肌热、烦渴引饮等症，颇类似阳明白虎汤证。但仔细辨析，本汤证为内伤所致，为虚证；阳明白虎汤证乃外感寒邪入里化热，且有大汗、大热、大渴诸症，为实证。细察其脉象，本汤证脉虽虚大似洪，但按之无力；阳明白虎汤证则脉象洪大有力。最须注意详细辨认，不可误用。古人对当归补血汤证曾经有“若误投白虎必死”的告诫。

11. 芍　药　汤

提要

比较芍药汤、葛根芩连汤

白芍 30g　当归尾 15g　黄芩 15g　黄连 15g　大黄 9g　槟榔 6g　木香 6g　甘草 6g　肉桂 4.5g　共为粗末，每用 15g，水煎服。痢不减，加重大黄。

芍药汤为临床常用治疗湿热痢的方剂。目前临床上常用于治疗急性细菌性痢疾，表现为湿热证者。但查几种书，用量都不一样。并且有的药味也有出入，例如《医宗金鉴》芍药汤中芍药为 60g，木香、槟榔皆为 9g，无大黄和肉桂。《成方切用》芍药汤的当归尾、黄芩、黄连皆为 9g。《简明中医辞典》芍药汤中黄芩则为 1.5g，其余同本书上述的用量。还有些书不注明用量。据此情况，我认为《医方集解》中张洁古的芍药汤比较符合实用，故选了这一用量和药味组成。诸书虽然多说此方是张洁古的方剂，但也有的说是出自《治法机要》，有的说出自《素问病机气宜保命集》，内容也不太一致，这给后学之人造成一定困难。

本方用白芍酸寒，抑肝扶土，和血调营，柔肝缓急，以除腹痛为主药；辅以归尾行血活瘀而“和血则脓血可愈”，木香、槟榔行气通滞而“调气则后重自除”，黄芩、黄连苦寒燥湿而清热调肠胃；更佐以大黄通因通用而破积除滞；使以甘草调中焦而和百药；方中寒性药较多，故又加肉桂辛热以为反佐药。

临床上治疗赤白痢疾，大便带黏稠的脓血，或血多脓少，里急后重，便意频频，腹部窘痛，或兼身热口干，舌苔黄腻，脉象滑数或带弦象，即急性痢疾的湿热郁滞证，用此方随证加减，效果很好。但要注意，如果误用于痢疾的虚寒证，则会酿成大祸而害人，切记！

我用此方治疗湿热痢时，常加焦三仙（焦山楂、焦神曲、焦麦芽）各 10g，腹胀者再加厚朴 10g、炒莱菔子 9g。因痢疾常为饮食不节、胃肠积滞而成，故加此化积、消胀、导滞之品，可以提高疗效。对大便色红而血多脓少，或纯为少量多次的血便者，我常在本方中加白头翁 12g、马齿苋 15～30g。口渴者去肉桂，加葛根 15～18g、枳壳 10g。

目前本方多作为汤剂使用，很少为粗末再煎服。故我开汤药时常用的剂量是把当归、黄芩、黄连改为 9～12g，生大黄改为 6～9g，木香 10g，槟榔 12g，甘草 3～5g，肉桂 2g（体壮热盛者则不用此药），并且随证加减。对重病人还常嘱其每日服 3 次（即 3 剂药两日服完），疗效良好可靠。

葛根芩连汤也用于治疗急性菌痢出现湿热证者，但其特点是可用于兼表证和泄泻者。芍药汤则主用于湿热痢，腹痛明显，里急后重，大便带脓血者。前者功能解表清热，后者功能调中和血，理气化滞，燥湿清热。

12. 桃核承气汤

（《伤寒论》）

提要

比较桃核承气汤、
抵当汤、
抵当丸、
下瘀血汤

桃仁（去皮尖）50个　桂枝6g　大黄6～12g　芒硝（后下）6g　炙甘草6g　上药除芒硝外，先以水700ml左右煮取药汁约400ml，去滓，加入芒硝，再放火上微沸，即停火。每次服80～120ml，每日服3次，饭前服，取微泻。

本方主治伤寒太阳病不解，邪传入腑，热结膀胱，其人如狂，至夜热甚，谵语不宁之证。热与血搏，若其人下血，则热随血出，其病自愈。如果尚有太阳表证，当先宜解表，不可用此汤攻之。表证已解者，未下血而热邪随经入血，血为热搏，蓄积下焦，症见少腹急结，小腹胀满，小便利后而少腹仍急，知为蓄血。其人如狂等症见，是热邪入血并转属阳明，下焦蓄血，故可用此汤攻之。此方也可用于治疗血瘀性的胃痛、腹痛、胁痛及妇女败血留滞而月经不潮等。

本方的配伍是以桃仁的甘苦润燥缓急行血，以缓少腹蓄血之急结，为主药；辅以桂枝辛温，行瘀散结；再以调胃承气汤（大黄、芒硝、甘草）荡热去实，共为佐使，取微泻以下蓄血。胃和热去，其病自愈。

抵当汤（水蛭、虻虫、桃仁、大黄）、抵当丸（药与汤同，但前三药量减少，并为丸，水煎服）、下瘀血汤（大黄、桃仁、䗪虫，炼蜜为丸，酒煎服）和本汤，皆为仲景先师攻下瘀血的方剂，但四方主治各有不同，须分辨清楚。抵当汤主治伤寒太阳病六七日不解，热邪随经入腑，热在下焦，膀胱蓄血，小腹硬满，小便自利，大便色黑，其人发狂，用此汤攻之，下血乃愈；或阳明证，其人喜忘，大便反易，色黑，乃久有瘀血，今下焦又蓄血，宜抵当汤下之。桃核承气汤主治证的特点则是少腹急结（不是硬满），其人如狂（不是发狂），更无喜忘、身黄等症。由此可见抵当汤以虫药破血、大黄下血为主，其攻血之力大，桃核承气汤以调胃承气汤为佐使，其攻血之力较缓。抵当丸则主治伤寒有热，少腹满，小便利者（无小腹急结、硬满、如狂、发狂、善忘、身黄、屎黑诸症），药量不但减小了，并且改为丸剂，乃为攻蓄血的缓下剂。下瘀血汤则主治产妇腹痛，经服调气和血的方剂后，腹仍痛者，此为“腹中有干血著脐下”，其虫药减少，并炼蜜为丸，每次 1 丸，用酒煎服，则下瘀血之力更为和缓，故可用于产后虚中夹实（干血）之证。

对于妇女腹部有瘀血，月经不潮，或生癥瘕者，用桃核承气汤随证加减治疗，也常取到良好效果。

1982 年日本学者报道曾用桃核承气汤治愈一例 17 年前患椎间盘突出，采用手术治疗后，近两周又复发而腰痛、腿痛、屈伸困难、四肢浮肿、乏力、左少腹急结（左下腹部皮肤皮下结缔组织握痛＋＋＋，压痛＋＋＋）。诊断为有瘀血，用桃核承气汤治疗 14 天后，除有轻微腰痛外，他症皆消失，又配用芍药甘草汤治疗而痊愈。

注意，伤寒病太阳证热结膀胱，小腹虽觉满胀，但有口渴、小便不利、大便不黑，无如狂等症者，不能投此汤。因为这不是膀胱蓄血证。

13. 大黄䗪虫丸

（《金匮要略》）

提要

比较大黄䗪虫丸、
桃核承气汤、
抵当汤、抵当丸
比较大黄䗪虫、
下瘀血汤

熟大黄300g　黄芩60g　甘草90g　桃仁120g　杏仁120g　白芍120g　生地黄300g　干漆（煅）30g　虻虫（炒）45g　水蛭（制）60g　蛴螬（炒）45g　䗪虫（炒）30g　上药共为细末，炼蜜为丸，如小豆大，每服5丸，温开水兑入黄酒少许送服。现多为大蜜丸，每次1～2丸，每日2次。（原书大黄75g）

本丸主治由于五劳七伤，脏腑经络的气血运行受到影响，致使内有干血（时间久的瘀血），面黄，羸瘦，腹满少食，少腹硬块，肌肤甲错，两目黯黑，或舌上有瘀斑，女子经闭，脉象涩而带弦等。

本方主药大黄，从胃络中宣瘀润燥。黄芩、杏仁、桃仁、生地黄，清肺卫，润心营，补肝虚，滋肾燥。干漆性急，破脾胃、关节瘀血。虻虫性升，破阳分瘀血。水蛭性下，逐阴分瘀血。蛴螬去两胁坚血。䗪虫破坚、通络、行伤，具有特效，故于方名中标出。芍药、甘草养肝扶脾，解药毒。综而观之，以地黄、芍药、甘草和养其虚，桃仁、杏仁润而濡其干，虫药以动其瘀，大黄通以去其闭，黄芩防止血虚生热。

本方所主之证为虚中夹实之证。主要是补血虚而消干血，与桃核承气汤、抵当汤、抵当丸所主之膀胱蓄血（新瘀之血）不同。本方寓消干血于补正之中；桃核承气汤、抵当汤（丸）则主用于实热之证，以下蓄血为主。本丸与应证的汤药同时服用，效果更好。

我于1950年，曾用此丸配合秦艽扶羸汤、四乌鲗骨一芦茹丸随证加减，治愈一青年女子闭经一年多，盗汗骨蒸，体温在37.8～38.5℃，将近一年不退，五心烦热，羸瘦颧红，行走乏力，脉象细弱而数，经几个西医院检查未查到阳性所见。我辨证此为干血劳。用应证汤药加服本丸，并按《黄帝内经》配制了四乌鲗骨一芦茹丸同服。治疗3个多月，月经来潮，诸症痊愈。

还曾用此丸经常服用（约8～9个月以上），配合桃红四物汤合通窍活血汤（服用汤剂两三个月以后配成丸药长期服用）治疗过一例患“倒经”的女青年。西医诊断为双侧“脑动静脉畸形”，曾因月经不按期来潮，在月经应潮而未潮时发生鼻衄，如不衄血则发生过两次蛛网膜下腔出血。经用上药治疗后，月经按期来潮，不再在月经应潮时而鼻衄。追访10余年，发育、精神、体力、工作均正常（参阅拙著《从病例谈辨证论治》第21～26页）

大黄䗪虫丸与下瘀血汤（《金匮要略》）同为治瘀血的方剂。下瘀血汤（大黄、桃仁、䗪虫）主治产妇腹痛，烦满不得卧，服枳实芍药散（枳实、白芍等分）无效者，以此汤治之，攻下瘀血即愈，亦治妇人经水不利。由此可见下瘀血汤主新瘀之血，用于实证；大黄䗪虫丸则主久瘀之血（干血），用于虚中夹实（干血、瘀血）之证。

《金匮》说此丸为“缓中补虚”之剂，意思是说干血除，则气血得生，正气渐复，而达到缓中补虚之目的。且用为丸剂，亦寓“丸者，缓也”之意。总之，应根据气血虚损的情况，在调补气血的同时，兼用大黄䗪虫丸缓治，则易收到应有的效果。

本方用于治干血劳证确有效果，不可因有破血药而不敢用（如我治的倒经患者因常服此药，一次到药店欲购买30丸，药店人员惊奇地说：“这药不能吃那么多。”不愿卖给她。后经解释才卖）。其实，只要认证无误即可大胆使用。正如陈修园在《金匮方歌括》中所说：“五劳要证须用此，此方世医勿惊疑，起死回生大可恃。”当然，用药要随时注意辨证论治，不可因古人多夸此方而轻易乱投。

注意，对妇女非因瘀血、干血引起的经闭，不可投用此丸。

14. 犀角地黄汤

（《备急千金要方》）

提要

犀角地黄汤

加味犀角地黄汤

清瘟败毒饮

比较犀角地黄汤、化斑汤

生犀角9g　生地黄50～70g　赤芍（原方为芍药）27g　牡丹皮18g　用水9盏，煮取3盏，分为3次服。（此用量及煎服法，乃按原方修改。）

上面所述的煎服法是前人的方法。现在临床上用此方时，主要是用饮片煎汤服用。一般的常用剂量如下：生地黄30g，赤芍 12～15g（伤阴者用白芍，血瘀发斑者用赤芍），牡丹皮 12g，犀角粉 3g（分 2 次冲服）。目前犀角已禁用，可用水牛角（先煎）20～30g。

本方是临床常用而且很有疗效的方剂。主用于血热妄行而致的吐血、衄血、咳血、便血、发斑、发疹和外感热病高热神昏，热入营血，及妇女血崩，舌质红或带芒刺，脉数或细数等。

因为本方临床常用，历代医家又有加减变化，故而出现了好几个不同的同名方。上面介绍的是《备急千金要方》之方，下面再据《中国医学大辞典》、《成方切用》和《医宗金鉴》等书所载，介绍几个犀角地黄汤以供参考：①《济生方》方：犀角（锉）、生地黄、赤芍、牡丹皮各 4.5g，升麻、黄芩各 3g，水煎，入犀角末服。治胃火血热，妄行吐衄，或大便下血。②《证治准绳》方：犀角 3g，生地黄 12g，大黄 3g，黄芩 9g，黄连 6g。清水二盅，煎至一盅，食后服。治上焦热甚，吐血咯血。③《沈氏尊生书》方：犀角、生地黄、赤芍、栀子、牡丹皮、甘草、黄芩，加灯心草水煎服。口渴者加麦冬。主治喉痈。④《医宗金鉴》方：生犀角、生地黄、白芍、牡丹皮。上四味，先用三物水煎，去滓，入生犀角汁（磨汁），热服。治热证吐衄、便血，妇人血崩，赤淋。⑤验方：犀角 3g，生地黄 6g、白芍、牡丹皮、枳实各 3g，黄芩、橘红、百草霜、桔梗各 2.4g，甘草 0.9g。清水煎，空腹时服。可治妇女倒经。⑥六味地黄汤加犀角、石膏。治阴虚血热妄行。另外，陶节庵先生又在本方中加当归、红花、桔梗、陈皮、甘草、藕汁，名**加味犀角地黄汤**，亦治血热妄行，药力有所加强。

本方以犀角清心火，解胃热，为主药；生地黄滋阴凉血，壮肾水而制火，为辅药；白芍酸寒，和阴血，泻肝火，敛血止血（或赤芍凉血、解毒、活瘀），为佐药；牡丹皮泻血中伏火，活血而祛瘀。四药相配，清火而又滋阴，止血而又祛瘀。阴滋则火熄，瘀血去则新血生。故能达清火、凉血、止血、疗崩、退疹、消斑、清热解毒之效，实为探本穷源之法也。

心火独盛，吐血热甚，可加黄芩、黄连；胸部瘀血闷痛，加桃仁、大黄；暴怒伤肝致火热妄行而吐衄，可加黄芩、柴胡、焦栀子；唾血可加玄参、知母、黄柏；嗽血可加知母、贝母、生藕节。

我治疗中焦，热证吐衄，常加白茅根30g、生赭石（先煎）30g、生石膏（先煎）30g、生藕节30g；热证尿血，常加小蓟30g、茅根炭20g、炒黄柏12g、木通6g；热证便血，常加地榆15～20g、槐花炭9～12g；血热发斑，则加青黛（布包）10g、玄参15g、紫草6～9g、生石膏（先煎）30～40g。

我曾用此方加玄参15～20g、生石膏（先煎）30～40g、知母10g、生藕节30g、瓜蒌30g、白及10g、杏仁10g、苏子10g、金沸草10g，用于治疗支气管扩张、大叶性肺炎等病表现为热证咳血的患者，每收佳效。

本方与化斑汤皆可治疗血热妄行之发斑发疹之证。但本方以凉血清火滋阴化瘀为主；化斑汤以清气凉血解毒化斑为主。本方主用于火热太盛，迫血妄行而出血之证；化斑汤主用于温热入血，气血皆热而发斑之疾。

本方与化斑汤相合，加黄连、黄芩、栀子、连翘、桔梗、竹叶，加重石膏用量，为**清瘟败毒饮**。功能清热解毒，凉血救阴，能治疗一切火盛大热的毒疫瘟病，因热毒炽盛致气血两燔，高烧，昏狂，头痛如劈，烦躁谵语，大渴引饮，或吐血、衄血，或疫疹发斑，舌质红绛甚或起芒刺，苔黄唇焦，脉象沉数或浮大数之证。

本方近代常用于急性白血病、急性黄色肝萎缩、肝昏迷、尿毒症、各种败血症、疔疮肿毒等病出现高热、出血属于血热妄行者。化斑汤则常用于猩红热、斑疹伤寒、紫癜等急性高热而见皮下出血，属于中医气血两燔证者。清瘟败毒饮则常用于“乙脑”、“流脑”的治疗和预防。后方自50年代就曾取得良好的疗效，近些年，有的单位还做成了注射剂来应用。

本方专为治疗血热妄行而设，若气虚不能摄血、脾虚不能统血而出血者，则不能使用之。所以临床运用时要注意辨证论治，不可死板套用。

15. 归　脾　汤

（《济生方》、《成方切用》引）

提要

比较归脾汤、补中益气汤

比较归脾汤、四君子汤和当归补血汤

蜜炙黄芪6g　酒洗当归6g　龙眼肉6g　炒枣仁4.5g　土炒白术4.5g　人参3g　茯神3g　远志2.4g　木香（磨冲）1.5g 炙甘草1.5g　姜枣为引　水煎服。

本方主治思虑过度、劳伤心脾而致的怔忡、健忘、惊悸、盗汗、体倦、嗜卧、失眠、少食、头昏眼花、面色萎黄，或脾虚不能摄血，致血溢脉外及妇人月经不调、崩漏带下，或心脾作痛，低烧体痛，大便不调，舌淡苔白，脉象细而无力等。

本方是临床常用的理血剂，药从心脾入手，引血归脾，心脾血足气壮，自能摄血归经而诸症悉除。方中以人参、黄芪、白术、甘草之甘温，补脾益气，脾气壮则能统血、摄血；以茯神、远志、酸枣仁、龙眼肉之甘温酸苦，补心而助脾（心为脾之母），心阴复则能生血荣脾；又佐以当归养血而荣心；使以木香，既入脾又入肝，行气而舒脾，不但能防止补药之滞，且能配酸枣仁、远志以调肝而助心（肝为心之母）。心血足，脾气壮，子母俱健，劳伤心脾之疾自除。

因思虑又兼有气机怫郁而致病者，可加柴胡6～10g、牡丹皮9g、栀子6g；如兼肺肾受损见干咳少痰声嗄，可加麦冬10g、五味子6～9g、蜜紫菀12g；兼见梦遗者，可加生熟地黄各10g、五味子6～9g、生白芍10g、煅龙牡各15g。

近代也常用本方治疗神经衰弱表现为心脾虚而失眠多梦者。对于十二指肠球部溃疡出血，中医辨证属于心脾气血两虚证者，常用此方加阿胶、地榆、白及、侧柏等。对功能性子宫出血，兼见消化功能减弱，证属心脾虚、脾不统血者，可加川续断炭、黄柏炭、艾炭、仙鹤草、桑寄生等。

1965年我曾遵循本方的组方精神治愈一位记者因用脑过度而致心脾两虚。症见全身疲倦，食思缺乏，一日仅吃粮100～150g，饭后腹部不适，大便溏软一日一二行，面色萎黄，失眠，心慌，健忘，身体瘦弱，时有轻度浮肿，舌淡，苔薄白，脉濡细。西医按神经衰弱、胃肠功能紊乱、胃肠神经官能症等治疗，无效。也曾服用过健脾、补气、养心、安神、双补气血等中药并针灸治疗等，亦未见效。又因“虚不受补”的体质关系，每服补养药后，反而腹胀、不能食、不能睡。如此迁延不愈已半年多不能上班工作。据此脉症诊为心脾两虚渐成虚劳之证。采用归脾汤的精神，用虚者补其母和“隔一隔二”的治疗方法，用本方结合小建中汤的精神组方如下：太子参（易人参）6g，黄精6g（易黄芪），野於术

5g，茯苓 10g，炒枣仁（先煎）9g，远志 6g，龙眼肉 9g，丹参 12g（易当归），木香 2.4g，生姜 2 片，大枣 3 枚，桂枝 5g，白芍 10g，莲子肉 5g，陈皮 6g，饴糖（分冲）20g。以此方为基础稍事加减服用两个月后，渐渐把太子参换为党参，把黄精换为黄芪，把丹参改为土炒当归，并且用药从每剂 3～5g 渐渐加重到 6～10g，并根据证候的变化进行加减出入。共服用 4～5 个月，其人渐壮，能食能睡，体重增加，精神旺盛，已上班工作。

我曾用归脾汤重用人参加白及 10g、藕节炭 30g、生地黄炭 30g、伏龙肝 60g（煎汤代水），治疗过溃疡病大呕血，证属脾虚气不摄血者。一剂即止血，三剂而证平，以后应证调理而愈。

本方与补中益气汤同为保元汤加归、术等而成，均为治疗脾虚的方剂。但本方是理血之剂，主补脾阴，滋养心脾；补中益气汤则为理气之剂，主升胃气，补益中气。古人组方之妙，可从细细玩味中悟出。

本方虽为四君子汤合当归补血汤加龙眼肉、酸枣仁、远志、木香而成，但经过这一加味，则与四君子汤和当归补血汤相加的治证，大不相同。四君子汤主要为补气健脾药，当归补血汤主要为补气生血药，本方却有补血养心，益脾生血，使心脾相生（子能令母虚，母能令子实）、气血两旺之功。其中佐用木香配酸枣仁，不但能醒脾气，又能调肝气、益肝阴而助心血，从而使本方具有木生火、火生土、从肝补心、从心补脾，而获藏血生血、归脾统血之功能，故能治思虑过度，劳伤心脾，脾不统血，致血妄行诸疾。此则远非四君子汤、当归补血汤所能与之相比。

凡气实动火而失眠、失血诸证，皆不可用本方治疗。

16. 人参养荣汤

（《太平惠民和剂局方》）

提要

比较人参养荣汤、八珍汤

比较人参养荣汤、十全大补汤

人参 3g　炙黄芪 6g　白术 4.5g　肉桂 1.5g　陈皮 3g　炙甘草 1.5g　当归 6g　白芍 9g　熟地黄 9g　五味子 2.5g　茯苓 5g　远志 3g　生姜 3 片　大枣 2 枚　水煎服。

本方原为粗末，每用 12g，加姜枣水煎服。后世改为汤剂煎服，因而用量有所改动，查后世方书中的用量也不尽一致。今参考原方的用意，结合后世几种方书的用量和个人应用体会，制订了本方用量，供同志们参考试用。

《黄帝内经》有脾气散精，上归于肺，肺主治节，通调水道，下输膀胱的理论，此寓有地气上升，天气下降，万物化生之意。若脾肺俱虚，上下不交，营血不生，使人体气血不足，出现各种虚证。本方主治脾肺俱虚，食少无味，肢体瘦倦，面色萎黄，毛发枯落，气短声低，惊悸健忘，烦热自汗，气血两虚诸证，并可用于疮口久不收敛，以及病后体虚难复等。正如《医宗金鉴·删补名医方论》所说："若气血虚而变见诸证，弗论其病其脉，但用此汤，诸证悉退。"此说虽有偏颇之处，但也可体会此汤之效用。

本方以参、术、苓、草补肺以生气，取血不足而益其气，阳生则阴长之意；辅以归、地、芍养血荣心；佐以五味子收心安神，远志交通心肾，使上下相交而气血化生，陈皮行气，使补气药补而不滞，而充分发挥补气的作用；更使以肉桂导诸药入营分，配远志之入心而助生血之力。诸药共达五脏互养互荣之功，而统治诸虚。总之，其功效主在于“养荣”，故曰养荣汤。

本方与八珍汤的双补气血有所不同。八珍汤以四君子汤补气，四物汤补血，好像如此气血即得以双补。然进一步分析，四君子汤补气过于呆滞；四物汤补血却含川芎行血芳香燥烈之品，不适用于久虚之证。本方加陈皮以行气，去川芎之芳燥，再加远志、五味子，则静中有动，动中有静，动静药相得益彰，故可养荣而强身。方中虽有甘酸合化生阴之意，而酸收之中又有辛温之品通达，甘缓之中又有渗运之品行利，因而无壅滞碍胃之弊。功主于奉养心营，适于久服。

十全大补汤为八珍汤中加黄芪、肉桂而成，虽然亦能双补气血，但仍存在上述八珍汤的缺点。如气血两虚欲长期服药者，或遇气血两虚证中兼有心虚，症见惊悸、自汗、健忘、失眠诸症者，则不如本方五脏互养互荣之效佳。

本方虽然是从十全大补汤加减变化而来的，但从此方的加陈皮减川芎，另加远志、五味子这一加减中，即可体会到中医方剂的加减变化，相须配伍，实寓有旋转造化之机的妙用，发人深省。

本方加附子可用于虚寒证及三阴疟疾（指多发于夜间的三日疟）。

我曾用本方治疗缺铁性贫血引起的月经后期、口唇色淡、心悸、怔忡等症。

也曾用本方加生地黄、珍珠母、茯神木等，治疗产后心肌炎、风湿性心肌炎、病毒性心肌炎等病而见气血两虚证者。

由于阴虚阳旺而致心悸、自汗、失眠、健忘诸症者，不可用本方治疗。

17. 小 蓟 饮 子

（《济生方》）

提要

比较小蓟饮子、四生丸

比较小蓟饮子、槐花散

小蓟 15g　生地黄 24g　滑石 12g　川木通 6g　炒蒲黄 9g　淡竹叶 6g　藕节 9g　酒当归 6g　炒栀子 9g　炙甘草 6g　水煎服。

本方治疗下焦湿热郁结而引起的尿血（排尿不痛）、血淋（排尿时疼痛）、小便赤热频数、小腹或少腹坠胀热痛等病证，舌苔薄黄而腻，或薄白微黄，舌尖发红，脉象数或滑数，或弦滑数（数主热，滑主湿，弦主痛）。

心主血与小肠相表里，小肠主泌别清浊，心热甚移于小肠，则下焦湿热郁结而湿热搏迫血分，血热外溢而成尿血或血淋。

本方以小蓟、生地黄凉血止血为主药；血溢离经则生瘀血，故辅以当归、藕节、蒲黄活血止血，并能引血归经，炒栀子清三焦郁火而凉血；佐以滑石、竹叶清心利小肠而清利湿热，滑窍通淋；使以木通导心热下行由小便而出，甘草（最好用甘草梢）缓急而止茎中（男子尿道）疼痛。诸药共奏凉血止血、利湿清热、滑窍通淋之功。

我除运用此方治疗尿血、血淋外，也常以本方去栀子、滑石，加黄柏炭 10～12g、白茅根 20～30g、桑寄生 30g、川续断炭 12～15g，治疗“镜下血尿”屡收良效。如上加减后，再去木通、竹叶，加仙鹤草 30g、益母草 15～20g、艾叶炭 30g、阿胶珠 10g，用于治疗妇女崩漏不止证属血热下元不固者有效。

本方一般多用于治疗下部出血，但我也曾用此方改小蓟为 20～30g，藕节为 30g，去木通、滑石、竹叶，加玄参 15～20g、白茅根 30g、生侧柏 15g、荆芥 5～6g、白及 5～6g，用于治疗鼻出血和齿龈出血多例，均收理想效果。

本方原为粗末，每用 12g，煎水，食前服。后世医家改为汤剂，各药的用量诸家多有不同。本文采用的是全国高等医药院校试用教材《方剂学》中的用量。我在临床上则常用为：小蓟 15～30g，生地黄 30～50g，滑石 12～15g，通草（或川木通）6g，蒲黄 9g，藕节 9～15g，竹叶 6g，当归 6g，栀子 9g，生甘草梢 4.5g，谨供参考。我还常用我开的这张方子，去蒲黄、藕节、当归，加茯苓 20～30g、猪苓 15g、萹蓄 15g、瞿麦 15g、黄柏 12g，治疗急性泌尿系感染，出现尿痛、尿急、尿频、尿赤、小腹热痛（或坠胀），舌苔或白或黄，脉象滑数者，常收良效。如兼有泌尿系结石者，可再加金钱草 30g、海金沙 12g、怀牛膝 10g。

四生丸（生侧柏、生地黄、生艾叶、生荷叶）与小蓟饮子皆为凉血、止血的常用方剂。但四生丸多用于牙龈出血、鼻出血、咳血等上部出血；小蓟饮子则主用于下焦湿热而致的尿血、血淋等下部出血。

槐花散（炒槐花、侧柏叶、荆芥穗、炒枳壳）与小蓟饮子均为治下焦湿热郁结而致下部出血的方剂。但槐花散主用于大便下血，既能凉血、止血，又能疏肠中风邪；小蓟饮子则主用于小便出血，既能凉血、止血，又能利尿通淋。槐花散治在大肠，小蓟饮治在小肠。

应用本方要注意方中药品主要是凉性药，以祛邪为主。如遇有尿血、血淋久久不愈而正气已虚的患者，则不能使用。

18. 黄 土 汤

(《金匮要略》)

提要

比较黄土汤、
赤小豆当归散
比较黄土汤、
柏叶汤

甘草　干地黄　白术　炮附子　阿胶　黄芩各9g　灶中黄土60g　先用水800ml左右，煮灶中黄土10分钟，去滓取汤，俟温，用此汤400ml煮其它药（需要时可加适量冷水），煎取200ml；再用剩下的灶心土汤（如太少可稍加冷水）煎第二煎，也取200ml。然后将两次的药汁相混合，分两次温服。

本方为温脾摄血之剂。方中灶心土温脾和胃，镇摄中焦为主药；辅以白术、炮附子温脾阳而祛中寒，以复脾统血之功；佐以地黄、阿胶养血止血；反佐黄芩，味苦坚阴，以防温燥太过而不利于止血；甘草和中调百药为使。诸药相合，温阳止血而不伤阴，滋阴养血而不妨脾，共达温阳健脾、养血止血之效。故能主治脾虚中寒，不能统血而致大便下血、呕血、吐血、衄血以及妇女血崩，四肢不温，舌淡苔白，脉沉细弱之症。

我曾遵黄土汤意，重用伏龙肝，结合赤石脂禹余粮汤的配伍精神，治疗了一个病人，在切除脾脏、左肾及腹部肿瘤的手术中，为了减少出血、节约输血而被往腹腔内灌注了0℃的冰水，术后床下又放置了大冰块（夏日防热），三日后患者恶寒高热，并同时出现吐血、便血，一日十余次的患者，在服用益气清解的汤药 1 剂后，因便血仍一日七八次，呕血频频不止，即又在前方中加：赤石脂 15g，禹余粮 20g，藿香 10g，土炒白术 10g，莲子肉 10g，芡实 10g，伏龙肝 60g（煎汤代水），(原汤药中已有白及 9g、生藕节 20g)。共进 2 剂，呕血、便血即基本止住，又经随证调理而愈。

我在临床上经常重用伏龙肝煎汤代水，煮服应证汤药，治疗脾虚不能统血而致的呕血、便血，多收良效。正如《本草汇言》论伏龙肝时所说："脾胃因寒湿而致动血络，成一切失血诸疾，无用不宜尔。"

对于直肠癌患者出现的大便下血，我常在辨证论治的方药中，结合地榆槐角丸方和黄土汤的主药，重用伏龙肝，也能收到止血效果，并能强壮身体。

本方加艾叶炭 15～30g、川续断炭 12～20g、桑寄生 30g，可用于中焦虚寒，脾不统血而致的妇女崩漏病。呕血、便血、崩漏兼有气虚证者，可加党参（重证可用人参）10～15g 以益气摄血。兼有心悸、失眠者，可加远志 10g、炒枣仁（先下）15g、夜交藤 15～20g。舌苔腻，胃纳差者，可加陈皮 6g，阿胶改为阿胶珠。如呕血、便血来势凶猛者，也可加服三七粉 3g，分两次冲服，或再加白及 10g、生藕节 30g、棕榈炭 30g 水煎服。痔疮便血属于虚寒证者，可用此方加槐花炭 10g、槐角 10g、地榆炭 20g、防风 5g 治疗，有良效。

本方与赤小豆当归散（赤小豆、当归）均治便血。但本方治远血（先大便后出血），赤小豆当归散则治近血（先出血后大便）。

本方与柏叶汤（柏叶 15g、干姜 6g、艾叶 6g）均治吐血、便血。但本方适用于中焦虚寒，脾阳不振，脾不统血而致的吐血、便血；柏叶汤适用于吐血属中焦虚寒者，以治寒证吐血为主。

近些年来，我常用此汤随证加减用于治疗溃疡病出血、功能性子宫出血、溃疡性结肠炎便血、直肠癌便血、痔疮出血等，证属于脾虚中寒证脾失统血者。

注意，呕血、便血血色鲜红，口渴引饮，舌苔黄腻者，或兼外邪，恶寒发热等症者，均不宜用本方。

19. 当归六黄汤

（《兰室秘藏》）

当归 9g　生地黄 12g　熟地黄 12g　黄芩 9g　黄连 6g　黄柏 9g　黄芪 18g　水煎服。

附注：原方为各药等分，共为粗末，每用 15g，水煎服。现多用为汤剂，故用量稍有更动。

本方主要用于治疗阴虚盗汗，阴虚有火，面赤口干，唇燥心烦，便干尿黄，舌红脉数之证。

汗乃心之液。脏腑表里之阳，皆心所主，以行其变化，随其阳气所在之处而生津，亦随其火扰之处泄而为汗。阴阳平和之人，白天卫气行于阳，则人醒，夜间卫气行于阴，则入睡。如此阴阳既济，即为正常。阴虚火旺之人入睡时，卫气入里行于阴，阴虚不能济阳，阳火盛而扰于阴，阴液失守则外走，此时因卫阳内扰而表虚，失其固摄，阴液外泄，形成盗汗。人醒卫气又行于阳而出表，阴不受阳扰而静，卫阳出外而表实，故汗止。此即阴虚火旺致盗汗之理。本方以当归养血荣心为主药；生熟地黄滋阴凉血为辅药；佐以芩、柏泻火而坚阴，阴坚则汗不外泄，热清则火不内扰，黄芪益气固表，既能补卫表之阳，又能摄外泄之液（配当归则养血益心之功更著）；以黄连入心清火，以安心之所主为使药。诸药合用，滋阴清热，固表止汗，而达阴平阳秘，精神乃治之目的。

我用此方治疗阴虚盗汗时，常常再加生白芍、生龙骨、生牡蛎、玄参、浮小麦等。曾治一中年妇女，颈生瘰疬，人体消瘦，下午低热，夜间盗汗，舌质微红，苔薄黄，脉象沉细而数。辨证为气郁生火，郁火伤阴，阴虚盗汗之证。治以滋阴降火、舒郁柔肝法。方用当归六黄汤合消瘰丸加减：生地黄15g，玄参30g，生牡蛎（先下）30g，生白芍12g，炒黄芩10g，知母10g，黄柏10g，浙贝母10g，香附10g，生黄芪12g，当归5g，浮小麦30g，胡黄连6g，水煎服。随证加减共进60余剂，盗汗止，低热除，食纳增，瘰疬消。

治疗盗汗时要注意，杂病的盗汗与伤寒的盗汗不同。伤寒盗汗多为半表半里之邪未尽，表里失和所致，故以和表里为主。杂病的盗汗则为阴虚火旺所致，故以救阴清火为主。不可混淆。

再须辨者：肝气有余，而致肺虚盗汗者，以当归六黄汤为主；肝血不足，而致心虚盗汗者，以酸枣仁汤为主；若兼肾阴虚者，宜加龟甲、鳖甲、天冬、知母之类。

本方养阴清热之力较强，对阴虚火旺中焦气强者适用。因本方苦寒伤中的药味较多，故对兼有脾胃虚弱、纳少便溏者忌用。

20. 复元活血汤

（《医学发明》）

柴胡12g　天花粉9g　当归9g　红花9g　桃仁9g　穿山甲9g　大黄（酒浸）6～9g　甘草6g　水煎2次，混匀，分2次服，兑入黄酒为引，以利为度。

附注：原方为诸药共为粗末，每服30g，水煎服。今改汤剂，用量稍变动。

本方主治跌打损伤、砸伤、扭伤、坠伤等而致瘀血留滞、胸胁疼痛、痛不可忍等症。

凡受外伤，体内皆可产生瘀血，致经络瘀阻而发生疼痛。除伤处疼痛外，也可因经络的关系而发生别处疼痛。因肝主藏血，肝脉布两胁，故无论伤在何处，瘀血常常留于胁下而发生胸胁疼痛难忍等症。

本方以柴胡引药入肝为主药；当归活血，甘草缓急，共为辅药；以桃仁、红花、穿山甲、天花粉破血润燥为佐药；大黄涤荡败血，推陈致新为使药。瘀血去而痛自止。

本方与七厘散（血竭 30g，麝香 0.36g，冰片 0.36g，乳香 4.5g，没药 4.5g，红花 4.5g，朱砂 3.6g，儿茶 7.2g，共为细末，每次服 1.5～3g，亦可外敷）均治跌打损伤、瘀血疼痛。本方用于疼痛偏于胸胁者，七厘散则全身何处疼痛均可使用。

本方与活络效灵丹（当归、丹参、乳香、没药，水煎服）相比，本方主治跌打压扑瘀血留滞于胁下，或跌打损伤的经络疼痛难忍者；活络效灵丹则主治气血凝滞之心腹疼痛、癥瘕积聚、肢体疼痛、疮疡内痈、子宫外孕等。

我在临床上对瘀血所致诸病者，常用本方随证加减治疗，每收良效。例如有一中年妇女因山顶塌坍而被砸伤，四根肋骨骨折，胸椎两节压缩性骨折，并发血气胸，经抢救后，遗留有胃脘发胀，腹痛，腰痛，呕吐一日七八次，晚间也吐，吐前打哈欠、流眼泪、打冷战，小腹胀痛难忍，大便秘结 5～7 天一次，干燥如球，排便非常困难，右半身麻木，以上肢为主，睡眠不佳等，一年半有余不得治愈。查其舌上有瘀斑，唇色较黯，舌苔黄厚，脉象弦滑较细。辨证属于瘀血所致的腹痛、呕吐、便秘。治以活瘀、降逆、润肠、通腑。处方用复元活血汤加味：柴胡 15g，当归 12g，红花 9g，桃仁 9g，炙山甲 6g，赤芍 12g，瓜蒌 45g，生大黄 9g，刘寄奴 12g，生赭石（先煎）30g，珍珠母（先煎）30g，生甘草 6g，芒硝（分 2 次冲服）6g。共进 12 剂，诸症减轻，已不呕吐，大便一日一行。以后宗此方随证加减，经治疗 4 个月而痊愈。多次随访，一直正常工作。

我还用本方组方精神结合麻黄附子细辛汤治愈了一位腹部手术后（手术亦可致瘀血）又因输血浆、受凉而发生少阴病（过敏性休克，血压过低）的患者。其药方如下，谨供参考：

桃仁10g，红花6g，酒大黄5g，当归6g，炙麻黄3g，制附片2g，细辛2g，生熟地黄各12g，木通5g，五味子6g，桑螵蛸10g，西洋参（另煎兑入）12g，连翘15g，服3剂。

如疼痛较重，痛处较多者，可再加三七粉（冲服）、乳香、没药、丹参、刘寄奴、泽兰、鸡血藤、郁金、川芎等，甚至再冲服七厘散。兼有攻窜疼痛者为气滞血瘀，可酌加香附、木香、青皮之类以行气，使气行血行。上肢疼痛者加桂枝、片姜黄；后背疼痛者加羌活、葛根；胸部闷痛者可加枳壳、桔梗；下肢疼痛者可加牛膝、泽兰；腰痛者可加补骨脂、杜仲、川续断。

近代也用此方随证加减治疗肋间神经痛、肋软骨炎、结节性红斑、风湿性关节炎（有风湿结节者）等病，见有瘀血阻滞证者。

孕妇及无瘀血者忌用。

21. 肾　气　丸

（《金匮要略》）

提要

肾气丸（金匮肾气丸）
济生肾气丸
十补丸
比较肾气丸、右归丸
比较肾气丸、右归饮

干地黄240g（后世多用熟地黄）　山萸肉　山药各120g　泽泻　茯苓　牡丹皮各90g　桂枝（后世多用肉桂）　炮附子各30g　共为细末，炼蜜为丸，如梧桐子大，每次服15～25丸，日服2次，温开水或淡盐汤送下。

此方又名金匮肾气丸、八味地黄丸、桂附地黄丸等，作为汤剂使用（将剂量参考比例适当减少）时，又称八味地黄汤。

此丸主治肾阳虚，命门火衰，不能生土，脾胃虚寒，而饮食少进，泄泻腹胀；或下元虚衰，阳痿精寒，下腹疼痛，下半身畏冷，夜间多尿，腰酸膝软，头晕耳鸣，小便不利或频数，以及痰饮咳喘（吸气困难）、消渴、脚气等。

本方是以补肾阳为主而阴阳双补的方剂。肾为水火之脏、阴阳之宅。阳得阴助而生化无穷，阴得阳升而泉源不竭。故以地黄、山药、山萸肉、茯苓、牡丹皮、泽泻濡润之品补肾阴以壮水之主；肉桂、附子辛润之品补肾阳（命门之火）而益火之源。桂、附的用量为地黄的1/8，正符合《黄帝内经》“少火生气”的精神，如用量过大则会造成“壮火食气”而不能达到预期的效果。命门真火既不可衰，亦不可亢。本丸纳桂、附于滋阴药中，意不在补火，而在微微生火，即生肾气，故不叫温肾丸而名之为“肾气丸”。正如张景岳所说：“善补阳者，必于阴中求阳。”先天之肾火，又可暖生后天之脾土，后天之脾土又可制先天之肾水，水火相互为用。此先后二天相互制约而化生万物之理也。肾主下元，主藏精，司二便，肺为肾之上源，输布精气，金水相生，上下相依，宣发肃降营卫气血，输化不息。知此，则本方所治诸证之理自明。

近代常用此方随证加减治疗性神经衰弱、肾炎、慢性气管炎、哮喘、肺气肿、冠心病、风湿性及类风湿性关节炎、妊娠恶阻、功能失调性子宫出血、原发性高血压、前列腺炎、糖尿病、红斑狼疮、尿崩症等，经中医辨证属于肾阳虚者。近代药理实验亦证明，八味地黄汤有降低实验动物高血糖的作用；六味地黄汤有降低实验动物肾性高血压的作用；单味地黄醇浸膏对离体蛙心低浓度时有强心作用，高浓度时对心脏有抑制作用；煎剂对中毒性肝炎有保肝作用；在试管内对某些真菌有一定抑制作用，等等。仅供临床参考，不可据此而处方。

我治疗消渴（糖尿病、尿崩症），用本方去附子加五味子、玄参、天花粉，特别重用生地黄，上消及中消明显者再加生石膏30～40g、葛根10g，常常取得良好效果。药方举例如下：

（1）治消渴（糖尿病）：生地黄30～60g，山萸肉10g，山药15～20g，茯苓12g，泽泻10g，牡丹皮10g，生石膏（先下）30g，五味子10g，葛根12g，天花粉15g，天冬10g，肉桂2～3g。水煎服，每日1剂。

另用生地黄30g、山萸肉10g、山药15g、茯苓12g、泽泻10g、牡丹皮10g、肉桂2g、五味子9g，煎水1～2暖水瓶，代水饮，口渴时即饮此水。随着病情减轻，饮水减少，煎水亦渐减少，直至不渴时即可只服汤药，不再煎饮此水。

经过较长时间的治疗，可使血糖降到正常水平，尿糖转阴。

（2）治下消（尿崩症）：生熟地黄各20～30g，山萸肉10g，山药12g，茯苓10g，泽泻10g，牡丹皮10g，肉桂2g，五味子6～9g，益智仁9g，覆盆子10～20g，桑螵蛸10～20g，乌药10g。水煎服，每日1剂。

经过较长时间的服用，不但症状消除，全身气力增加，并可使尿比重渐渐恢复正常。

我曾治疗一中年男子，左臼齿疼痛，不红不肿，夜间加重，牙齿微有动摇，经口腔医院以及几个医院口腔科治疗半年多不愈，腰酸腿软，两尺脉弱，诊为肾虚牙痛，用八味地黄汤加减，服药3剂，霍然痊愈。

本方加牛膝、车前子，为**济生肾气丸**，适用于治疗肾阳虚小便不利、脚肿、腰部酸重等症。我用此方随证加减，治疗老年男子前列腺肥大，小便不利，证属肾阳虚不能化气利水者，每收满意效果。

本方加五味子、鹿茸，名**十补丸**，适于治疗肾阴阳俱虚之两尺微弱、耳鸣耳聋、头昏而晕、足冷膝软诸症。

肾阳虚而气喘，吸气比呼气困难，吸气不能深纳丹田，或兼足冷面黑而红、两尺脉细弱诸症，可用本方加炒苏子、杏仁、党参、蛤蚧尾粉（冲服）等治疗。病情重者，还可加服黑锡丹，每次服2.5～3g，可补肾平喘。

右归丸与本丸均为补肾阳之剂，但右归丸（熟地黄、炒山药、枸杞子、鹿角胶、菟丝子、杜仲、山茱萸、当归、肉桂、制附子）比肾气丸温补之力更强。凡肾阳虚精血不足之证用肾气丸药力不及者，皆可用右归丸治之。

右归饮与本方相比，温补肾阳之力较大（熟地黄、山茱萸、炒山药、枸杞子、杜仲、炙甘草、肉桂、制附子），不但可用于命门火衰之证，因肾阳不足而出现的真寒假热证，也可用之治疗。

注意：肺肾阴虚，阴虚内热而干咳无痰、颧红盗汗、舌红苔少、咽干口燥诸症，皆忌用本方。

22. 六味地黄丸

（《小儿药证直诀》）

提要

六味地黄丸　六味地黄汤
七味地黄丸　都气丸
加减八味丸　知柏地黄丸
麦味地黄丸　杞菊地黄丸
疏肝益肾汤　抑阴肾气丸
滋水清肝饮　明目地黄丸
比较六味地黄丸与
　　左归丸、左归饮

熟地黄240g　山萸肉120g　山药120g　牡丹皮90g　泽

泻 90g　茯苓 90g　共为细末，炼蜜为丸，每丸重 9g，每次服 1 丸，每日服 2 次，淡盐汤或温开水送服。

也可以把上述各药的用量减为 1/10 量，作为汤剂水煎服，即名为**六味地黄汤**。

本方为滋补肾阴最常用的方剂，因为肝肾同源，所以也可以养肝阴，但以补肾阴为主。

本方主治肾阴不足，精血亏损，腰膝痿软，憔悴羸弱，虚火炎上，发热咳嗽，虚火牙痛，消渴，头目眩晕，耳鸣耳聋，足跟作痛，遗精盗汗，舌燥喉痛，脉象细数或尺脉虚大者。

方中以熟地黄滋阴补肾，生精填髓，壮水之主，作为主药。山萸肉温肝敛阴，涩精秘气，山药益肺健脾而补脾阴，肝肾同源，养肝阴亦即补肾阴，土生万物，滋脾阴亦即益肾阴，二药共助地黄滋补肾阴为辅药。主辅药能补肾、肝、脾三脏，但易补而腻滞，故又以泽泻宣泄肾经浊邪，以防熟地黄补肾之腻；牡丹皮清肝泻热，以除山萸肉温肝敛阴之滞；茯苓淡渗脾湿，以免山药补脾可能引起的中满之壅。六药相合，三补三泻，使此方有收有散，有补有泻，补而不滞，泻而不伤，成为滋补肾阴的代表方剂，可以大补元阴。

现代常用此方治疗高血压病属于肾阴虚而现手足心发热、头晕、烦躁、腰酸膝软、大便干燥、尺脉虚大者，常加玄参、生石决明、钩藤、牛膝之类。

我对甲状腺功能亢进的患者，出现口渴引饮，小便频多，性急烦躁，颧红低热，心慌心悸，消谷善饥，大便干涩，脉细数或弦数，重按无力，尺脉较弱等症者，以此方加减常收佳效。举方例如下：生地黄 30g，山萸肉 10g，山药 12g，泽泻 10g，牡丹皮 10g，玄参 30g，生白芍 12g，生石膏（后下）30g，天花粉 15g，生牡蛎（先下）30g，川贝母 10g，香附 10g，炒黄芩 10g，珍珠母 30g，水煎服，须服用 1～2 个月，如有效，可继服。

对于红斑狼疮出现发热、身面有红斑、舌红苔薄黄、夜间口渴盗汗、腰酸腿软、脉沉细而数者，可用本方加丹参20～30g、红花10g、玄参10～20g、桃仁10g、刘寄奴10g、白鲜皮15～30g、白薇10g、炙山甲6g、苦参12～20g等随证出入，并把熟地黄改为生熟地黄同用。

对阴虚火旺，性欲亢奋，阴茎易举之人，必令其清心寡欲，服药治疗。若误认为肾气足而纵欲，是速其死。可用本方加牛膝、知母、黄柏、龙胆草、川木通、车前子、玄参、天冬，并加重泽泻用量来治疗。

本方加肉桂30g，名**七味地黄丸**，可治肝肾不足，筋骨失养的筋骨疼痛、脚软懒行，木中无火的手足牵引，肝经血虚火燥的筋挛等症。此方有辛以润之、引火归原的作用。

本方加五味子，名**都气丸**，可益肺滋肾而治劳嗽。

加肉桂30g、五味子60g，名**加减八味丸**，治肾虚火旺之发热作渴、口舌生疮或牙龈溃烂、咽喉疼痛等症。

本方加黄柏、知母各60g，名**知柏地黄丸**，主用于阴虚火旺，骨痿髓枯，尺脉躁旺及肝阳上升者。但注意脾胃虚弱大便溏泄者忌用。

本方加麦冬90g、五味子60g，名**麦味地黄丸**，治虚劳发热、劳嗽及肝肾阴虚之口燥烦渴等。

本方加枸杞子、菊花各90g，名**杞菊地黄丸**，用于治疗肝肾虚而视力减退、视物不明等症。

本方加柴胡、白芍各适量，名**疏肝益肾汤**。肝肾阴虚，肝血不足，木旺克土，而胃脘疼痛，大便干燥者，用逍遥散而不愈者，均可用此方。

本方加五味子60g、生地黄90g、当归60g，名**抑阴肾气丸**，治诸脏亏损，胸膈痞闷，发热，潮热，或寒热往来，五心烦热，口渴，月经不调等症。

本方加当归、白芍、柴胡、酸枣仁、栀子，名**滋水清肝饮**，可治胃脘燥热疼痛、气逆左胁痛、呕吐酸水等症。

本方加白芍 90g、菊花 90g、当归 90g、枸杞子 90g、白蒺藜 90g、石决明 120g，即（近代通行方）**明目地黄丸**，功能滋肾养阴，平肝明目，主治肝肾虚而致的视力减退、视物模糊、夜盲、目涩多泪等症。

本方与左归丸、左归饮均补肾阴，但左归饮纯甘壮水，滋补肾阴之力更强些；左归丸加有血肉有情之品，滋肾填精、养肝补血之力更大于以上二方。

本方由纯阴之品组成，凡气虚脾胃弱，消化不良、大便溏泄者忌用。

23. 虎　潜　丸

（《**成方切用**》）

提要

虎潜丸（壮骨丸）

健步虎潜丸（健步壮骨丸）

补益丸

龙虎济阴丹

比较壮骨丸、大补阴丸

本方中成药现已改称壮骨丸。

龟板（酥炙，现用龟甲）120g　黄柏（盐酒炒）90g　当归（酒洗）45g　知母（盐酒炒）90g　熟地黄 90g　牛膝（酒蒸）60g　白芍（酒炒）60g　锁阳（酒润）45g　豹骨（酥炙）30g　（原为虎骨，现虎骨禁用，改为豹骨）　陈皮（盐水润）60g　冬月加干姜15g　共为细末，羯羊肉1 000g，酒煮烂，捣为丸，酒煮米糊为丸亦可，如梧桐子大，每服9g，空腹时，淡盐汤送下。现多改为炼蜜为丸，每丸9g，每服1丸，每日2次。

本方主治肾阴不足之筋骨痿软、足不任地、不能步履，亦可用于腰膝酸软、骨蒸劳热等肝肾两虚，精血不足之证。

肾为作强之官，若肾虚精枯，髓不能满，精血不足，湿热风毒乘虚侵袭，则腰酸筋软，不能步履，肾水不足，火旺烁阴，湿热相搏，筋缩骨软而腿不能用等证作矣。方中以黄柏苦能坚肾，清阴中之火，燥骨间之湿，为治痿要药；龟板性秉阴最厚，善通任脉，大补真阴，故以二药为君，一以治标，一以治本，即奇之不去则偶之也。辅以熟地黄填肾精以助龟甲，知母清肺热以助黄柏；牛膝入肝肾舒筋骨；豹骨驱骨间风热；更以归、芍养血荣肝；恐纯阴无阳则无以生发之气，又以锁阳以温之，用羊肉亦是“补之以味”之意。以上皆血分药，故使以陈皮行气疏肝，气行血行，筋骨得荣，诸证自除。全方意在纳气归肾，故原方以“潜”名之。

我曾用此方加南五加皮（注意，不可用北五加皮）、苍术、鹿角胶（或霜）、川续断、杜仲、炙山甲、党参、白术、焦神曲等，改为汤剂，治疗进行性肌萎缩属于肝肾虚证者，取得了一定效果。

我也曾用本方加川断、金狗脊、附子、肉桂、肉苁蓉、巴戟天、红花、钩藤、防风、乌蛇等，治疗脊髓痨走路不稳或步履艰难者，有较好效果。

根据辨证论治的原则，我对脊髓侧索硬化症而见腰酸腿软、两足无力、步履困难、二便不能自主、尺脉沉弱，属于肝肾两虚证者，曾用此方加肉苁蓉、附子、肉桂、川续断、茯苓、炙山甲、地龙、槟榔、补骨脂、红花之类，取得了较为满意的效果，有的患者可恢复到生活自理，上街购物的程度。

因为本方主用于治疗两腿痿弱，步履乏力，故以往又称为**健步虎潜丸**，现称为**健步壮骨丸**。原方出于《丹溪心法》，后世又有加味、变化。

朱丹溪于本方再加白术、茯苓、甘草、五味子、菟丝子、紫河车，名**补益丸**，用于治痿。

本方中加龙骨，名**龙虎济阴丹**，治疗肾虚火旺之梦遗、早泄。

本方与大补阴丸（黄柏、知母、熟地、龟甲、猪脊髓）均为补肾阴的名方。但大补阴丸偏治肝肾阴虚，虚火上炎而致的骨蒸潮热、五心烦热、劳嗽盗汗、咳血、吐血、足膝疼痛等症；本丸则治肝肾阴亏之筋骨痿软、腰足瘦削、步履困难，甚或下肢痿软不能行走等症。

脾肾阳虚，消化不良，大便溏泄者忌用。

24. 天王补心丹

（《**摄生秘剖**》）

提要

比较天王补心丹、养心汤

比较天王补心丹、柏子仁丸

比较天王补心丹、朱砂安神丸

生地黄 120g　天冬 60g　麦冬 60g　柏子仁 60g　当归身

60g　炒枣仁60g　人参15g　丹参15g　玄参15g　茯苓15g　五味子15g　远志15g　桔梗15g　辰砂15g　除辰砂外，诸药共为细末，炼蜜为丸，每丸重9g，辰砂为衣。每服1丸，临卧时温开水送服

上述组成内容为《中国医学百科全书·方剂学》载《摄生秘剖》的方剂。但据《北京市中成药规范》采用《景岳全书》五十三卷所载天王补心丹的组成如下：生地黄60g，丹参15g，麦冬15g，当归15g，柏子仁15g，酸枣仁15g，天冬15g，五味子15g，人参7.5g，玄参7.5g，远志7.5g，茯苓7.5g，桔梗7.5g，制法、服法同上。用量虽稍有不同，但组方之意和药味均相同，再查《成方切用》、《医宗金鉴》中所载者均与此内容相同。据此可知此方流传甚广，市上所售之中成药即与此方相同。近人也常将用量按比例适量减少，作为汤剂水煎服。

本方主治思虑过度，心血不足之怔忡健忘、神志不宁、心口多汗、津液枯竭、大便不利（或秘或涩）、口舌生疮等症。

方中以生地黄入心肾，滋阴而泻火，使心神不为虚火所扰，为主药；玄参、天冬、麦冬助生地黄以加强滋阴清热之功，丹参、当归生心血而安神，共为辅药；人参、茯苓益心气，柏子仁、远志安心神，五味子、酸枣仁酸以收之而敛心气之耗散，共为佐药；以桔梗清气利膈，载药上行，朱砂为衣取其入心重镇以安心神，共为使药。其中人参合麦冬、五味子，又为生脉散，因肺为心之华盖而朝百脉，生脉散能补肺生脉而养心，并寓有使肺气下降之意。《世医得效方》中的天王补心丹方还有百部润肺降气，菖蒲使心气通灵，杜仲配远志而交通心肾，甘草甘缓调百药，则更为全面，但此方流传较少，今附此介绍，可供改用汤剂时参考。

我常以本方和珍珠母丸（珍珠母、当归、熟地黄、人参、

酸枣仁、柏子仁、犀角、茯神、沉香、煅龙齿）两方相合，减去柏子仁、犀角、沉香、人参，加生牡蛎、白蒺藜、夜交藤等，随证出入，水煎服，用于治疗西医诊断为神经衰弱表现为失眠、心悸、急躁易怒、头昏晕胀、脉细弦而数，证属阴虚阳旺者，效果良好，请试用。

本方去人参、当归、桔梗，加煅龙骨、煅牡蛎、分心木、莲子心等，可用于治疗梦遗失精、头昏健忘，西医诊断为神经衰弱而表现为阴虚火旺、心肾不交证者。

另外，对妇女更年期综合征、肺结核（盗汗、心慌、失眠）、高血压（心悸、急躁、头胀、健忘、大便干）、心脏病等表现为阴虚阳旺证者，均可用本方随证加减进行治疗。

本方与养心汤（黄芪、茯苓、茯神、当归、川芎、半夏曲、甘草、柏子仁、酸枣仁、远志、五味子、人参、肉桂）均用于治失眠、惊悸、怔忡。但本方适用于心血不足、阴虚阳旺证，养心汤则适用于心经气血两虚、心肾阳衰而心神不宁之证。

柏子养心丸（柏子仁、枸杞子、麦冬、石菖蒲、当归、茯苓、玄参、熟地黄、炙甘草）亦用于治心悸、怔忡、健忘、失眠等症，但偏用于心、肝、肾俱不足之证，且药性比天王补心丹（汤）偏温，故适用于老年人及妇人产后血虚者。

朱砂安神丸（朱砂、黄连、当归、生地黄、甘草）亦治惊悸、怔忡、失眠等症，但适用于心肝血虚，心热神浮，魂魄不宁，神明昏乱，寤寐不安之证，药性偏于重镇安神、清热养血；天王补心丹则偏于滋阴凉补、酸收养心。

25. 孔圣枕中丹

(《备急千金要方》)

提要

比较孔圣枕中丹、天王补心丹

比较孔圣枕中丹、柏子养心丸

比较孔圣枕中丹、益气聪明汤

龟板(现用龟甲) 龙骨 远志 菖蒲 四药等分,共为细末,每服3g,一日3次,黄酒或温开水送服。近人多炼蜜为丸,每丸9g,每服1丸,每日2次。

近人也将此方作为汤剂使用。作汤剂时,龟甲和龙骨可各用15~25g(均先煎),其它两味可各用10g左右,并可随证加味。

本方为治疗健忘、失眠最常用的基础方剂,也可兼治神志恍惚、头昏、心跳、耳鸣、梦遗等症。古人的经验认为本方不但能治读书善忘,久服且能令人聪明。

心藏神,肾藏志,肝藏魂。神魂不守,则意志衰退。肾主骨生髓,脑为髓之海。髓海不足,则脑转耳鸣,记忆力减退,读书善忘。神魂不守则失眠。方中以龟甲滋养肾阴,填精补髓为主药;龙、骨平肝潜阳,收魂入肝,为辅药。二药相互为用,使神魂得安而达安神之效。远志苦能泄心肾虚热,辛能散心肝郁滞,能通肾气上达于心,强神志、益智慧,交通心肾为佐药。菖蒲开心孔,利九窍,散肝郁,去湿痰,为使药。肾阴足，心肝宁，痰湿去，心肾交通，九窍聪明，脑力充盛而记忆力自强。近几年来我治疗年老、脑萎缩、善忘、少神等症，常用此方随证加味治疗，确有效果。

治疗神经衰弱或脑供血不足而致的失眠、记忆力减退、精神不易集中，甚至头脑发昏、昨事今忘、无精打采等症；兼有腰酸膝软、遗精、尺脉弱者，加生地黄、山萸肉、枸杞子、川续断、牛膝、生白芍、莲须、分心木之类；兼见性情急躁易怒、头胀头痛、头晕多梦、大便干、脉象弦细而数者，加生地黄、玄参、生石决明、生赭石、生白芍、香附、黄芩、夜交藤等；失眠严重，精神不振，心悸气短，耳目不聪，脉象沉细，寸脉弱者，加珍珠母（先煎）、天麦冬、玄参、炒枣仁（30g左右，先煎）、夜交藤、合欢皮、合欢花之类；兼见四肢倦怠、食纳不甘、消化不良、大便溏软等症者，加太子参、生白术、茯苓、炙甘草、香附、合欢花、夜交藤、龙眼肉、木香（少量）之类。

本方药性平和，须久服才能取得效果。

本方与天王补心丹皆能治心跳、怔忡、失眠、健忘。但天王补心丹以养心血、收心神、滋阴降火为主；本方则以补肾阴、填精补脑、潜肝阳、收魂安神为主，久服令人聪明，记忆力增强。

本方与柏子养心丸比较，本方以补肾养脑治健忘为主；柏子养心丸则补心、肝、肾诸经，治血不养心所致的惊悸、失眠、心神不宁为主。

本方与益气聪明汤皆能通心窍。但益气聪明汤偏用于肝肾俱不足而耳鸣、耳聋、内障目昏等证，所谓“聪明”，乃聪耳明目之意；本方则用于补肾养脑，滋阴潜阳，交通心肾，主用于治疗健忘、失眠，久服能增强记忆力，令人聪明。

肝心火旺而上燎神明所致健忘者，不宜用本方。

26. 大补阴丸

（《丹溪心法》）

提要

比较大补阴丸、
六味地黄丸
比较大补阴丸、
健步壮骨丸
比较大补阴丸、
河车大造丸

黄柏（盐酒炒）120g　知母（盐水炒）120g　熟地黄180g　龟板（酥炙，现用龟甲）180g　猪脊髓（蒸熟）1条

上药共为细末，和猪脊髓同捣，再合以炼蜜为丸，每丸重6g，每服1～2丸。空腹时淡盐汤或温开水送服。亦可为小丸，如梧桐子大，每服60～70丸。

本方也可以做汤剂服用，药量可减为1/10，去猪脊髓，适加阿胶、龟甲胶、龟鹿二仙胶之类，烊化服。

本丸出自《丹溪心法》，原名大补丸，但后世多称之为大补阴丸。主治肾水亏涸，阴虚火旺，虚火上炎，而见耳鸣、听力减退、头脑昏晕、夜间或下午潮热、烦渴盗汗、咳嗽少痰、咳血、吐血、衄血、腰膝乏力而渐成骨蒸痨瘵，舌红少苔，肾脉洪大等症。

朱丹溪根据多年的临床实践，发“阴常不足，阳常有余”之论，对后世医家运用滋养肝肾、壮水制火、滋阴降火诸治法有很大影响。本方即为滋补肾阴，壮水制火之剂，对于房劳过

多，精血亏损，肾阴耗伤，相火亢旺，真阴不足，阳亢妄行之证，有良好效果。脑为髓海，耳为肾窍，脑海不足，肾虚火炎，故耳鸣、耳聋、头脑眩晕；虚火刑金，故咳嗽、痨热、咳血；阴虚火旺，血热妄行，故吐血、衄血；阴血精髓俱虚，故真水不能制相火而阴虚生内热，故骨蒸潮热、烦渴盗汗、膝软，渐成痨瘵。本方能骤补真阴，承制相火，比六味地黄丸效果尤捷。因本方急用黄柏苦以坚肾，可以制龙雷之火，又以知母清滋凉肺，不但能保肺金，又能滋水之化源。更重用熟地黄、龟甲大补真阴，配以猪脊髓血肉厚味之品，以髓补髓，能通肾命，寓“精不足者，补之以味”和“壮水之主，以制阳光”之意，而治其本。阴足火自清，火清阴自复，本固源清，诸症自除。

我曾以本方改作汤剂，去猪脊髓，改为阿胶块，结合秦艽扶羸汤（见后），去半夏、人参，改柴胡为银柴胡，加生地黄，治疗一青年女子，四五个月来骨蒸痨热，盗汗湿发，下午体温近于 38℃，夜间 38.5℃，月经闭止，一年半未潮，干咳无痰，偶咳血丝，两颧潮红，双肩上耸，人体消瘦，两腿无力，曾到几家医院诊治，均疑为结核病，但未能查出病灶。舌红少苔，脉沉细而数。我诊为阴虚火旺，痨瘵之疾已成。投以上述汤药（随证稍事出入），连服约 3 个月，后期又配服四乌鲗骨一芦茹丸，药后来少量黑色月经，继续服药，并加服大黄䗪虫丸。治后月经正常来潮，诸症均消而痊愈。

还曾以此方（去猪脊髓）加沙参、生地黄、百合、蜜紫菀、蜜枇杷叶、生藕节、白及、侧柏炭、阿胶珠、杏仁、金沸草，治疗一中年妇人患肺结核（有空洞）而咳血长期不止，兼见下午发烧颧红、干咳少痰、盗汗、五心烦热、舌红脉细而数。诊为阴虚火旺，虚火刑金之证。同时服用异烟肼、对氨水杨酸钠等抗结核药物，取得了理想的效果。血止后，仍以上方重用枇杷叶，去侧柏炭，阿胶珠改为阿胶块，加百部，煎熬 3 次，取 3 次的药汁慢火浓缩，以白蜜收膏，每服 1 汤匙，每日

2次，饭后白开水冲服，连服半年以上。追访3年，诸症均平，未再咳血。

本方加生地黄15～20g、生石膏（先煎）30～40g、牛膝10g、小蓟20g、生白茅根30g、生侧柏15g、黄芩炭10g（或焦栀子6g），可用于西医诊断的血液病、血友病、肝脏病、脾功能亢进等病，表现为阴虚火旺证而鼻衄、吐血、牙出血不止者。上方去牛膝、侧柏、黄芩炭，加桑寄生30g、川断炭15～30g、阿胶珠10g、仙鹤草30g、茯苓15～20g、泽泻20g、炒白术9g，可用于阴虚火旺、血热妄行而致的子宫出血、尿血、血淋等。

如盗汗明显者，可酌加生牡蛎（先煎）20～30g、浮小麦30g、五味子6～9g、糯稻根10～20g等；兼有梦遗泄精、失眠健忘者，可酌加茯苓10～15g、远志10g、莲须3～5g、金樱子10g、珍珠母（先下）30g、炒枣仁（先下）10～20g、煅龙骨（先下）15g等。

六味地黄丸亦能补肾阴，但其药力较本方缓慢，并且没有本方滋降之力。所以，由于肝肾阴虚而出现虚火亢旺之证时，选用本方比六味地黄效力卓著。

健步壮骨丸亦治肝肾阴亏，但主用于腰膝无力、筋骨痿软、步履不便之症；本方滋降力强，主用于虚火上炎而致的耳鸣耳聋、咳血、衄血、盗汗、午后潮热等症。

河车大造丸（紫河车、熟地黄、龟甲易龟板、黄柏、杜仲、人参、天冬、麦冬、牛膝、砂仁、茯苓）虽然亦能滋阴降火，但偏于益精血、补肺肾，适用于虚损劳嗽、潮热口渴、咽燥声嗄、精神疲倦、气力不佳之证；本丸则主用于肾阴亏耗或肝肾阴虚而阴虚火旺之证。

凡食欲不振、饮食少进、大便溏泄、舌苔白厚者，为脾胃虚弱，不宜用此方。

27. 益气聪明汤

（《东垣试效方》）

提要

比较益气聪明汤、
耳聋左慈丸

黄芪15g　人参15g　葛根9g　蔓荆子9g　白芍6g　黄柏6g　升麻4.5g　炙甘草3g　共为粗末，每用10～12g，水二盏煎至一盏，临卧服一次，半夜再服一次。

五脏、六腑皆禀气于脾胃，十二经脉的清阳之气，皆上达于头面而走空窍。如因饮食劳役，损伤脾胃，后天不足，冲和之气不能上升，邪害空窍而出现目昏，或生内障、耳鸣耳聋等症，可用本方治疗。本方以参、芪甘温而补脾胃；甘草甘缓以和脾胃；葛根、升麻、蔓荆子轻扬升发，能入阳明，鼓舞胃气，上达头目。中气足，清阳升，则九窍通利，耳聪目明。目为肝窍，耳为肾窍，故又以白芍敛阴、和血、柔肝，黄柏补肾生水，清热、坚肾，此二药平肝补肾。诸药共达益气升阳、聪耳明目之效。

耳聋左慈丸（熟地黄、牡丹皮、茯苓、泽泻、煅磁石、柴胡、山萸肉、山药）亦治耳鸣、耳聋、目眩等症，但主用于肾虚火升之证；本方则主用于中气不足，清阳不升之证。二方同治耳目之疾，但一治肾虚，一治中虚，一治虚火上升，一治清阳不升。由此足见辨证论治的重要，初学者不可不慎。

北京市中成药中，还有“通窍耳聋丸”，为当归龙荟丸稍事加减而成，主治肝经热盛而致的耳鸣耳聋、耳底肿痛、大便燥结等症。

本方中的黄柏一味为清热之品，要注意加减。如有热证烦乱，或适逢春季，则可以稍加重；热证盛，或时值夏天，则可加倍用之；药后热证减轻时，亦可渐减其用量；如有脾虚证者，则去之不用。

本方由补中益气汤加减而成，为补中气、升清阳之剂。故肝火上亢、肾阴虚、相火妄动而致的耳目失聪者，忌用本方。

28. 秦艽扶羸汤

（《仁斋直指》）

◈ 提要

秦艽扶羸汤
秦艽鳖甲散
黄芪鳖甲散
比较秦艽扶羸汤、
秦艽鳖甲散、
黄芪鳖甲散
比较秦艽扶羸汤、
青蒿鳖甲汤

柴胡6g 秦艽5g 人参4.5g 当归4.5g 炙鳖甲（先下）5g 地骨皮5g 炙甘草3g 紫菀3g 半夏3g 生姜2片 大枣3枚 水煎服。

本方主治骨蒸痨嗽，声嗄不能出，肺痿，体虚自汗，或寒或热，四肢倦怠等病证。

骨蒸指病人自觉骨内蒸蒸而热，下午及前半夜最重，是阴虚内热之候。阴虚火旺，上乘于肺则咳嗽，咳久伤肺而渐成痨嗽。肺有痰郁实邪则金实而不鸣，故声嗄不能出（声嘶而哑者是肺已损，为难治）。肺痿有因燥热伤肺而成者，有因肺气虚寒而成者，本方适用于前者。阴血不足，心脾受累，而卫气不充，故体虚自汗，肢体倦怠，阴阳不和故或寒或热。总之，本方虽然亦治气血不足之证，但主要以治阴虚内热证为主。

方中以柴胡配秦艽解肌热而退潮热骨蒸；鳖甲配地骨皮滋阴凉血而治骨蒸汗出（秦艽退潮热骨蒸，地骨皮退有汗骨蒸）；参、草补气，当归和血；紫菀润肺除痰而止嗽；半夏化痰降气，协同清润之品使肺清而声音自开。诸药相合，滋阴清热，表里兼顾，气血双调，故曰“扶羸”。

本方的药量是按原方药量折算的。我临床应用时，常将原方用量适当加大。例如秦艽可用9～12g，炙鳖甲可用15～20g，柴胡可用9～12g，其余药味均可适当加大3～6g，但人参不必加重。仅供参考。

我曾以本方去人参、半夏、姜、枣，加重紫菀，另加沙参、川贝母、百部、杏仁、麦冬、枇杷叶，治疗活动期肺结核出现下午颧红潮热、咳嗽少痰、骨蒸盗汗、身体消瘦、夜间口渴、舌红少苔、脉象细数等阴虚劳热之证者，配以口服抗痨西药，常收满意效果。

以本方合大补阴丸，改柴胡为银柴胡随证加减，再配用四乌鲗骨一芦茹丸及大黄䗪虫丸，可用于治疗青年女子月经闭止1年以上，而出现骨蒸潮热、盗汗湿发、干咳少痰、颧红面黄、身体消瘦、双肩上耸、走路无力、舌质红、脉细数等症，俗称干血痨者。请参阅“大补阴丸”中治疗经验。

我常以本方加青蒿10～15g、白薇10g、牡丹皮9g、香附9g、生白芍10g、生地黄15g，用于治疗西医查不出原因的“低热症状群”（本病以青年女子较为多见，男子虽有但较少，俗称“低烧”），常可取得良效。

本方去人参、半夏、紫菀、甘草，加知母、青蒿、乌梅，为**秦艽鳖甲散**，主治“风劳骨蒸，午后壮热，咳嗽肌瘦、颊赤盗汗、脉来细数”，也是临床上常用的滋阴清热，治疗虚热劳伤的方剂。

本方去当归，加黄芪、茯苓、生地黄、白芍、天冬、知母、桑白皮、桔梗、肉桂，名**黄芪鳖甲散**，主治“男女虚劳客热，五心烦热，四肢怠惰，咳嗽咽干，自汗食少，或日晡发热”。

本方与秦艽鳖甲散、黄芪鳖甲散三方均能滋阴清热，治骨蒸劳热。但本方以滋阴血、退骨蒸、清肺金、出声音为主，“表里交治，气血兼调，为扶羸良剂”；秦艽鳖甲散则以驱逐深入骨间之风热、滋阴敛阴为主，治午后壮热、颧红盗汗、肌肉消瘦很快为其特点；黄芪鳖甲散则能滋肾水，泻肺肝之火以养阴，兼寓有引火归原之意，善治肝肾阴虚，相火上炎所致的五心烦热、咳嗽咽干、自汗食少、日晡发热诸疾，滋阴清热之中兼能益气固卫。这些药方对于治疗慢性消耗性疾病以及一时查不到原因而每日低热的疾病，确有扶正祛邪、改善症状、促进痊愈之功效。

《温病条辨》有青蒿鳖甲汤（青蒿6g，鳖甲15g，生地黄12g，知母6g，牡丹皮9g），药味简练，配伍精当，也有滋阴清热的作用，但主要用于治疗高热病后期，阴液已伤，余邪未尽，深伏阴血之分，而症见朝凉暮热或低热不退、口干食少、脉象细数者。也可用此方随证加减治疗西医查不明原因的“低烧”症，运用得法也有效果。

没有阴虚证者，禁用本方。

29. 百合固金汤

（《医方集解》）

提要

比较百合固金汤、
补肺汤、
补肺阿胶散、
紫菀汤

熟地黄 9g　生地黄 6g　麦冬 4.5g　百合 3g　炒白芍 3g　当归 3g　贝母 3g　生甘草 3g　玄参 2.5g　桔梗 2.5g　水二盅，煎八分，食远服。

本方主用于肺为虚火所伤而致的咽痛、喘咳、痰中带血、手足心热、下午烦躁、咽干口渴、舌红苔少、脉细数或脉虚大、尺脉弱小诸症。肺为水之上源，肺伤则不能滋化肾水，肾中虚火上炎，肾脉夹咽，故咽痛；火上熏肺，故喘咳；火郁生痰，火动血络，故吐痰血。方中用生熟地黄益肾滋水，退烦热为主药；百合保肺安神，麦冬润肺清热，为辅药；玄参滋阴降火利咽喉，贝母散肺中郁火而除痰，归、芍养血以防肝火之动，为佐药；桔梗载药入肺而清金，为使药。本方虽以地黄为主药，但其治疗目的不在于补肾，而在于清金保肺，百合、麦冬为有力之辅药，故名以百合固金汤，其制方之义，可了然明白。目前临床上常常把百合的用量加为 6～9g。

我在临床上运用此方时，常根据症状的不同进行加减增损。例如：咽喉干燥疼痛明显者，生地黄加至 10～15g，玄参加至 9～12g，另加青果 6～9g；喘咳明显者，百合加至 9g，另加蜜炙紫菀 12～15g、炒苏子 9g、蜜炙枇杷叶 15g、蛤蚧尾粉 1.2g（装胶囊分 2 次随汤药冲服）；痰黄而多者，加瓜蒌 20～30g、天竺黄 9g、金沸草 9g，贝母改为 9g；咳血明显者，生地黄加至 15～20g（或更多些），百合加至 9～12g，玄参加至 15g，另加生藕节 30g、白及 9g、焦栀子 6g、炒苏子 9g、三七粉 1.5g（分 2 次随汤药冲服）。我曾用此方治疗支气管扩张症患者的大咳血，血止后，再服 10 余剂巩固疗效，然后去栀子、藕节，另加生白术、茯苓、半夏等健脾、利湿、化痰之品，以杜生痰之源，每收理想效果。

近些年来，有人报道用此方治疗矽肺取得了一定疗效。我用此方治疗矽肺时，常用于二、三期矽肺，有咽干口渴、咳喘、痰中带血者，并加炒苏子 9g、白及 10g、茜草炭 12g、海金沙 10g、菖蒲 9g、天花粉 10g、鸡内金 9g，对平喘止咳、化痰止血、恢复体力有较好的效果。总之，治疗矽肺病也要辨证论治，不可死板地固定一方不变，要随证候的变化而加减变化方药。

百合固金汤与补肺汤（蜜炙桑白皮 6g，熟地黄 6g，人参 3g，蜜炙黄芪 3g，五味子 3g，紫菀 3g）、补肺阿胶散、紫菀汤俱治肺虚咳嗽。但前方治肺被虚火所伤而咳嗽咽痛等，偏治肺阴虚不能生水，肾火上炎之证；补肺汤则偏治肺气虚，子病累母，脾气亦虚证，肾为气之根，故方中以熟地黄滋肾，以五味子收肺肾之气，但总以温补肺气为主，金旺水生，咳嗽自止，但要注意肺中有实火者忌用此方，补肺阿胶散（阿胶、马兜铃、炙甘草、牛蒡子、杏仁、糯米）偏治肺中津液不足，口干气哽，咳嗽少痰之证；紫菀汤（紫菀 3g、阿胶 3g、知母 3g、贝母 3g、桔梗 1.5g、人参 1.0g 或党参 1.5g、茯苓 1.5g、甘草 1.5g、五味子 12 枚）偏治肺伤气损、气阴两虚、劳热久嗽、痰中带血之疾。

我曾用此方减熟地黄、当归，加生石膏（先下）30g、知母 9g、瓜蒌 30g、苏子 9g、沙参 9g，用于治疗肺阴虚咳嗽、口渴痰黄、痰中带血、面晦消瘦（胸部 X 光拍片右肺有阴影，诊断为肺癌）的患者，服药 30 余剂后，诸症消失（肺中阴影亦消失）。介绍于此，仅供参考。

肺气虚咳嗽、痰白、畏冷、气短声低者，忌用本方。

30. 玉 屏 风 散

（《丹溪心法》）

提要

玉屏风散

黄芪汤

黄芪 30g　防风 30g　炒白术 60g　共为粗末，每服 9g，加生姜 3 片，水煎服，每日 2 次。现代常将此作为汤剂服用，药量酌减。

本方的用量，各书不尽相同。例如《世医得效方》为黄芪 180g、白术 120g、防风 60g，《医宗金鉴》为三药等分，本方是采用《成方切用》引《景岳全书·古方八阵》方的用量，与《丹溪心法》方相同，惟黄芪为炙者。今仍从丹溪原方，其它用量可供参考。

本方主用于气虚、卫表不固，自汗不止，容易感冒风寒之证。

表虚，卫外之气不固，津液外泄，故自汗不止；阳气不能卫外，故易患感冒。本方以黄芪补气，实卫固表，为主药；白术健脾补气而壮肌腠，以助黄芪益气固肌表之力作为辅药；防风本为风药，善走全身皮表，黄芪得防风而固表之功更为增强，且疏而不留邪，防风得黄芪可祛全身之风邪而不伤正，故用为使药。三药相合，有黄芪固表而外有所卫；有白术固里而内有所据；防风遍行周身既驱已有之风邪，又防再来之风邪。表里皆固，风邪不得入侵，使人体如得屏风之围护，故以“玉屏风”名之。

我曾用此方加味，治愈一女青年经常得感冒病，每一发病即鼻塞，全身起小粒状浅红色痒疹，影响睡眠及学习，每月可发生2～3次。经多方治疗，数年未愈。我用：生黄芪9g，白术5g，防风6g，连翘10g，忍冬藤20g，苍耳子9g，白鲜皮20g，红花6g，苦参12g，丹参12g，桑枝30g，水煎服。共进6剂，症状消失。嘱上方隔日一剂，再服6剂，然后改为隔2～3日服一剂，再服7剂。半年后追访，未再发生过感冒病。

我还曾用此方合桂枝加附子汤随证加减治疗几例久治难愈的自汗症。兼盗汗者，加生龙牡各（先煎）20～30g、地骨皮9g、炙鳖甲（先煎）15g；兼心悸气短者加生龙齿（先煎）15g、珍珠母30g（先煎）、浮小麦30g、茯苓15g，都收到了良好效果。

对过敏性鼻炎患者，如属卫气虚、表不固，风邪乘之而频发频止者，我常用本方加白芷9g、细辛3g、辛夷9g、苍耳子9g、荆芥穗9g，再随证加1～2味药，常收满意效果。

对卫气不固容易患感冒的人，我常用本方为细末，每次用3～5g，煎水去滓，饭后服，每日3次。要注意用量不可过大，轻量常服，效果反而明显。用开水沏泡后服用亦可。以上个人用法，谨供参考。

本方3味药，用相同的量，水煎服，名**黄芪汤**，洁古老人用此以代桂枝汤，治疗春夏发热有汗，恶风寒，脉微弱之证。如恶风重者，可加桂枝。

本方既可对卫气虚、表不固而易患感冒之人，作为预防之用，又可治疗气虚表疏、患感冒、自汗而表证不解又不可用疏散发表之剂的患者。

注意对卫气不虚，表有实邪的感冒，不可使用。

31. 石斛夜光丸

（《苏沈良方》）

◇ 提要

比较石斛夜光丸、
磁朱丸

石斛 15～21g　天冬 60g　菟丝子 23g　人参 60g　茯苓 60g　菊花 23g　山药 23g　麦冬 30g　熟地黄 30g　肉苁蓉 15g　青葙子 15g　生地黄 30g　枸杞子 23g　羚羊角 15g　草决明 23g　杏仁 23g　五味子 15g　白蒺藜 15g　川芎 15g　炙甘草 15g　黄连 15g　防风 15g　枳壳 15g　乌犀角 15g（现应取消此品）　牛膝 23g　共研细末，炼蜜为丸，每丸重 6g，每日 2 次，每次 1 丸，温开水或淡盐汤送下。

此丸主治肝肾两虚，虚火上犯，而致目光不敛，瞳孔渐散，视物昏花，瞳孔淡白或淡绿，昏如雾状或黑花，或视一为二（复视）等内障诸症。

肝开窍于目，肾主瞳仁，肝肾不足阳衰阴弱，不能升精于目，故致上述诸证。方中以二冬、二地、菟丝子、枸杞子、肉苁蓉、五味子、牛膝等补肾滋阴之品以补肾肝之精血；又以人参、炙甘草、茯苓、山药等甘温益气之品以培补脾胃之健运；佐以蒺藜、菊花、川芎、枳壳、防风以行气疏肝，青葙子、草决明以散风明目，黄连、羚羊角等以清热泻火；又藉石斛之妙合脾肾，清而行之，使脏腑合德，升精归明，专精于养目复明。又取补上治上制以缓，利以久不利以速的精神，故配成蜜丸，缓缓取效。

本丸主治内眼疾病而致的视力障碍。我曾用此丸配以应证汤药，治疗视神经萎缩、视网膜出血、青光眼等。配以应证汤药合本丸再加磁朱丸，治疗白内障（早期），对恢复视力有一定功效，但须较长时间服用。

磁朱丸（磁石、朱砂、神曲）亦治内障目昏视力减退之证，但偏用于心肾不足，肝火上攻所致之目疾。本丸则偏于治疗脾肾不足，肝经虚火上犯所致之目疾。

肝经实火上攻头目而致的目赤红肿、云翳外障等症者，忌用本丸。

32. 还　少　丹

（《杨氏家藏方》）

提要

还少丹

打老儿丸

滋阴大补丸

熟地黄 15g　山药 45g　牛膝（酒浸）45g　枸杞子（酒浸）45g　山萸肉　茯苓　杜仲（姜汁炒）远志　五味子　楮实（酒蒸）　小茴香（炒）巴戟天（酒浸）　肉苁蓉（酒浸）各 30g　石菖蒲 15g　枸杞子 15g　共为细末，炼蜜加枣肉为丸，每丸重 9g，每日 2 次，每次 1 丸，温开水或淡盐汤送下，会饮酒者亦可用温黄酒送服。

此丸主治肾、脾、心三脏虚损，精血不足，神志俱耗，体倦腰酸，羸弱乏力，不思饮食，发热盗汗，遗精白浊，牙齿浮痛，未老先衰等证。

肾为先天之本，脾为后天之本，心主神明为人身之主宰，先后二天皆固，神旺精足，则老可还少。两肾中间命门之火为先天真阳，此火衰微则无以熏蒸脾胃，脾运不健，饮食减少，而精气日衰。方中以肉苁蓉、巴戟天入肾经血分，小茴香入肾经气分，共补命火，火旺则强；以熟地黄、枸杞子补肾水以济火，使命火不亢不害；杜仲、牛膝补肾以壮腰膝；茯苓、山药渗湿补中以助脾；山萸肉、五味子补肺肾而固精；远志、菖蒲通心气而交通心肾；大枣补气益血，润肺强脾；楮实助阳补虚，充肌壮骨，水火平调，脾肾交补，兼能益心。久服身体健壮，精血充足，自然返老还少。本方去茯苓，加茯神、川续断，名**打老儿丸**，意思是说其母服此丸年过百岁，还因其老儿子不愿服本药而打之令服。

我曾用本方适当减量作为汤剂随证加减，治疗慢性脊髓炎、脊髓痨、脊髓侧索硬化症等病表现为肾脾两虚证者，有较好效果。一般常加用附片、肉桂、狗脊、鹿角镑、淫羊藿等，去五味子、楮实、小茴香。尿失禁者，不去五味子，另加覆盆子、桑螵蛸、乌药等。

遗精阳痿之疾，属于脾肾两虚或心肾不交者，我常投以此丸兼服知柏地黄汤加远志，或兼服金锁固精汤；兼有肝经湿热而遗精者，可用龙胆泻肝汤随证加减，同时服用此丸，往往取得满意的疗效。

此丸为养生强壮之剂，须缓缓常服。如有烦热，可加栀子仁 30g；如膝软、腰腿无力，加续断 30g；如滑精，可去牛膝，加川续断 60g。朱丹溪用此方去楮实，名**滋阴大补丸**。“阴”指肾而言，因为肾为阴脏。

第3讲 发散、和解、表里同治的方剂

“发散剂”又名“表散剂”、“解表剂”，指具有发汗、疏散、解表功效，能治疗表证的方剂。但解表又分辛温解表、辛凉解表、益气解表、滋阴解表、化湿解表等不同，所以使用表散剂要随时注意温、凉、辛、燥和配伍宜忌等不同，不可胶柱鼓瑟。

对半表半里之证，应采用和解之剂。但病兼虚者，补而和之；兼滞者，行而和之；兼寒者，温而和之；兼热者，凉而和之。可见和之意义很广，应细细体会。

表证宜发汗疏散，里证宜清热攻下或温补阴阳。对于表证未除，里证又急，表里同病者，则应选用表里同治之剂。仲景有葛根芩连汤、大柴胡汤诸法，后人师其意，又创有防风通圣散、五积散等方。学者应引而申之，比例善用，因类而广之，不可刻舟求剑。

1. 麻 黄 汤

（《伤寒论》）

提要

麻黄汤
麻杏甘石汤
麻黄附子细辛甘草汤
三拗汤
麻杏二三汤
比较麻黄汤、桂枝汤
比较麻黄汤、九味羌活汤、人参败毒散

麻黄（去节）6～9g　桂枝5～6g　杏仁（去皮尖）5～9g　炙甘草3g　上药麻黄另包，用水600ml，先煮麻黄，煎至400ml时，再加其它三药共煎，取药汁150ml为第一煎；然后再加水250ml如上法煎取药汁150ml为第二煎。将两次煎取的药汁混合，共300ml，分两次服，每次服150ml。服药后卧床盖被以温暖取微汗。服一次即出汗者，可停服第二次药。如服第一次药后，未出微汗，约过4～5小时可继服第二次药。第二次药服后，如仍未出微汗，可再煎一剂药（煎服法同前）继服。以取微汗为度。有的人服4～5次后才取效。

附注：①文中所说的水量及煎取药汁量均为大概而言，或稍多些，或略少些，需看具体情况而定（如火的大小、容器、气候、量器等等），不可机械死板。凡煎汤药，方法基本如此，即分为第一煎、第二煎，然后，把两煎药混合，再分两次服。

②本方的煎法详细写出，可供各地参考。以后各方剂中则简称第1煎取汁若干，第2煎取汁若干，不再详述，以免重复。

本方为辛温解表的代表方剂，有辛温发汗，驱散在表的风寒之邪从汗而解的作用，主治伤寒太阳表实证，证见恶寒发热，头项强痛，身痛，骨节疼痛，胸满而喘，畏冷无汗，口不渴，其脉浮紧或浮而略弦。

风寒之邪伤人皮表，使人产生脉浮紧、无汗、头痛、身痛、恶寒发热诸症状者，为太阳表实证。凡遇表实证，应用辛温发汗法来解表散寒。本方以麻黄辛温升散为主药；辅以桂枝辛温助阳，能助麻黄之升宣，味甘固表，节制麻黄之太散。其证属实，故必以麻黄为主药而不可颠倒。更佐用杏仁之苦温而降，既温助麻黄逐邪于玄府（指皮毛窍孔而言），又肃降逆气于肺胃；更使以甘草之甘平，佐桂枝以和内而拒外。饮入于胃，脾气散精，上归于肺，输精于皮毛，毛脉合精，溱溱汗出，使在表之邪随汗尽去而不留，头痛、寒热、气喘、身痛等症自然得解。此方为张仲景辛温发汗的代表方，示后人以辛温解表的组方方法。历代医家在此方的启发下，根据具体情况又创造出不少辛温解表的有效方剂。

本方去桂枝加生石膏，为**麻杏甘石汤**，用于治疗肺有郁热，表有风寒，发热而喘，身热无汗之证。

本方去桂枝、杏仁，加附子、细辛，为**麻黄附子细辛甘草汤**，用于治疗伤寒少阴病，恶寒无汗，少精神，脉微细之证。

本方去桂枝，名**三拗汤**，用于治疗外感风寒而头痛、身热、咳喘之症。

我常用此方去桂枝，加苏子10g、炒莱菔子10g、炒白芥子6g、半夏10g、橘红12g、茯苓12～15g，我名之为**麻杏二三汤**，用于治痰湿盛、白痰多、气逆脉滑的胸闷气喘，每多取效。咳多者可酌加紫菀、枇杷叶各12～15g。

桂枝汤与本方均为服后取出微汗，但二者主治截然不同。

桂枝汤主治头痛、恶寒发热、身有汗、脉象浮而缓的风寒表虚证；而麻黄汤主治风寒表实证。一虚一实，不可混淆。服桂枝汤约半小时后，须喝热稀粥一小碗，以助药力而使溱溱汗出。服麻黄汤后，则须多盖些衣被，“温覆”取汗，不必喝稀粥。桂枝汤中须有生姜、大枣辛甘相助，麻黄汤则不用姜、枣，免妨麻杏之力（生姜偏于横散达肌表，反碍麻黄之迅速升散全身；大枣味甘易泥膈，妨碍杏仁之肃降而不利于喘）。

九味羌活汤、人参败毒散均为辛温解表，治疗感冒风寒，有发散功效的通用方剂，但前一方中加有生地黄、黄芩，后一方中加有人参、柴胡，用于我国东南方气候温和多湿之域身体素质较虚之人，可代替麻黄汤，服之既能扶正托里，防热化湿，使发散之中不致伤正，与麻黄汤之纯为发散风寒，只能用于伤寒表实证者不同。故前二方老人、小儿皆可服用，麻黄汤则适用于西北方气候寒冷，伤寒较重，身体壮实之成人。

注意：服麻黄汤后，必须多盖些衣被而取微汗。仲景称此为“温覆”取汗法。取汗后，如汗出、发热仍不退者，则不可再用麻黄汤，可改服桂枝汤。

一般说太阳表实证脉象为浮紧，但也有的由于高烧无汗而脉象呈现浮而较数者。对于脉象浮而兼数的太阳表实证患者，须注意仔细进行审辨，当患者确有明显的恶寒、无汗、体痛，没有口渴症状时，才可使用。如果脉浮数而口渴，并且恶寒不甚者，则不可用麻黄汤，应按“温病”进行辨证论治。正如《伤寒论》所说：“太阳病，发热而渴者，为温病。”

以本方随证加减可用于感冒、流行性感冒或“发热待查”，辨证属于太阳表实证者。主要症状特点是身热、怕冷、无汗。

我曾用麻杏二三汤治疗慢性支气管炎之痰多气逆、舌苔白腻、脉滑者。再加诃子 5g、茶叶 6～9g，可用于治疗支气管哮喘发作期及哮喘性支气管炎之舌苔不黄、不口渴、大便不干者。

本方禁用于风热表证患者。

2. 桂 枝 汤

(《伤寒论》)

提要

桂枝汤

桂枝加桂汤

桂枝加附子汤

桂枝加龙骨牡蛎汤

桂枝 9g 白芍 9g 炙甘草 6g 生姜 9g 大枣 4 枚

以上五味，用水约 500ml 煎取 200ml，第二煎用水 350ml 煎取 200ml，两次共煎取药汁约 400ml，分为两次温服。服药后约半小时，喝热稀粥一小碗，盖被令全身微汗出。如服药后过 3～4 个小时，仍无汗出，再服药如前。如仍不出微汗，则再煎一剂，缩短服药的间隔时间，药服法如前，直至出微汗而病解。如服一次即微汗出而病解，则停服后面的药。注意，出汗时不可令大汗出如水洗，如此则病必不除。一定要令全身絷絷微汗出，病方能解。这是使用桂枝汤需要注意的事情。

本方主要用于外感风寒表虚证，证见头痛发热，自汗出，恶风寒，鼻鸣干呕，舌苔薄白，脉浮兼缓和之象。

外感风寒表虚证，是因风寒之邪从皮表侵入人体，由于营卫不和，阳不能卫外，营不能内守，故自汗出而病不解。外邪搏于肌表而致头痛、发热、脉浮。肺主一身之表，肌表受邪，肺气不宣故鼻鸣。胃气不和故干呕。用此方解肌、疏风、调和营卫，其汗自止，诸症自愈。

本方用桂枝辛温可入透营分，和营散邪为主药；辅以白芍护营固里。二药同用，一散一收，营和则邪外出，邪出则卫自密，营卫调和，则汗自止。佐以生姜辛散以助桂枝达邪外出，大枣味甘以助白芍和营养阴；使以甘草甘缓调和百药，使诸药共达解肌发表、调和营卫之效。

本方加重桂枝为15g，名**桂枝加桂汤**，治奔豚气从小腹上冲至心下疼痛堵闷，发作欲死。一方为本方加紫肉桂3～5g，亦名桂枝加桂汤，治症相同。我常用此方（桂枝汤加紫肉桂）随证加减，治疗奔豚气病，效果甚佳。例如一男性患者，右胁隐痛，胃脘部发堵，食欲不振，自觉有气从小腹上冲至胃脘部而致胃脘疼痛，胸胁憋闷气短，十分痛苦，曾在北京某大医院诊治二年多，未能确诊，亦未治愈。痛剧时曾注射哌替啶（度冷丁），不见效果。我拟方：桂枝10g，白芍10g，炙甘草5g，生姜5g，大枣4枚，紫肉桂4.5g，柴胡10g，皂角刺6g，白蒺藜12g，红花10g，半夏10g，水煎服。服后小腹部之气不再上冲，经服药30多剂而诸症痊愈。

在本方中加附子6～10g，名**桂枝加附子汤**，原用以治疗太阳病发汗，遂漏汗不止，其人恶风，小便难，四肢微急，难以屈伸者。我常以此方随证加减，用于治疗卫阳不固漏汗不止之证，每获良效。例如1973年治一女患者，无论春夏秋冬，每日皆全身汗出，内衣须每日更换，虽夏日暑天亦不敢穿单衣，并须戴帽子，虽处密室亦觉有风吹入体内，而感觉不适。食纳尚可，小便少。月经正常。舌苔薄白，脉象濡软。西医院有的诊断为植物神经功能紊乱，有的诊断为神经官能症，治疗均无效果。我用桂枝加附子汤加减如下：桂枝10g，白芍12g，生甘草5g，大枣4枚，制附子9g，浮小麦30g，煅龙、牡各20g，山萸肉12g，水煎服。共进20余剂而痊愈。

本方加煅龙骨、煅牡蛎各30g，名**桂枝加龙骨牡蛎汤**，此为《金匮要略》治疗男子失精、女子梦交的方剂。我常用此方随证加减，治疗遗精、阳痿，每收良效。例如一男子，患腰酸腿软，遗精每周二三次，阳痿早泄，自汗盗汗，精神倦怠，已经一年多，久治未愈。观其面色晦黯，察其舌尖微红，苔薄白，脉象沉细尺弱。处方如下：生、熟地黄各12g，山萸肉10g，茯苓15g，泽泻10g，牡丹皮10g，桂枝10g，白芍12g，生姜3片，大枣4枚，甘草5g，五味子10g，制附片5g，生龙、牡（先下）各30g，远志10g。水煎服，共进月余，诸症痊愈。

注意，风寒感冒属恶寒、身热、无汗、表实证者，忌用本方。

3. 葛　根　汤

（《伤寒论》）

提要

葛根汤

桂枝加葛根汤

葛根加半夏汤

葛根解肌汤

葛根12g　麻黄9g　生姜9g　桂枝6g　白芍6g　炙甘草6g　大枣4枚　水煎温服，覆被取微似汗出。

本方主用于治疗伤寒太阳病，项背强几几，无汗恶风者；或太阳与阳明合病，必自下利或兼发呕者。凡外感风寒表证，头项强痛波及项背亦僵怡酸楚，脉浮无汗，恶风，下利或呕者，均可服用。

本方实为桂枝汤加麻黄、葛根。加麻黄配桂枝而发太阳经之汗，以散风寒而解表，君葛根于桂枝汤中，而解阳明经肌表之邪，以除项背强几几。因太阳已与阳明（项背强几几、下利、呕均已属阳明）合病，知风寒之邪较重，用药亦不能只治太阳，而着眼在阳明，以防邪气内侵，故本方以葛根为主药。前人有“轻可去实，麻黄、葛根之属是也”的记载。本证为表实证，故加葛、麻二药于桂枝汤中以去其实，名曰葛根汤而不叫桂枝加麻黄、葛根汤，其方义自明。

本方去麻黄，名**桂枝加葛根汤**，主治太阳病，项背强几几，反汗出恶风者。

本方去麻黄加半夏，名**葛根加半夏汤**，主治太阳阳明合病，不下利，但呕者。

本方加黄芩，名**葛根解肌汤**，主治发热恶寒，头痛项强。伤寒、温病皆可使用之。如口渴、脉数者，可去桂枝，加薄荷、金银花、生石膏。

我常用此方加减，治疗颈椎病、肩周炎表现为后头隐痛、项背牵强、肩臂疼痛酸麻等症者。组方如下：葛根15g，桂枝12g，麻黄5g，片姜黄10g，赤芍12g，生姜2片，羌活10g，红花10g，茯苓15g，附子6g，炙甘草5g。水煎服。请试用。

对于急性肠炎以及细菌性痢疾初起时出现发热、头痛、恶寒、下利或兼里急后重、脉浮数而紧诸症者，我常用本方加重葛根、白芍为各15g，加木香9g、黄芩6g、黄连6g。

以上两方为我临床常用的方剂，确有佳效，请参考试用。

4. 人参败毒散

(《太平惠民和剂局方》)

提要

人参败毒散
仓廪散
硝黄败毒散
连翘败毒散
荆防败毒散
比较人参败毒散、葛根芩连汤
比较人参败毒散、九味羌活汤

人参 6g（或党参 9～12g） 枳壳 6g 桔梗 6g 柴胡 6g 前胡 6g 羌活 6g 独活 6g 川芎 6g 茯苓 6g 甘草 6g 上药共为粗末，每服 6g，用生姜 2 片、薄荷少许，用水一盏煎至七分碗，去滓，不拘时候服之。近代多作为汤剂煎服。

本方为益气解表、散风祛湿、辛温发汗之剂，适用于正气不足之人，外感风寒湿邪，症见头痛项强，憎寒壮热，肢体酸痛，鼻塞声重，胸膈痞闷，咳嗽痰多，舌苔白腻，脉浮无力者。

方中以羌活入太阳经疏风胜湿，独活入少阴经搜风祛湿，二药合用，不但疏风散寒，兼能祛湿除痛，是本方的主药。合柴胡散热升清；更合川芎行血疏肝；前胡、枳壳理气化痰；桔梗、茯苓宣肺利湿；人参、甘草益气扶正以祛邪。诸药合用，既能表散风寒，化湿除热，又能疏导经脉，行血化滞，故方名曰败毒散。古人还用其治疗时气疫疠，山岚瘴气，疟疾寒热，眼赤口疮，湿毒流注，喉痹毒痢，诸疮斑疹。可随证稍作加减。

本方加陈廪米，名**仓廪散**，用于治疗噤口痢，效果甚佳。喻嘉言治痢，甚推崇此方，并指出若痢疾因未及时发表，外邪入里，而致下痢不止，虽病日已多，仍须用人参败毒散，引其邪而出之于外，则死症可活，危症可安，特名之曰“逆流挽舟”法。我用本方治痢时常加黄芩 9g、黄连 9g、木香 6g，屡效。

痢疾初起时，正气虚而表里俱寒者，适用人参败毒散。痢疾初起，正气不虚，表里俱热者，宜用葛根芩连汤。

注意，使用本方时，人参（或用党参）的用量可因人、因病、因时、因地酌情加减，但不能完全去掉，若去掉人参，则失去应有的效果。

本方加大黄、芒硝，名**硝黄败毒散**，可治热毒壅积，口舌生疮，大便秘结，牙痛龈肿，痈毒热疮。

本方去人参，加连翘、金银花，名**连翘败毒散**，治疮毒焮痛不消。

本方去人参、生姜、薄荷，加荆芥、防风，名**荆防败毒散**，功能发汗解表，散风化湿，治外感风寒湿邪，表证咳嗽，以及肠风内热，大便带鲜血，兼有风寒湿邪表证者。我曾用此方去川芎，加麻黄 5～7g、紫菀 12～15g、苏子 10g，治疗老人感冒风寒湿邪而咳嗽、气喘、痰多之证。

本方与九味羌活汤（羌活、白芷、苍术、细辛、川芎、黄芩、生地黄、防风、甘草）均可治疗外感风寒湿邪。本方适用于外感风寒湿邪而寒湿重者；九味羌活汤则适用于外感风寒湿邪而兼有里热者。本方还有败毒作用，可用于时疫、疮疡、痢疾，并有“逆流挽舟”之效；九味羌活汤则以辛温解表为主兼清里热。

无表证，里急后重，下利不爽，或大便带脓血，血多脓少，此乃邪已入里化热，则不宜再用本方。

5. 桑 菊 饮

（《温病条辨》）

提要

桑菊饮

比较桑菊饮、银翘散

桑叶 7.5g　菊花 3g　杏仁 6g　连翘 5g　薄荷（后下）2.5g　桔梗 6g　甘草 2.5g　芦根 6g　每剂用水两杯，煎取一杯，每日可服二三剂。

本方主用于风温初起，咳嗽，身不甚热，口微渴，咽干或咽痛，舌苔薄白或微黄，脉象浮数。西医学的上呼吸道感染、流行性感冒、急性支气管炎、急性扁桃体炎、急性咽峡炎等出现风温风热证者均可使用。

本方为辛凉解表剂中的轻剂，根据前人“轻可去实”、“治上焦如羽，非轻不举”的理论，本方主治风温犯肺，邪在卫分。正如叶天士所说：“温邪上受，首先犯肺”，“在卫汗之可也”。此方以桑叶、菊花辛凉轻清，疏散肺经风热，是为主药；薄荷辛凉宣散，可助桑、菊疏解上焦风温热邪，桔梗宣肺，杏仁肃降，三药共为辅药；连翘辛寒味苦但质轻，能入心、肺散热透表，芦根甘寒，清肺热生津液，共为佐药；甘草味甘，调和百药，有“国老”之称，合桔梗能利咽喉，为使药。

本方与银翘散相比较，本方长于疏风散热而治咳，银翘散长于辛凉透表，清热解毒。

本方加瓜蒌、知母、浙贝母，可治疗风温咳嗽，痰多色黄，咯吐不利。如果温邪化热，而见咳嗽、痰黄而黏稠难出、咽干口渴、舌苔黄、脉浮数有力等症者，可加重本方的用量，除桑叶加到10g外，余药均可加倍使用，另外再加炒黄芩9～12g、生石膏（先煎）20～30g、冬瓜子10g、葛根10g。如温邪化热，热入血分，兼现高热、神昏、身出斑疹等，这时除加重本方用量外，还需加玄参、赤芍、生地黄等。口渴明显者可加天花粉。

风温表证兼见两眼红赤、羞明流泪，甚或头痛、目痛者，可将桑叶、菊花均改为10g，加白蒺藜10g、草决明10g、荆芥10g、夏枯草10g；兼见咽喉肿痛、单双乳蛾者，可加牛蒡子、生地黄、玄参、板蓝根、山豆根、土牛膝等同用。

有些医生每遇外感咳嗽即投杏苏散（杏仁、苏叶、桔梗、生姜、半夏、茯苓、甘草、前胡、橘皮、枳壳、大枣），以此通治四时外感咳嗽。这是不对的，应注意辨证。外感咳嗽，有风寒、风温、风热之分。杏苏散只适用于风寒咳嗽。桑菊饮则适用于风温、风热咳嗽。风温咳嗽如误用杏苏散类辛温之剂，消铄肺液，伤耗肺津，可致久嗽成劳。可见无论轻病重病，运用了辨证论治的法则，才能提高疗效。

我常用桑菊饮治疗春季、初秋季节发生的外感咳嗽。春季时感受外邪，常因春气上升，体内阳气初动再兼风为阳邪，而化为温热之证。症状可有轻度头痛、咽痛、咽痒，鼻流涕而出气热，咳嗽，痰不易出，喉间微痛，身有轻热，或不发热仅感周身酸困，舌苔薄白，脉象略浮数或数。此时可用：桑叶9g，菊花9g，杏仁9g，连翘6～10g，桔梗6g，牛蒡子9g，甘草3g，薄荷（后下）3～5g，荆芥9g，苏子9g，枇杷叶15g，紫菀15g，芦根12g，水煎服，每日3次，饭后服，即两日服3剂药。病情减轻后可改为每日1剂。初秋季节，人体内一般尚有暑夏的内热，此时秋风初燥，最易伤肺，人感其邪，从体内之热而化热，化为温燥束肺，亦发生外感咳嗽。此属外感咳嗽温燥证。其症状常见头痛鼻塞，口鼻干燥，咽喉发痒，或有喉痛，咳嗽，痰不易出，或咽干呛咳无痰，身无大热，口干喉燥，饮水不能解，舌苔薄白，脉浮或略数或数或数而略虚等。此证可用：桑叶9g，菊花9g，杏仁9g，南沙参6g，桔梗6g，连翘6～9g，薄荷3～6g（后下），荆芥6～9g，天花粉9g，枇杷叶12g，苍耳子6～9g，鲜芦根15g，梨皮1个，苏子霜6g。水煎每剂分两次服。第一、二、三天每日服药3次（两日服药3剂），以后每日1剂。咳嗽重者，可去天花粉、连翘，加紫菀15g、川贝母9g，苏子霜改为9g；舌苔厚者，可加炒莱菔子9g。以上两方是我个人常用之方，仅供参考。

6. 银 翘 散

（《温病条辨》）

提要

银翘散

加减银翘散

比较银翘散、银翘汤

连翘30g　金银花30g　桔梗18g　薄荷18g　竹叶12g　生甘草15g　荆芥穗12g　豆豉15g　牛蒡子18g　上药杵为散，每服18g，鲜苇根汤煎，香气大出，即取服，勿过煮。肺药取轻清，过煮则味厚而入中焦矣。病重者，4小时服一次，日三服，夜一服。轻者6小时一服，日二服，夜一服。病不解者，作再服。盖肺位最上最高，药过重，则过病所，少用又有病重药轻之患，故从普济消毒饮时时轻扬法。

以上是《温病条辨》银翘散原来的用量、制法、煎服法，现今临床上常把银翘散作为汤剂水煎服。今把作汤剂用的处方剂量介绍如下，供参考。连翘9～12g，金银花9～12g，桔梗6～9g，荆芥6～9g，薄荷（后下）3～5g，竹叶6～9g，生甘草3g，牛蒡子9g，淡豆豉9g，芦根15g，水煎服。

本方为辛凉平剂，可广泛地用于温病初起，邪在肺卫的证候。主治太阴风温、温热、温疫、冬温初起，但发热，不恶寒，口渴咽痛，头痛咳嗽，舌苔薄白或薄黄，脉浮数之证。或初起时微恶风寒，如伤寒太阳表虚证，经服用桂枝汤后，恶风寒全无，仍有发热、口渴、咽痛、咳嗽等症者。

本方以金银花辛凉解表，连翘清热解表，共为主药；荆芥、薄荷、豆豉辛凉发散，透邪外出，为辅药；牛蒡子辛凉散风，桔梗宣肺疏解，配生甘草入上焦更能利咽解毒，竹叶轻清，清热除烦，共为佐药；芦根甘寒入肺，清热生津为使药。诸药共达辛凉解表、清热解毒之功，为临床常用之方剂。

温病误用汗法汗不出，而发疹者，可用本方去豆豉，加细生地黄12g、牡丹皮9g、大青叶9g、玄参30g治之。此证禁用升、柴、羌活、白芷、葛根、三春柳等。

无汗头痛者，可重用荆芥、薄荷，再加菊花、白蒺藜等以疏风散热、清利头目。多汗口渴者，可重用金银花、连翘，少用荆芥、薄荷，并另加生石膏、知母、天花粉等。如夹湿邪而出现胸闷、呕恶、舌苔厚腻、食欲不振者，可加藿香、佩兰（鲜者更好）等。

太阴伏暑（头痛微恶寒，面赤烦渴，舌白，脉濡而数），舌白、口渴、无汗者，本方去牛蒡子，加杏仁9g、滑石12g；舌赤、口渴、无汗者，本方加生地黄18g、牡丹皮12g、赤芍

12g、麦冬18g主之；舌白、口渴有汗或大汗不止者，本方去牛蒡子、荆芥穗，加杏仁9g、生石膏（先下）20g、黄芩9～12g。

肺受疟邪，逆传心包络而热多昏狂，谵语烦渴，舌赤，苔中黄，脉弱而数，名曰心疟，应用**加减银翘散**（《温病条辨》），即：连翘10g，金银花9g，玄参5g，麦冬5g，犀角5g（现用水牛角代），竹叶3g，共为粗末，每服15g，煎成去渣，点荷叶汁二三茶匙，一日3服。

银翘散与银翘汤（金银花15g，连翘9g，竹叶6g，生甘草3g，麦冬12g，生地黄12g）均用于治疗温病。银翘散主治太阴温病，但热不恶寒而渴者；银翘汤则主治阳明温病，下后无汗，脉浮者。

我常以银翘散随证加减作汤剂煎服，用于治疗流行性感冒、急性扁桃体炎、麻疹初起发热等，屡获良效。加减的药方如下：金银花12g，连翘12g，桔梗6g，薄荷5g，生甘草3g，荆芥穗9g，玄参15g，生地黄15g，炒黄芩10g，大青叶10g，射干10g，水煎服。

流行性脑膜炎初起时，常常表现出头痛、发热、口渴、脉浮数等邪在卫分的温病证候，这时也可用银翘散加减治疗。我常用金银花12g、连翘15g、荆芥穗10g、薄荷（后下）6g、菊花10g、大青叶20g、玄参20g、蒲公英30g、炒黄芩10g随证加减。身有汗而热不退者，加生石膏（先下）35g、知母10g、天花粉12g；头痛项强者，加葛根15～20g、羌活9g，金银花改为18～25g；恶心呕吐者，加佩兰10g、竹茹9g、清半夏10g。

头痛、恶寒、发热、不口渴、脉不数者，忌用本方。

7. 小柴胡汤

（《伤寒论》）

◈ 提要

小柴胡汤
柴胡桂枝汤
柴胡白虎汤
柴胡饮子
柴平汤
大柴胡汤

柴胡 12g　黄芩 9g　人参 5g（或党参 9～12g）　甘草 6g　半夏 9g　生姜 9g　大枣 4 枚　水煎服。（本方用量参考了北京中医药大学试用教材《方剂学》）

本方主治伤寒、中风邪入半表半里而出现的少阳证。其症状为：往来寒热，胸胁苦满，食欲不振，心烦喜呕，口苦咽干，目眩，或胁下痛，或腹中痛，或渴，或利，或咳，或悸，小便不利，耳聋口苦，舌苔薄白，脉弦。并能治疗妇女产后发热，或经期感受外邪，热入血室，以及疟疾、黄疸等。

少阳经居人体半表半里之分，邪入少阳经，乃由表而传入，不可用汗、吐、下法治疗，治宜和解，勿令邪气传里。方中取柴胡升阳达表，散半表之邪，为主药；黄芩降泄退热，清半里之邪，为辅药；半夏和胃降逆止呕，人参（党参）、甘草味甘和中，补气扶正，以助抗邪外出，和解转枢，使邪气不得更传入里，共为佐药；生姜、大枣辛甘合化，以和营卫而助和解营卫之功，为使药。

我曾治一女成年病人，症状为胸胁满胀，胃脘堵闷，食欲不振，口苦耳鸣，下午低热，有时恶心，二便正常，月经正常，舌苔薄白，脉象右手滑中带弦，左手弦。病已近 2 个月，经西医院检查，诊为低热待查。询其病史为在一次感冒发烧时，自购一些治感冒药服了几次，热渐退即上班工作，二三天后下午仍发热，并且症状越来越多，曾到几家医院诊治未效。据此症状结合脉象、病史，诊为少阳证。虽然有心下堵闷，但问其无用下法的病史，故知不是结胸，也不是痞证。仍投用和解少阳之法，以小柴胡汤加减。处方如下：柴胡 12g，黄芩 10g，半夏 10g，生姜 3 片，炙甘草 3g，枳壳 10g，枳实 6g，瓜蒌 30g，川连 5g，桔梗 6g，水煎服。进 5 剂病去大半。再以上方去枳实，加陈皮 10g、生麦芽 10g、香稻芽 10g，又进 4 剂而痊愈。

1972 年时还治一男性中年病人，主诉为反复发作性发高烧已近 2 年。每于发烧时先感发冷，继则发热，并咳吐血痰，体温高达 39℃以上，共烧 3～4 天或 1 周，用抗生素治疗 2～3 天，即可退烧，但过 7～10 天则仍发作如前。如此反复发作已近 2 年。虽经多个医院多次作心肺等多种检查，均未见异常，亦未能治愈。本次来就诊时，已是发作后的第六七天，自觉又要发作。舌质、舌苔均未见异常，腹部无积聚，脉象双手均弦。据其定时寒热，六脉皆弦，知为邪踞少阳之证。邪久郁化热，每于发热时，热邪扰血，故咳吐血痰。四诊合参，诊为少阳郁热之证。治用和解少阳，清热凉血法，以小柴胡汤加减。柴胡 22g，黄芩 12g，半夏 9g，党参 12g，地骨皮 12g，青蒿 12g，白薇 12g，生地黄 12g，白及 9g，水煎服，初诊投 3 剂。

方中以小柴胡汤和解表里，调和营卫；又因病久多次发热而伤阴，故加青蒿以清深入骨间、阴分之邪，引邪外出；白薇凉血清热，治发热定时；地骨皮清泻肺火以止咳血；生地黄甘寒益阴，凉血降火以清热止血，为佐药；更以白及入肺，活瘀止血，作为使药。

二诊时，情况良好，已距上次发作十余天，一直未再发作，六脉弦象渐退，仍投上方，减柴胡为 12g，再服 3 剂。又过 8 天后追访，病已痊愈，未再发烧。又过半个多月，再去家中随访，一直未再复发，也没有欲发病的感觉，正常上班，精神健旺。

小柴胡汤在临床上很常用，我曾以本方随证加减治愈过不少疑难病证。例如痎疟（长期的定时发热）、瘅疟（定时发热不恶寒）、牝疟（定时发冷）、过敏性休克（表现有少阳证者）及急慢性肝炎等等，不再一一介绍，请参看各中医药杂志及拙著《从病例谈辨证论治》一书中所附病例。

少阳证如出现口渴者，可于本方去半夏，加天花粉 9～12g 以生津止渴；如心中发烦而不呕者，可去半夏、人参，加全瓜蒌以荡郁热；呕逆重者，可加重生姜，再加陈皮 9g 以理气散逆；咳嗽者，可去人参、大枣、生姜，加五味子 3～6g 以合肺气，加干姜 3～6g 以散肺寒；若不渴外有微热者，去人参，加桂枝 9g，温覆取微汗；口渴思饮，齿燥无津，加生石膏（先煎）30g 以清胃火；下午低热加青蒿 9～15g、地骨皮 9～12g、白薇 10g，把人参改为沙参；腹中痛者，去黄芩，加白芍 9～12g 合甘草以缓急止痛；胁下痞硬，心下满闷，可去大枣，加生牡蛎（先煎）20～30g 以软坚散结；胁下痛者，加青皮 9g、白芍 12g、白蒺藜 10g 以平肝火；心下悸动、小便不利者，去黄芩，加茯苓 10～20g 以淡渗利水；两侧头痛或偏头痛者，加川芎 9g、菊花 10g 以散郁除风；兼有黄疸者，加茵陈 10～20g、车前子 9～12g 利湿导热；兼有里实而大便秘结或潮热大便下利不畅者，可加芒硝 6～10g 以和解攻里。

我治疗慢性肝炎，症见胁痛（隐痛、胀痛、刺痛）、脘闷、食欲不振、饭后迟消，大便或溏或不利，生气则症状加重，肝功检查时好时坏，或谷丙转氨酶单项高者，常用本方去人参、生姜、大枣，加炒川楝子10g、白蒺藜10g、红花9g、皂角刺6g、泽泻10～20g、炒莱菔子10g、焦四仙各9g、片姜黄9g，每周6剂，服4～6周，每收满意效果，有效可以继服。肝功能不正常者，最好每服1个月查一次肝功，连查3个月，以观察疗效。

本方合桂枝汤，名**柴胡桂枝汤**，可治寒热交作，寒多热少，或但寒不热，定时发作。

本方合白虎汤，名**柴胡白虎汤**，治寒热交作，热多寒少，或但热不寒，定时发作。

本方去半夏，加当归、白芍、大黄，名**柴胡饮子**，用于治疗肌热、蒸热、积热，汗后余热，脉洪、实、弦、数者，亦治疟疾。

本方合平胃散同用，名**柴平汤**，可治湿疟，身痛身重，寒多热少，舌苔厚腻，脉濡滑，或弦细乏力。

近些年来也常用本方随证加减，用于治疗急性泌尿系感染（去人参，加黄柏9g、五味子9g、茯苓20～30g、猪苓10～20g、泽泻15g、萹蓄10～15g、车前子10g、滑石9～12g）、急性胆囊炎（去人参、大枣，加茵陈10～15g、枳实10g、郁金10g、延胡索9g、焦槟榔10g、川楝子10g、酒军3～5g）、急性支气管炎（去人参，加桔梗6～9g、前胡10g、苏子10g、紫菀12g、枇杷叶12g）等。总之选用本方要以有少阳证为准，无少阳证者，不可用。

日本医家大塚敬节氏，曾用小柴胡汤加牡蛎，治愈多例圆形脱发症，快者1个月有效，慢者一年半治愈，禁服砂糖，尽量多食小鱼骨和蔬菜。他还用小柴胡汤合牛黄丸治愈了不明原因的高热。均供参考。

本方去人参、甘草，加白芍9g、枳实9g、大黄6g，名**大柴胡汤**，主治少阳、阳明合病。症见往来寒热，胸胁苦满，呕不止，郁郁微烦，心下痞硬或心下满痛，大便秘结，或协热下利，大便不畅，舌苔黄厚，脉象弦而有力等。

近些年来有些医院以本方加减（去半夏，加木香、延胡索、胡黄连、芒硝、蒲公英、槟榔等）治疗急性胰腺炎、急性单纯性肠梗阻等，取得了较好的效果。

今附小柴胡汤原方的煎服法，以资参考。“以水一斗二升，煮取六升，去滓，再煎，取三升，温服一升，日三服。”

8. 越　鞠　丸

（《丹溪心法》）

提要

越鞠丸

比较越鞠丸、六郁汤

香附（醋炒）　苍术（泔浸，炒）　抚芎　神曲　炒栀子

上药等分，共为细末，水丸如绿豆大。每服 6～9g，一日 2 次。

此方也可作为汤剂使用。

本方中所用之“抚芎”，为芎䓖之产于江西者。据《中国医学大辞典》载：“产于江西旧抚州境者，其中心有孔。辛温无毒，开郁、宽胸、通经络。治胸膈痞满作痛。”“与他处所产，迥然不同。”朱丹溪说：“抚芎总解诸郁，直达三焦，为通阴阳气血之使。”（《本草纲目》引）可见丹溪先生在越鞠丸中选用抚芎，而不用川芎，是有道理的。也可以看出前人注重地道药材，是有临床实践根据的。现在一般多用川芎代之，用量可稍小些。

本方统治气、血、痰、火、湿、食之六郁，症见胸膈痞

闷、脘腹堵胀、吞酸嗳气呕吐、饮食不消、胸脘刺痛等。

"越鞠"即发越鞠郁之气的意思。方中以香附开气郁，苍术燥湿邪，抚芎调血郁，栀子解火郁，神曲消食郁，气畅而郁舒。五味药治六郁，惟无治痰药，是何道理？因痰郁多与脾湿有关，有时也与气、火、食有关。今湿、气、火、食诸郁都解，痰郁随之而解，故方中不另设治痰药。六郁之中又以气郁为主，故气畅而郁舒。

方中五味药虽然原方的用量为各等分，但可根据某郁重而加重发越该郁的药物用量。例如气郁重者可重用香附，湿郁重者可重用苍术等。另外，还常常根据某郁重而再加味，如湿郁重（周身沉重或痛，遇寒即发）加茯苓、白芷，火郁重（头胀，急躁，尿赤，脉数）加青黛，痰郁重（动则气喘，脉沉滑，胸闷，腻苔）加胆南星、半夏、瓜蒌、海浮石，血郁重（四肢无力，能食，胸脘或有刺痛）加桃仁、红花，气郁重（胸膈闷胀）加木香、槟榔，食郁重（嗳腐吞酸，腹胀，不能食）加麦芽、山楂、砂仁，夹寒（遇寒加重，得热则舒）可少加吴茱萸。

我曾多次以本方加厚朴10g、半夏9g、苏梗12g、旋覆花（布包）10g、乌梅3～5g、金果榄9g、茯苓12g水煎服，治疗梅核气，取得了满意的效果。请参考试用。

近些年来，也有不少医生以本方随证加减，用于治疗西医胃肠神经官能症、胃及十二指肠球部溃疡、慢性胃炎、消化不良、肋间神经痛等病，以中医六郁所致胸膈闷胀、脘腹疼痛、胁痛恶逆、嗳气吞酸等为主症者。

妇女因气郁而致月经不调、行经腹痛等症者，可用本方加当归、白芍、延胡索、川楝子、炒小茴香、吴茱萸等治疗。

《医学入门》六郁汤（香附6g、陈皮3g、半夏3g、川芎3g、苍术3g、赤茯苓2.5g、栀子2.5g、砂仁1.5g、甘草

1.5g、生姜 3 片）与本方均能治胸胁闷胀疼痛、脘堵嗳气、食欲不振、精神抑郁诸症。六郁汤偏于治气郁、痰郁为主者，越鞠（汤）丸则偏于治湿郁、血郁、食郁为主者。

本方药味偏于香燥，故血虚、阴虚、津液不足诸证者禁用。

9. 逍　遥　散

（《太平惠民和剂局方》）

提要

逍遥散
丹栀逍遥散
黑逍遥散
比较逍遥散、四逆散
比较逍遥散、柴胡疏肝散

柴胡　白芍　当归　白术　茯苓各 30g　炙甘草 15g

（宋代）原方为粗末，每服 6g，水一大盏，烧生姜一块（煨姜）切破，薄荷少许，同煎至七分，去渣热服，不拘时候。

近代多以此方作为汤剂服用，药量可根据原方意和具体情况稍加变动。一般常以当归、白芍、白术、柴胡、茯苓各 6～9g，炙甘草 3～4.5g，水煎服。也有的为细末，每服 3g，生姜、薄荷少许，煎汤送服，每日 2～3 次。

据前人分析，本方中柴胡配以少量薄荷使用甚妙。因为中医理论认为胆为甲木，具少阳之气，其性柔嫩，好像嫩草穿地而未伸，此时若被寒风一郁，则不能上伸而下克脾土。惟得温风一吹，郁气始能得到畅达。木性喜风，寒则摧萎，温则生发。柴胡、薄荷辛能发散，配当归而温入少阳，温风拂郁，木气得伸，土亦得滋，无燥熇之患，金水自能相生，五脏荣泽，气血调畅，阴平阳秘，精神乃治。

《黄帝内经》说：东方青色入通于肝，东方肝木为生生之气，肝郁则害脾。方中以当归、白芍养血敛阴而柔肝，柴胡升阳散郁，合白芍以疏肝。又用白术、甘草和中益脾，助土德以升木。茯苓利湿助术、草而令心气安宁。引以煨姜，暖胃祛痰，调中解郁，薄荷辛散郁热，搜消肝风，疏郁调中。木达脾升，胆和胃降，诸郁自已，故方名“逍遥”。

本方为主治肝脾不和的常用方剂，可用于治疗血虚肝燥，头痛目眩，眼赤烦渴，口苦倦怠，抑郁不乐，两胁作痛，往来寒热，潮热咳嗽，咽干便涩，胃脘疼痛，小腹重坠，月经不调，乳房作胀，脉弦大而虚等症。

本方加牡丹皮（泻血中伏火）、栀子（泻三焦郁火），名**丹栀逍遥散**，治怒气伤肝，血虚目昏，头痛目赤，小便涩痛等症。

本方去姜与薄荷，加生地黄以滋肾养血，名**黑逍遥散**，用于治疗肝阴虚，气郁不舒，月经后错，行经腹痛，下午烦热等症。

我常以逍遥散随证加减，用于调治月经。如月经前期，经水量多，急躁易怒者，以丹栀逍遥散加桑寄生20g、川续断炭15g、艾叶炭30g、棕榈炭30g、益母草15g；月经后期，月经量少，血黯有块，行经腹痛者，用黑逍遥散，改生地黄为熟地黄，加香附10g、川芎6g、红花9g、桃仁9g、炮姜3g、延胡索6g；月经淋漓不断者，逍遥散加桑寄生30g、川续断炭15g、艾叶炭30g、棕榈炭30g、阿胶珠10g、党参10g；子宫出血，血崩不止者，加桑寄生30g、川续断炭20g、补骨脂10g、菟丝子10～12g、棕榈炭30g、艾叶炭30g、益母草炭

20g、炮姜炭 5g、党参 12～15g（或人参 3～6g）、赤石脂（先煎）15g。

我也常用本方随证加减，治疗肝脾失和所致的慢性泄泻，症见胁部胀痛，腹部重坠，食欲不振，口干不欲多饮，舌质较红，大便溏泄，每日 3～4 次，四肢倦怠，饭后迟消或倒饱、面色萎黄欠泽，脉象弦细，重按乏力。加减的基本方如下：土炒当归 6g，土炒白芍 9g，土炒白术 9g，茯苓 20g，柴胡 6g，炙甘草 3g，车前子（布包）12g，炒山药 12g，炒扁豆 10g，芡实米 12g，莲子肉 6g，肉豆蔻 10g，伏龙肝 60g（煎汤代水）。水煎服，每收良效。适用于慢性肠炎、肠结核等病。

对于因脾胃失和而致的消化不良，食欲不振，脘胁胀痛，嗳气吞酸，大便时溏时干，悒悒不乐，胃部不适，舌苔薄白，脉象弦细或弦滑之证（本证常包括西医学诊断的慢性肝胆疾病），我常用本方加减如下：柴胡 9g，黄芩 9g，炒川楝子 9g，白芍 12g，当归 6g，焦白术 6g，茯苓 12g，泽泻 9g，香附 9g，青、陈皮各 6g，焦四仙各 9g，木香 6g。每收满意效果。请参考试用。

本方与四逆散（柴胡、枳实、白芍、炙甘草）皆为疏肝理脾之剂。本方偏用于血虚肝燥，木郁克脾证；四逆散则偏用于热郁而四肢逆冷，影响脾胃之证。四逆散改枳实为枳壳，再加陈皮、川芎、香附，名柴胡疏肝散，主治肝气郁结，胁肋疼痛，胸脘胀闷，寒热往来。逍遥散偏用于血虚肝郁者，柴胡疏肝散偏用于气滞肝郁者。

据近代实验研究报道，本方具有使肝细胞变性、坏死减轻的作用，并有使血清谷丙转氨酶活力下降的效能。可供临床参考。

10. 藿香正气散

(《太平惠民和剂局方》)

提要

比较藿香正气散、
六和汤
比较藿香正气散、
不换金正气散

藿香90g 紫苏 白芷 大腹皮 茯苓各30g 白术 陈皮 半夏曲 厚朴 桔梗各60g 炙甘草75g 共为细末，每次服6g，用水一盏、生姜三片、大枣一枚同煎至七分盏，热服。如欲出汗，盖好衣被，再煎服之。

现临床上多参照原方用量比例，改为汤剂服用。

本方主要用于治疗内伤湿冷，饮食停滞，又外感风寒，症见憎寒壮热、头痛呕逆、胸膈满闷、咳嗽气喘等。又治中暑、霍乱吐泻，感染岚瘴不正之气，舌苔白腻、脉象滑等症。

方中以藿香辛温散寒，理气和中，芳香祛秽，表里兼治，为主药；辅以紫苏、白芷、桔梗散寒发表，芳香化湿，宣畅肺气，半夏曲燥湿降气，和胃止呕，厚朴行气化湿，消胀除满；佐以白术、茯苓、陈皮健脾化湿，理气除痰，大腹皮行气利湿，生姜、大枣辛宣和胃；使以甘草益中焦，和百药。

本方在夏暑季节最常使用。如果表邪偏重，恶寒发热而无汗者，可加香薷以助解表之力；兼食滞者，加焦山楂、焦麦芽、焦神曲、焦槟榔、炒莱菔子以加强消导；湿盛腹泻者，可加炒扁豆、炒薏苡仁、车前子等以利湿止泻。

本方以藿香命名，因藿香清芳微温，为醒脾快胃、振奋清阳之妙药。正如《本草正义》所说：其“芳香而不嫌其猛烈，温煦而不偏于燥热，能祛阴霾湿邪而助脾胃正气，为湿困脾阳，怠倦无力，饮食不甘，舌苔浊垢者最捷之药。”但本品温和力缓，还需配伍苍术、厚朴、佩兰、苏叶或白术、陈皮、茯苓等。王好古也曾赞扬本品：“入顺气乌药散则补肺，入黄芪四君子汤则补脾”。本方有发越脾气、调中焦升降之力，故名“正气散”。

我常用此方治疗急性胃肠炎、胃肠型感冒，效果良好。例如李某某，女，26 岁，因八月天气炎热，吃冷饮水果太多，夜卧窗前，睡眠受寒，次日头痛发热，憎寒无汗，全身酸懒，脘胀腹痛，呕吐四次，水泄三次，舌苔白腻，脉象浮滑，重按无力。据此脉症，知为暑夏季节，内伤湿冷，外感风寒，肠胃气乱，寒湿不化，而致吐泻，表证不解而致头痛寒热。四诊合参，诊为暑湿吐泻之证。治以温散化湿，佐以解暑。处方：藿香 10g，紫苏 9g，白芷 9g，半夏 10g，干姜 6g，香薷 9g，炒扁豆 9g，茯苓 20g，大腹皮 12g，广木香 6g，车前子（布包）12g，炒白术 6g，伏龙肝（煎汤代水）60g。1 剂显效，3 剂痊愈。

藿香正气散与六和汤（砂仁、藿香、厚朴、杏仁、半夏、扁豆、木瓜、人参、白术、茯苓、甘草、生姜、大枣）皆能治疗夏月饮食不调、外感暑气而致寒热、吐泻等症。本方解表除湿之力大于六合汤，但正气虚弱之人应慎用；六合汤解表芳化之力虽小于本方，但益气匡邪之功却大于本方，并且还有和肝舒筋之作用，对吐泻转筋者有效。

本方与不换金正气散（苍术、厚朴、陈皮、甘草、藿香、半夏、生姜、大枣）皆用于治疗湿浊内停，兼有感冒而呕吐泄泻之证。本方解表发散与利湿之力较大，不换金正气散则化湿和胃、调中止呕之力偏重，解散之力较轻。

凡阴虚火旺，中焦火盛而作呕作胀，以及温热病，均忌用本方。

11. 痛泻要方

（《丹溪医集》）

◈ **提要**

比较痛泻要方、四神丸

土炒白术 90g　炒白芍 60g　防风 30g　炒陈皮 45g

本方原来可作散剂或丸剂、汤剂。近人多酌减其用量作汤剂服用，参考用量为土炒白术 15g、炒白芍 12g、炒陈皮 7.5g、防风 6g。

《丹溪医集》中此方未命名，有称此方（方名）出于刘草窗。此方主要功用是扶脾疏肝，缓痛止泻，用于治疗因肝郁犯脾而致的腹泻。这种泄泻的症状特点是每遇生气则腹痛、腹泻加重，先感腹痛，后即泄肚，泄后腹部略觉舒服，痛一阵，泻一阵，反复发作，时轻时重，有的常年不愈。舌苔薄白，脉象常见弦意，有时左弦右滑，有时右手弦滑大于左手。本病乃因肝气久郁，肝郁乘脾，脾虚中湿不化，气郁不舒，气湿相搏而作腹痛。故《医方考》说：“泻责之脾，痛责之肝；肝责之实，脾责之虚，脾虚肝实，故令痛泻。”所以临床常兼见气滞、烦闷、性情急躁、食欲不振、体倦易疲、女子月经不调等症。西医学之慢性肠炎、过敏性肠炎、肠功能紊乱、结核性结肠炎、慢性痢疾等病中，常出现痛泻之证，可用本方随证加减治疗。

方中以白术苦甘性温，功能健脾燥湿和中，为主药；白芍酸微寒，抑肝而扶脾，柔肝缓急而止痛，为辅药；防风辛温有香气，能散肝郁，醒脾气，又有风能胜湿的作用，为佐药；陈皮辛温，本能利气开胃，炒香则加强燥湿醒脾之效，气行则痛止，为使药。四药相合成为补脾泻肝之剂。本方原名白术芍药散，因其为“治痛泻要方”，故后人皆习称之为痛泻要方。久泻不愈者，可加升麻、伏龙肝、补骨脂等。

方中白芍、防风配伍使用甚为巧妙。二药相合有抑肝、柔肝、疏肝、扶脾、醒脾、燥脾的作用。李东垣用防风时曾说：“若补脾胃，非此引用不能行。”《汤液本草》论白芍时曾说：“腹中虚痛，脾经也，非芍药不能除。”前人认为白芍既入肝脾经血分，又为脾虚的引经药。防风不但有风能胜湿的作用，且能升阳气而醒脾，搜肝气而疏肝。可见朱丹溪深得白芍、防风之妙用，所制之痛泻要方疗效卓著，广为后人习用。希望今人学习本草者，不要受现在中药书中分类法的限制，要深入全面地学好每药的性味功能和配伍变化，打好扎实的基本功，才能肩负起继承发扬的重任。仅举此二药为例，望读者能举一反三地去领会。

我常用此方合四神丸方、附子理中汤治疗老年人年久泄泻，每到清晨腹中雷鸣、胀痛，赶紧上厕，泻后腹中即觉舒适，白天或再小泻一二次。如遇生气则病情加重，腹中阵阵作痛，每痛必泻，泻后痛减，食欲不振，饭后迟消，四肢乏力，舌苔较白，脉象弦细或弦滑，重按无力。大便化验阴性，结肠检查无器质性改变。我的验方如下：土炒白术 10g，土炒白芍 10g，防风 10g，炒陈皮 5g，补骨脂 10g，吴茱萸 6g，五味子 6g，肉豆蔻 10g，茯苓 18g，党参

10g，制附片6～9g，炮干姜3～5g，炙甘草5g。如治中年人，附片、干姜可再酌减用较小量。如每次均为水泄，可将茯苓加至20或25g，肉豆蔻加至12g，五味子加至9g，另用伏龙肝60～100g煎汤代水。如腹胀明显可加木香6～9g。每收良好效果，请参考试用。

本方与四神丸相比较，本方主治肝郁犯脾所致的泻肚，其症特点为腹痛一阵即泻一次，泻后痛止，遇生气则病发，脉常带有弦象；四神丸主治脾肾两虚所致的泻肚，其症状特点为清晨（约5时左右）腹中鸣响，即上厕泻肚一次，多见于老年人，尺脉多弱。

对肠胃湿热所致的泄泻，忌用本方。

12. 葛根黄芩黄连汤

（《伤寒论》）

提要

比较葛根黄芩黄连汤、黄芩汤

葛根半斤　炙甘草二两　黄芩二两（有的作三两）　黄连三两　上四味以水八升先煮葛根，减二升，内诸药，煮取二升，去滓，分温再服。

以上为原书中的用量与煎服方法。近人的用量如下，可资参考。

葛根15～24g　炙甘草6g　黄芩6～9g　黄连9～12g　用水约1 200ml，先煮葛根，煎至1 000ml，放入其它药，再煎，煮取400ml，分两次温服，每次200ml。

本方为解表清里之剂。主治伤寒头痛发热，恶风自汗，本应用桂枝汤解表，医者误用下法，致虚其肠胃，热邪乘虚入里，而造成病人下利不止，脉促（为表邪仍未解），喘而汗出（里热气逆）之证。此为邪热留于太阳、阳明，协热下利，可兼见身热口渴，胸脘烦闷，自汗气喘，舌红，脉数或偶有一止（促脉）等症。

方中用葛根专解阳明之肌表，又能升阳明清气，而治泻利，作为主药；辅佐以芩、连，寒清里热，苦坚里虚，并燥肠胃之湿；使以甘草甘缓和中，协调诸药。四药相合而成解肌表、清里热之方，表解里和，不治热而热自退，不治利而利自止，不治喘而喘自平。此为太阳阳明表里双解之法。

西医的急性肠炎、细菌性痢疾等病，如出现上述诸症时，可用本方加减治疗，效果甚佳。

我常用本方加木香 9g、厚朴 10g、焦槟榔 12g、炒白芍 12g、马齿苋 10g 等，用于急性菌痢出现肠胃湿热证者，可收良好效果，请试用。

本方与黄芩汤均治伤寒病出现下利者。但要分清本方所治为太阳病桂枝证误下遂下利不止，喘而汗出，脉促者；而黄芩汤（黄芩、白芍、甘草、大枣）则治太阳少阳合病，自下利者，既有太阳证之身热、头痛、脊强，又有少阳证之耳聋、胁痛、呕而口苦、寒热往来。自下利，“自”是指未曾误用下法（本方所主为误用下法所致）而自出现下利之症，病在半表半里，故以黄芩汤和解之。

如下利带有脓血，血多脓少，腹痛腹坠，肛门灼热，里急后重，窘迫便频，舌苔黄腻，脉象滑数而弦者，可以本方加白头翁、秦皮、马齿苋、生地榆等，有佳效。

寒湿下利及里虚寒下利者，均禁用本方。

13. 防风通圣散

(《宣明论方》)

提要

防风通圣散
双解散
祛风至宝丹
比较防风通圣散、三黄石膏汤
比较防风通圣散、五积散

防风　川芎　当归　白芍　大黄　薄荷　麻黄　连翘　芒硝各15g　生石膏　黄芩　桔梗各30g　滑石90g　甘草60g　荆芥15g　炒白术15g　炒栀子15g　上药共为末，每服6～15g，加生姜3片，水一大盏，煎至六分温服。近代多按原方比例斟酌用量，作为汤剂服用。或水泛为丸剂，每服6～9g，温开水送下。

大便自利者，去芒硝、大黄；自汗者，去麻黄，加桂枝；咳嗽痰涎多，加姜半夏；头痛目昏，加桑叶、菊花；两太阳穴处痛者，可加蔓荆子；体胖痰盛者，可加制半夏、化橘红、茯苓，适减当归、白术。

本方应用甚广，为解表通里、疏风清热之剂，凡属气血怫郁、表里三焦俱实、风火壅盛诸证，皆可应用。主治内有蕴热，外感风邪，症见恶寒发热、头目昏晕、耳鸣鼻塞、目赤睛痛、口苦舌干、咽喉不利、唾涕黏稠、咳嗽上气、大便秘结、小便赤涩等；甚至胃火引动肝风而致手足瘛疭、惊狂谵妄。由于气血怫郁壅滞，胃经风热而致的疮疡肿毒、丹斑瘾疹、皮肤瘙痒、头面疮癣等，随证用之皆有良效。

近代常根据辨证论治的原则，对该方随证加减，应用于流行性感冒、急性扁桃体炎、疖痈、败血症、胆囊炎、胰腺炎、阑尾炎、荨麻疹、过敏性紫癜等病而出现前述证候者。对于难治性头痛、偏头痛属于实证者，均有效果。

前些年，本方还用于减肥和预防中风。患高血压而体胖痰盛者可经常服用此方（加化橘红、半夏、茯苓），对预防脑出血有一定作用，尤其对大便经常干结者更为合适。

本方初看起来，药味繁多，似偏杂乱，其实组方之意非常合乎经旨，所以此方问世以来，沿用甚广。方中取防风、荆芥、薄荷、麻黄，轻浮发散以解表，使表邪从汗出，而散之于上。大黄、芒硝破结通腑；栀子、滑石降火利水，使热邪从大小便出，而泄之于下。风淫于内，肺胃受邪，故以桔梗、石膏清肺泻胃。风邪为患，肝木受之，以芎、归、芍和血益肝。再用黄芩清中上二焦之火；连翘散气聚血凝而解全身毒热。重用甘草缓峻而和中，配滑石又有六一散利水泻热之意。白术健脾而燥湿，使上下分消，表里交治，而于散泻之中又寓有温养之意。故喻嘉言赞誉本方是一个“汗不伤表，下不伤里”的有效良方，可以放心应用，且可常服。

我在临床上，除用此方作汤剂，治疗上述诸病证外，还去麻黄、滑石，加羌活（后头痛）、白芷（前头痛）、蔓荆子（两太阳穴处痛）、生石决明、菊花（偏头痛），以治疗各种头痛属于实证者；去滑石、栀子、芒硝，加赤芍 10g、炙山甲 6g、忍冬藤 20g、白鲜皮 20～30g、苦参 20～30g，以治疗荨麻疹；去滑石、川芎、芒硝，加紫草、玄参、生地黄、茜草炭，以治疗过敏性紫癜；去滑石、芒硝、麻黄、白术、白芍，加赤芍、金银花、地骨皮、升麻、白芷，以治疗风火牙痛，齿龈红肿。

最近治一青年女子（本院护士），面部皮肤发黑黯而微浮肿胀，致使面部很难看。我嘱其常服防风通圣丸，使大便每日达1～2次。另用荆芥9g、生地黄15g、当归9g、红花10g、白芷9g、白附子6g、麻黄9g、生石膏30g、白僵蚕10g、白蔹10g、苍术9g，煎水内服，约服3周后，面部皮肤浮肿消退，皮肤变白，面现润泽，恢复了美观，患者非常高兴。中药之效果真是往往令人不可思议。

本方去麻黄、芒硝、白术、栀子，加桂枝，名**双解散**（《疡医大全》卷三十三），可用于表里皆实、皆热，能使表里证同时得解。方中桂、防、荆、薄、芎可以解表，芩、黄、翘、膏、滑可以清里。又有归芍和血，桔、草调气，表里气血，治疗全面，故名双解。主用于风热壅遏，痘疮初起，透而不显，便结尿赤，以及疮毒内外皆热之证。河间先生《宣明论方》中也有"双解散"，原方为益元散七两与防风通圣散七两相合均匀，每服三钱，水一盏半，入葱白五寸，盐豉五十粒，生姜三片，煎至一盏，温服。此方加强了治暑湿的作用，故对"小儿疮疹，使利出快，亦能使气宣通而愈"，扩大了防风通圣散的治疗范畴，对风寒暑湿、饥饱劳役、内外诸邪所伤，无问有汗、无汗，以及汗后杂症，便秘尿黄，自觉不快，便可通解得愈。尤其在夏秋暑湿季节，此方更较适用。

本方加人参补气，熟地黄益血，黄柏、黄连除热，羌活、独活、天麻、细辛、全蝎祛风。共为细末，炼蜜为丸，每丸重9g，每服1丸，茶清送下，名**祛风至宝丹**，可用于防治中风，已病能治，未病能防。喻嘉言、陈修园等医家均称此方为"中风门不易之专方也"。

本方与三黄石膏汤（生石膏、黄芩、黄连、黄柏、栀子、麻黄、淡豆豉）皆能解表清里。三黄石膏汤辛寒味苦，偏于清里热，祛风解表之力不如本方，主用于清热攻邪，因缺乏顾正之品，故不如本方"汗不伤表，下不伤里"。

本方与五积散（方见后）相比，本方为解表清里之剂，主用于外感风热（或风寒化热），内有蕴热；五积散为解表温里之剂，主用于外感风寒，内伤生冷。

一切虚证头痛、脾虚胃弱、内伤生冷所致的恶寒发热（发热轻、恶寒重、苔白滑）等症，均忌用本方。

14. 蒿芩清胆汤

（《重订通俗伤寒论》）

提要

比较蒿芩清胆汤、小柴胡汤

比较蒿芩清胆汤、达原饮

比较蒿芩清胆汤、小柴胡汤

青蒿 5～6g　淡竹茹 9g　制半夏 4.5g　赤茯苓 9g　黄芩 4.5～9g　枳壳 4.5g　陈皮 4.5g　碧玉散（布包煎）9g　附注：碧玉散为滑石、甘草、青黛三药制成的散剂。药店中有成品。

本方主治少阳胆经湿热郁阻，三焦气机不畅而见寒热如疟，热重寒轻，胸闷呕恶，口苦吐酸，胸胁胀痛，舌红，苔白腻，由于木郁犯土，胃中痰浊不化，土壅木郁，胆气疏泄不利，故脉见右手滑数，左手弦数，或见濡数之象。

方中用青蒿苦寒芳香入少阳经以清透邪热，黄芩苦寒清泄少阳郁火，二药清泄之中寓有芳化，共为主药；竹茹轻清化痰，除烦止呕，陈皮、半夏理气化湿，和胃降浊，赤茯苓利水化湿，共为辅药；枳壳理气宽胸，消闷除胀，为佐药；碧玉散清热利湿，引胆热下行，为使药。诸药相合俱有清胆、利湿、和胃、畅三焦的作用，故对感受暑湿时邪，寒热交作，寒轻热重者，也常用此方治疗。方中各药的用量，可根据地区和人的体质等适当加重。要深入领悟组方精神随证运用，不可拘泥死板。

呕酸多者，可加左金丸；湿重者，可加草豆蔻、白豆蔻；全身肌肉酸困痛楚者，可加生薏苡仁、桑枝、络石藤、蚕砂等；兼发阳黄者，可加茵陈、栀子、黄柏、车前子，去陈皮、半夏；胃热胀满者，可加厚朴、黄连。

我曾用此方随证加减，治疗女青年原因不明的低烧，症见胸脘闷胀，胁肋不适，先冷后热，冷少热多，心烦，食欲不振，低热多发生在14～23时，后半夜渐渐消退，但次日仍作，久久难愈，舌苔白，脉象细数等。我常用的药方如下：青蒿15～30g，黄芩10g，银柴胡9～12g，竹茹6～9g，枳壳10g，陈皮9g，半夏6～9g（口渴者不用），地骨皮9～12g，生白芍9g，牡丹皮10g，秦艽12～18g，茯苓12g，香附9g，青黛（布包）6g，水煎服，每日1剂，连服15剂左右，如有效，再服15剂。有的服两月左右而愈。

近些年来，对西医诊断的急慢性胆囊炎、急慢性肝炎、慢性胰腺炎、胃炎等病患者，如出现胆经湿热郁而不化证候者，也用本方加减治疗。

本方与小柴胡汤比较：本方主治湿热郁胆，三焦气机不畅，寒热如疟，热多寒少之证，主要作用是清胆、化湿、和胃；小柴胡汤则主治伤寒邪入少阳半表半里，寒热往来，胸胁苦满，呕恶不食，耳聋目眩，主要作用是和解表里，燮理枢机。本方多用于暑湿温热病，小柴胡汤多用于伤寒少阳病。本方清芬透达、辟秽化湿之力胜于小柴胡汤，小柴胡汤和解少阳、疏达腠理、达邪外出之力优于本方。本方长于化湿、清热而以祛邪为主。小柴胡汤和解达邪之中兼有扶助正气之功。

本方与达原饮比较：达原饮主治瘟疫或疟邪初入膜原，秽浊湿痰，遏阻于中，症见憎寒壮热，或一日二、三次或一日一次，发作无定时，头痛烦躁，胸闷呕恶，渐成只发热不憎寒，或傍晚热甚，舌质红，舌苔白厚如积粉者。本方则主治少阳湿热，三焦失畅，胃有痰浊，症见寒热如疟，热重寒轻，舌苔虽白，但不是白厚如积粉。达原饮功在芳香辟秽，除湿化浊，开达膜原，破结清热。本方功在清芳透络，化湿祛痰，清胆和胃。二方虽均有芳香避秽、化湿浊之效，但重点各有区别，用时要详审。

若寒热往来，寒重于热，兼有正气虚不能抗邪外达者，不可用本方。

15. 五　积　散

（《太平惠民和剂局方》）

提要

比较五积散、防风通圣散

比较五积散、参苏饮

白芷　川芎　甘草　茯苓　当归　肉桂　白芍　半夏各90g　橘皮　枳壳　麻黄各180g　苍术720g　干姜120g　桔梗360g　厚朴120g　上药共为粗末，每服9g，加生姜3片，水煎服。

本方主治寒湿为病。功能解表散寒，温中消积。用于治疗外感风寒，内伤生冷，或素有寒、食、气、血、痰五积。症见恶寒身热，头痛身痛，无汗，项背拘急，胸满恶食，呕吐腹痛，妇人经水不调，舌苔白腻，脉象浮迟或浮弦，重按乏力等。

方中以麻黄、桂枝解表散寒，干姜、肉桂温里散寒，共除内外之寒，为主药‘甘草、白芍和里止痛，苍术、厚朴平胃土而散满，陈皮、半夏行逆气而除痰，为辅药；芎、归、姜、芷入血分而祛寒湿，枳壳、桔梗利胸膈而除满闷，为佐药。茯苓利水化湿，为使药。诸药共组成表里双解、气血同治、痰食并消、兼能调经的方剂。

本方与防风通圣散同为表里同治之剂，但本方为解表温里，防风通圣为解表攻里。

参苏饮（方见后）虽然也治外感风寒、内伤饮食之证，但主用于老年人或虚弱之人，既受外邪，又无力抗邪外出。方中有人参匡正祛邪，发散之中又寓有益气扶正之力，本方则解表、温里、消积，无益气之功。

内有蕴热，外受风寒者，忌用本方。

16. 参　苏　饮

（《太平惠民和剂局方》）

提要

参苏饮
杏苏散
芎苏饮
比较参苏饮、
　　人参败毒散

人参3g　紫苏叶3g　葛根3g　前胡3g　半夏3g　茯苓

3g 陈皮15g 甘草15g 枳壳15g 桔梗15g 木香15g 共为粗末，每服12g，加生姜7片，大枣1枚，水煎服。外感重者，去大枣，加葱白；肺中有火者，去人参，加杏仁、桑白皮；泄泻者，加白术、扁豆、莲子肉。近代多按原方用量比例酌减，作为汤剂煎服。人参也可用党参代替，但体极虚弱者，仍以用人参为宜。

本方适用于虚人外感风寒，内有寒饮湿痰，症见恶寒畏冷，头痛发热，咳嗽痰多，呕逆恶心，痰阻中焦，眩晕嘈杂，舌苔白，脉象弱或浮细无力等。

方中以人参扶正匡邪，紫苏叶辛温解表，芳香和胃，为主药；辅以葛根升阳解肌，前胡降气清热，半夏化痰止呕，茯苓利湿调中；佐以陈皮理气化痰而开胃，枳壳行气宽胸以除闷，木香行气和中，甘草甘缓和胃，调和百药；使以桔梗宣通肺气，以利疏风解表。

本方去人参、葛根、木香，加杏仁，名**杏苏散**，有宣肺化痰作用，主用于秋冷季节外感凉燥，症见头微痛、咳嗽而痰稀白、微恶风寒、鼻塞无汗等，为宣肺疏解的轻剂。

本方去人参、前胡，加川芎、柴胡，名**芎苏饮**，有疏散解表、宣肺化痰的作用，主用于感冒风寒，症见发热，恶寒，无汗，头痛明显，咳嗽，吐痰，气逆胸闷。

人参败毒散（人参、柴胡、前胡、羌活、独活、川芎、枳壳、茯苓、桔梗、甘草）与本方均有益气解表的作用。人参败毒散散风祛湿的力量大于本方，本方则化痰理气的效果优于前方。

我曾用参苏饮合麻杏石甘汤随证加减，抢救了一名腹部大手术后，高热不退，呕血，便血，咳嗽，胸闷，经X线胸部拍片证实有两侧肺炎，经用多种抗生素均无效而生命垂危的患者。当时症见发热恶寒，无汗，咳嗽，吐黄痰，心烦口渴，但不引饮，时有呕逆、吐血，便血每日六七次，不进饮食，小便淡黄，精神衰惫，身体消瘦，气短息微，说话无声，面部虚浮，萎黄无华，舌质淡，苔黄腻，脉象数而濡软。化验白细胞总数41 700/mm^3，分类：中性90%，淋巴10%。辨证为正虚邪盛，内热郁闭，肺失宣肃。治法：益气清解，标本同治。参苏饮合麻杏石甘汤加减。处方：生晒白人参（另煎兑入）9g，苏叶（后下）10g，桔梗6g，生麻黄6g，生石膏（先下）20g，葛根9g，杏仁10g，生甘草5g，生藕节20g，白及9g，茯苓15g，川黄连6g，生白术9g，荆芥9g。2剂。另：西黄丸每日12g，分4次随汤药服；西洋参每日6g，煎水频服。次日，因大便次多，便血亦多，又用诃子肉10g、芡实10g、赤石脂15g、禹余粮20g、藿香10g、土炒白术10g、伏龙肝60g（煎汤代水），煎好后兑入前汤药内服。嘱病人服药后温覆取微汗。停用一切西药，输液亦停。两天后复诊，病情减轻，精神好转，能喝些稀米汤，扭转了垂危的局面，再以此方加减进之，病情日渐好转。后来，一直运用辨证论治的方法调治3个多月而痊愈（详细情况请参考《中医杂志》1985年7期22页）。

此方为虚人外感者常用，方中用人参很巧妙。中医治外感病，必须先用表药发汗，以驱邪外出，正气旺盛者，抗邪力盛，外邪乘药气而出。若正气素弱之人，虽然药气向外发表，但正气内馁，无抗邪之力，轻者邪气半出不出，留连为困；重者邪气随正气馁弱而内侵，则发热无休，变症百出。所以虚人外感，在发散药中加用人参以匡扶正气，增强抗邪外出之力，使邪气随药气发散而出，一表即尽。可根据情况而定用量，扶正是为了祛邪，并非为补养而设。我在遇年老体弱之人，患外感风寒证者，常斟酌情况，在表散药中稍加扶正之品，如人参、党参、附子、沙参、白术、当归、地黄等各随证加入。故古人立有扶正解表法，其中又分益气解表、助阳解表、滋阴解表等不同的治法。对虚劳病人患外感者，古人还有“补托”法，以托邪外出，也就是“补托”解表法。例如：益营内托散：柴胡、葛根、熟地黄、当归、人参、秦艽、川续断、甘草、生姜、大枣（《不居集》）。可资参考。

注意，外感风寒，正气不虚者，忌用本方。

17. 四 逆 散

（《伤寒论》）

提要

比较四逆散、逍遥散

比较四逆散、四逆汤

炙甘草　枳实　柴胡　白芍各50g　共为细末，每次服3g，温开水送下，日服3次。

近代常作汤剂服，用量可参考原方酌情减量而定。

本方主治邪热内陷，传入阴经，阳气郁阻，不能达于四肢，而出现四肢逆冷之症。故方名“四逆”。《伤寒论》原文是“少阴病，四逆，其人或咳，或悸，或小便不利，或腹中痛，或泄利下重者，四逆散主之。”伤寒病，邪在三阳，则手足必热，传到太阴，手足自温，至少阴，则热邪渐深，故四肢逆而不温，至厥阴，则手足厥冷，又甚于逆。四逆散的功能主要是疏散传入阴经之热邪。

本方组方之意是遵照《黄帝内经》治热淫之法中要佐以甘苦，以酸收之，以苦发之的精神，用枳实之苦泄里热，以甘草之甘缓逆气，以白芍之酸收阴气，以柴胡之苦发散郁结之邪热、透达表热。以甘苦酸辛之品，表里交治，和合阴阳，使阳气敷布于四末而愈四逆。

近代医家以主、辅、佐、使的组方原则来分析，认为方中以柴胡既可升发清阳，疏畅气机，又能使郁热外达，为主药；以白芍养血敛阴（郁热可伤阴），与柴胡相伍，有升有敛，使郁热透而阴亦复，作为辅药；枳实行气散结，苦以降泄，与柴胡一升一降，疏导气血，且防白芍过敛，为佐药。甘草缓急和中，配白芍柔肝和脾，为使药。四药合和，共奏解郁透热、疏肝和脾之效。

近代已在原方的启发下，发展了它的立法和使用范畴，并在这四味药的基础上，衍化出不少新方，如逍遥散、柴胡疏肝散等等。凡遇肝脾（胃）不和而致的两胁胀痛、胃脘堵胀或疼痛、嗳气吞酸等症，均可用本方加减治疗。西医诊断的慢性肝炎、肋间神经痛、胃神经痛、慢性胃炎等，均可使用此方随证加减治疗。

我也曾用此方加减治疗慢性肝炎。出现肝区隐痛，食欲不振，脘腹胀闷，饭后迟消，大便偏干，舌苔白，脉象弦或弦滑等症，证属肝郁犯胃，肝胃失和者，常收佳效。加减方如下：柴胡 10g，黄芩 10g，枳实 10g，炒川楝子 10g，赤、白芍各 10g，炒莱菔子 10g，厚朴 10g，制香附 10g，泽泻 12g，焦四仙各 9g，半夏 10g，炙甘草 3g。

本方与逍遥散皆能疏肝解郁。本方苦降理气之力大于逍遥散，逍遥散养血健脾之力优于本方。

四逆汤主治阳气虚衰，阴寒内盛所致的四肢厥逆冰冷。四逆散主治热邪内传，阳气郁阻所致的四肢逆而不甚冷。一寒一热，性同冰炭，临床时一定要分辨清楚，不可误用。一“汤”一“散”，一字之差，性命攸关，不可不慎。

阳虚阴盛所致四肢逆冷者，禁用本方。

18. 柴胡疏肝散

(《景岳全书》)

柴胡 12g　陈皮 12g　白芍 9g　枳壳 9g　炙甘草 3g　川芎 9g　香附 9g　用水三杯煎至一杯半，食前分二次服。(原方用量比现用量少一半，但原方是一次服完的量，现改为一日服两次，故用量加了一倍。特注明，请参考。)

原方主治“胁肋疼痛，寒热往来”。在《景岳全书·杂证谟》“胁痛”论治中说：“若外邪未解而兼气逆胁痛者，宜柴胡疏肝散主之。”且《中国医学大辞典》说本方出自《医学统旨》，文曰：“治怒火伤肝，左胁作痛，血菀于上。”又曰：“吐血加童便半钟”。并指出“柴胡舒肝散”、“柴胡疏肝汤”都是本方。

本方以柴胡升散疏达，调肝解郁，为主药；陈皮理气开胃，枳壳宽中消胀，香附行气舒肝，三药理气，为辅药；白芍养血柔肝，川芎行血散郁，二药理血，为佐药；甘草缓急，调和百药，为使药。

我常用此方加减治疗急慢性肝炎、慢性胃炎，出现肝郁气滞，木郁犯土，影响食欲，脘胁胀满，两胁疼痛，或肝区隐痛、或呕恶泛酸等症者。一般常用方如下：柴胡 10～12g，黄芩 10g，炒川楝子 10g，半夏 10g，枳壳 9g，陈皮 10g，香附 10g，白蒺藜 10g，川芎 3g，赤白芍各 9g，泽泻 12g，焦四仙各 9g。

急躁易怒者，去川芎，加生石决明（先下）30g、生赭石（先下）30g；食欲不振者，去焦四仙，加生麦芽、香稻芽；头晕者，改泽泻为 30g，加白术 9g、钩藤 25g；舌苔厚腻者，加厚朴 10g、藿香 10g；吐酸者去川芎、焦四仙，加吴茱萸 3g、黄连 5g、煅瓦楞 10g。

我曾用本方治疗因感冒初起发烧时，未及时用解表发汗法，而自购一些退热药片、丸药等治疗，当时基本上不发烧了，一周以后因生气而又发低热，每发热前，先感到怕冷，发热时体温 37.2℃～37.6℃，以发热待查治疗半年未愈。诊其脉弦而较细略数，观其舌质略红，苔薄白，月经量少，稍向后错。除低热以外，尚有两胁隐痛，食欲不振，大便偏干，疲乏无力等症。据此知为外邪未全解，而入于半表半里，留连不去，又因生气肝气怫郁，新旧之邪相合而发为此证，治应采用和解疏肝之法。即用本方去川芎、陈皮，加生地黄 15g、玄参 12g、秦艽 12g，青蒿 20g，地骨皮 10g，进 10 余剂而痊愈。

本方对肝阳旺，肝胆有湿热结聚，火热上蒸之证，不适用。

第4讲
祛风、祛寒、祛湿的方剂

“风”为百病之长，风邪最容易伤人，所以祛风的方剂也为临床所常用。但风邪为病，又有外风、内风、虚风等不同；在与脏腑结合起来发生病变时，又有肝风、肾风、心风、肠风等区别；与六淫相合，又有风痰、风湿、风寒、风寒湿、风火、风燥、暑风等差异。风邪又有“善行而数变”的特点，凡是变化多，发病快，时发时止的一些疾病，也常与风邪有关。从近些年来的经验体会来看，西医诊断的某些过敏性疾病，也往往属于中医的“风”邪为病。另外，风邪为病还有瘙痒、抽搐、振掉、眩晕等特点，凡有这些症状的病证，也常与风有关。总之，应用祛风的方剂时，要注意区分其各种不同，以便与其它方剂或治则结合应用。

“寒”邪致病，在临床上也很常见，并且变化也很复杂。先师张仲景有《伤寒论》专著，来论述伤寒病的变化，给后世垂方立法，千古不磨。在杂病中寒病也不少，它具有疼痛、凝涩、畏冷、清稀、积、收引、挛缩、发凉、深侵入肾、四肢厥逆等特点。故前人又有祛寒法的方剂。但寒邪也有在表里、在气血、在经络、在皮肤、在筋骨等的不同，应用祛寒剂时要注意辨证，还要注意变化和兼夹等的不同情况，灵活使用。

“湿”性黏腻、重浊，湿聚还能为痰、为水，又可以与风、热、寒、暑等邪兼合为病。外湿常与风、寒、暑相合，内湿则常与脏腑正气的不足有关，或为外湿误治而入里。湿邪还有迁延留连难愈的特点。

总而言之，祛风、祛寒、祛湿之剂的应用，虽然要注意各自的特点，但又要分析它们常与何邪相兼为害，更要注意正气的强弱和疾病的转化。例如寒郁可以化热，风邪可能化燥，湿邪可以化热，表邪可以入里，里邪可出表外达等等。时时不要忘记"辨证论治"。

1. 风 引 汤

(《金匮要略》)

大黄　干姜　龙骨各60g　桂枝45g　甘草　牡蛎各30g　寒水石　滑石　赤石脂　白石脂　紫石英　石膏各90g　上药共为粗末，每次用4～6g，以水小杯煎煮三四沸，去渣，分两次温服。大便干燥者，可稍加量。大便溏泄者，可稍减量，或1日服1次，灵活掌握。

此方古人主治大人风引（风痫掣引）瘫痪，小儿惊痫，日数十发者。自上个世纪60年代起我曾用此方治疗血压高、体盛便秘、头昏欲作中风者，可以起到预防中风的作用，也用于治疗脑血管病（中风）后遗半身不遂，并能预防"复中"（第2次或第3次中风），均收到了理想的效果。

此方为镇降清热之剂。中风之病，原因虽有种种，但多由于风火内生，痰热亢盛逆塞灵窍，故昏倒而人事不省，痰阻经络而肢体不遂等。方中以龙骨潜镇安神，牡蛎潜志敛神，桂枝通阳气，甘草缓急迫，四药相合，先安心肾为主药。内风发动必夹肝木之势侮其脾土，脾气不行，则湿停液聚，又受风火相煽而湿热生痰，可致风痰上犯之证，故又以大黄荡涤湿热风火之邪，活血祛瘀，推陈致新，以杜痰火阻塞之源，为辅药。又取干姜温脾燥湿，并防寒药伤中；赤、白石脂燥湿健脾；滑石利湿健脾，石膏清肺以制肝，为佐药。更用寒水石之寒，以壮肾水制火之阴气，紫石英之甘温以镇补已虚之心神，为使药。诸药相配，使五脏得安，故上述诸症皆能主之。

中风之因虽多，但可归纳为风、火、气、血、痰五邪相互交错而成。本方风、火、痰血皆有药所主，并能调整五脏相互平衡，惟治“气”的药似乎缺乏，虽有石膏可以清金制木，牡蛎潜纳肝阳，但对肝气的疏达则无药专主。所以我用此方时，常常再加入香附45g，不但能疏肝理气，使气舒火熄，并能行十二经之气，以助气血的循行通畅。

此方出《金匮要略》。因《备急千金要方》有紫石煮散，《外台秘要》有紫石汤，与本方相同，故后世有人说风引汤是宋人所附者，有人说为仲景之方者，有说不可轻用者，有深赞其方者，言皆有据，莫衷一是，然均未谈到临床应用有无效验。故清·汪昂说：“抑亦门外揣摩云尔也。”（引自《金匮要略辑义》）中医学术最大特点是与临床密切结合，临床疗效是检验理论与方药的准则。我通过几年的临床应用，体会到本方治疗中风病，确有较好的效果，希大家遵照辨证论治的精神，随证选用，以使这一古方广为今人解除病苦。

注意，虚寒证者不可用此方。

2. 天　麻　丸

（**张洁古**）

提要

天麻丸

比较天麻丸、天麻散

天麻180g　牛膝180g（二药用酒同浸三日，焙干用）　萆薢 180g　玄参 180g　杜仲（酒炒去丝）210g　全当归 300g　羌活 300g　独活 150g　炮附子 30g　生地黄 500g（有一方无独活）上药研为细末，炼蜜为丸，如梧桐子大，每服 50～70 丸，病重者可加至 100 丸，清晨空腹时，温开水送服，每日 1 次。

本方为养血、祛风、补肾、壮筋骨之剂，可用于治疗肾经虚热生风，筋脉牵掣，遍身疼痛，手足麻木，口眼歪斜，半身不遂等症。

方中虽然重用生地黄、当归补肾养血为主药，但其妙用全在辅药天麻、牛膝同浸同焙，以使风痰浊湿下降而不上逆。又以萆薢、杜仲益肾、祛风湿、壮筋骨，玄参养肾阴壮水以制火，附子补肾阳温经以通络，又可使生地黄、玄参之“阴得阳助，而源泉不竭”，共为佐药。更以羌、独活祛太阳之风、搜少阴伏风以驱除风邪，为使药。诸药扶正祛邪，标本合治，具有养血、祛风、壮筋骨、补肾固本之功能。

近些年来，临床上常以此方随证加减治疗由肾虚风动而出现头晕目花、头重脚轻、两腿无根、肢体麻木或抽痛的高血压病（血压不高的也可服用）。可再酌加生赭石、生石决明、钩藤、泽泻、桑寄生、菊花之类的药物。

《灵枢·海论》说：“脑为髓之海”，又说：“髓海不足，则脑转耳鸣，胫酸眩冒，目无所见，懈怠安卧。”本方中补肾药占了很大比重。所以我在治疗眩晕、耳鸣以及神经衰弱等病出现头晕、耳鸣、视力减退、健忘、腰腿酸软、全身倦怠等症，经辨证属于肾虚证者，常用此方加生石决明（先煎）30g，养肝阴而潜肝阳，兼能明目；加远志 10～12g、夜交藤 15～20g 以交通心肾而安神；加灵磁石（先煎）15～25g 纳肾气而治耳鸣；加菊花 10g、钩藤 15～20g 祛风明目，配合天麻而除头晕。将原方药物参考其比例减少约 20 倍，作为汤剂煎服，每收良效。请参考试用。

本方与风引汤（用量加倍）相合，再加生石决明 250g、化橘红 180g、泽泻 180g、钩藤 180g，作为丸药，让年过 45 岁以上之人经常出现头晕眼花、头胀头痛、耳鸣健忘、腰酸膝软、两脚无根，或血压时常偏高，或肢体、手指、足趾时有麻木、欲作中风者经常服用，可有治疗和预防中风的作用（血压不高有上述诸症者，也可以用）。

本方与天麻散（《卫生宝鉴》方：天麻、半夏、茯苓、白术，共为细末，每用 3～4g，姜汤水送服）均治中风、半身不遂、口眼歪斜、语言謇涩。但本方主用于肾虚、血虚而虚风内动之证，天麻散则主用于痰浊内盛，风痰上扰之证。中风病名虽同，但二方所主之证却不同，临证者必须加以辨认，以免误治。

附注：古人书中还有一方无独活，而方中之羌活要求用独本者（即独一茎者），谓此“即真独活，不必更加也。”附此供参考。

3. 镇肝熄风汤

（《医学衷中参西录》）

提要

镇肝熄风汤

比较镇肝熄风汤、天麻钩藤饮

比较镇肝熄风汤、羚羊钩藤汤

怀牛膝 30g　生赭石（轧细）30g　生龙骨（捣碎）15g

生牡蛎（捣碎）15g　生龟板15g（捣碎）　生杭芍15g　玄参15g　天冬15g　川楝子（捣碎）6g　生麦芽6g　茵陈6g　甘草4.5g　水煎服。

方中石药及贝骨药，近些年多“先煎”。心中热甚者，加生石膏30g；痰多者加胆南星6g；尺脉重按无力者，加熟地黄24g、山萸肉15g；大便不实者，去龟板、赭石，加赤石脂30g。

本方主治内风所致的中风病，表现为脉象弦长有力，尤其是寸脉弦长有力，血压过高或上盛下虚，头目时常眩晕，或脑中时常作痛，发热或目胀耳鸣，或心中烦热，或时常噫气，或肢体渐觉不利，或口眼渐形歪斜，或面色如醉，甚至眩晕颠仆，昏不知人，移时始醒，或醒后不能复原，精神短少，或肢体痿废，或成偏枯。

本方名镇肝熄风汤，是遵《素问·至真要大论》“诸风掉眩，皆属于肝”之旨组织而成。因肝主风，肾虚水不涵木，肝阳上亢，风自内起，上盛下虚，肺气下降，肾气不摄，冲气和胃气也因风势而上逆，于是形成脏腑之气皆上升太过之势，出现血气并走于上而生大厥、薄厥等急证。急则治其标，故方中重用牛膝引气血下行，虽属治标，在本方中亦当为主药。更以龙骨、牡蛎、龟板（现用龟甲）、白芍滋肝肾之阴而柔肝、镇肝、潜阳，以熄肝风治其本为辅药。佐以赭石降胃气、冲气，玄参、天冬以清肺气，使肺中清肃之气下行，自能镇制肝木。麦芽具有萌芽发越之气，顺肝气条达之性，而不致过于抑郁，且能和胃助消化。甘草和中调百药，且缓其急。又用茵陈具有初春少阳生发之气，与肝同气相求而泻肝热兼舒肝郁；川楝子引肝气下达，二药一升一降而为使药，共达镇肝熄风之效。原书又明确指出：两尺脉虚弱者，当系肾脏真阴虚损，不能与真阳相维系，其真阳脱而上奔，并夹气血上冲头脑，如此，故加熟地黄、山萸肉滋补肾阴，收敛肾气。

本方近些年来多用于治疗高血压病引起的头晕目眩，面色如醉，两脚无根，欲作中风之证。我的体会是即使血压不高，而出现肝肾不足、肝风内动引致前述主治诸症者，也可以使用。总之辨证为肝阴不足、肝风内动所致的眩晕、头痛等，均可应用。

我还体会到中风之病，常有风痰上扰之情，故痰盛者，可选加化橘红、全瓜蒌、胆南星、天竺黄、茯苓之类一二味；头痛明显者，可酌加夏枯草、菊花；肝郁生热者，可酌加香附、黄芩；药后大便仍常干秘者，可酌加酒军 2～5g 以利下行。

本方与天麻钩藤饮（天麻、钩藤、生石决明、栀子、黄芩、川牛膝、杜仲、益母草、桑寄生、夜交藤、茯神）均可用于治疗肝风内动所致的头晕、头痛、耳鸣、目花、震颤、麻木甚至半身不遂等症。但本方镇肝熄风、滋养肝肾之力较强，天麻钩藤饮清肝热、安心神、平肝熄风之效较优。本方重镇滋柔以熄风，天麻钩藤饮清凉安神、益肾平肝以熄风。天麻钩藤饮中之桑寄生、杜仲、黄芩均有安胎的作用，故把方中的牛膝、益母草去掉，适加菊花、僵蚕、防风、羚羊角，可用于治疗子痫及妊娠高血压引起的头痛头晕、昏仆咬牙、四肢抽搐等症。

本方与羚羊钩藤汤（羚羊角、钩藤、桑叶、川贝母、竹茹、生地黄、菊花、白芍、茯神木、甘草）皆可用于熄风。但本方主用于肝阴虚，肝风内动，手足不遂之证，镇肝熄风是其特长；羚羊钩藤汤则主用于肝热生风，神昏痉厥，手足抽搐之证，清肝热、熄肝风兼能化痰安神是其特点，若加生赭石 30g、生石决明 30g、桑寄生 30g、泽泻 20g，也可用于高血压病出现肝热生风而头晕、头痛、失眠、目花等症者，加桑寄生 20～30g、黄芩 10g、白僵蚕 9g、白蒺藜 9g，也可用于子痫。镇肝熄风汤则不能用于子痫。

痰湿过重之人，不宜用本方。

4. 地黄饮子

（《宣明论方》）

◈ 提要

地黄饮子
比较地黄饮子、
镇肝熄风汤

生地黄 90g 巴戟天 山萸肉 石斛 肉苁蓉 炮附子 肉桂 茯苓 麦冬 菖蒲 远志各 30g 五味子 15g 上药共为细末，每服 10g，用水一杯半，生姜 3 片，大枣 1 枚，薄荷少许，同煎至八分杯，温服。近代多以上方根据辨证，适当增减，作汤剂煎服。

主治中风、少阴气厥不至，心肾不交，发为风痱，舌喑不能言，足废不能行，大小便或秘闭或失禁或正常，或兼面赤烦渴等。

本方重用地黄以滋肾之真阴，巴戟天、肉苁蓉、肉桂、附子以追复真元之火，石斛养胃安脾而秘气，山萸肉酸涩温肝而固精，菖蒲、远志、茯苓补心开窍而通肾脏，麦冬、五味子保肺养阴以滋水源。使心肾相交，精气渐旺，风火自熄。注意方中的附子、肉桂、巴戟天、肉苁蓉，原为驱逐浊阴而设，不可执己见而轻易去掉。综观本方的立意和作用，以温补下元、收纳浮阳为主，又兼有开心窍、祛痰浊、通心肾的作用。用之得当，确有良效。

我常用本方治疗西医诊断的脊髓痨、脊髓炎、侧索硬化、多发性硬化、慢性进行性延髓麻痹等病出现中风、风痱病证候者，或舌强语涩、吞咽发呛，或两腿瘫痪，或上下肢肌肉萎缩，或两脚如踩棉花，或如踩圆球而走路不稳，或二便失控等。如下肢走路困难，两腿发凉喜暖明显者，加淫羊藿、补骨脂、川续断、牛膝，并重用桂、附。小便不利者加车前子、川木通；小便失控者加覆盆子、桑螵蛸、乌药；肢体筋肉拘急者加伸筋草、生薏苡仁、生白芍、白僵蚕；久病难愈者加红花、桃仁、地龙、炙山甲。

笔者在1959—1960年，曾与中国医学科学院协和医院、皮肤性病研究所、天津医学院附属医院皮肤性病科协作，以地黄饮子为主随证加减（西药只需服用各种维生素）治疗脊髓痨、脊髓炎，取得了比较满意的效果。今摘要介绍两个病例，以供参考。

例一：刘某某，男，49岁，1959年4月13日入院。入院11日前，寒战，发热，两腿酸痛无力。4日尿闭，两腿不能行走。曾用多种西药治疗无效。神经系统检查：两腿完全软瘫，痛觉消失，触觉减退，深浅反射消失，反射消失，大小便潴留。经腰穿、验血等检查，诊断为脊髓炎。入院后经用维生素B_1、B_{12}、B_6、C及B. A. L、青霉素、导尿管开放引流等治疗，病情无变化。

4月22日开始加用中药，中医诊断为风痱，投以地黄饮子为主随证加减的中药（各种维生素继续使用）。4月25日下肢痛觉部分恢复，肌张力增高，腱反射出现。4月27日，右下肢稍能活动，4月28日，两下肢皆稍能活动，感觉也恢复，两侧出现巴彬斯基征。5月23日能扶车下地行走。6月23日能独立行走，拔去导尿管能自行排尿。6月30日“基本痊愈”出院。

例二：王某某，女，22岁，入院日期1958年9月24日。患者于1956年2月，左眼视力减退，7日后失明，治疗后恢复到0.1。9月腰以下发麻，3个月后自愈。1958

年5月两眼视力减退，7日后只有光感，以后四肢麻木力弱，右侧较重，入院时排尿困难，不能行走。检查：视力左0.1、右0.5，两侧视乳头原发性萎缩。颈1以下浅感觉减退，胸2以下深感觉消失，右侧上下肢力弱，左侧上下肢全瘫，两上肢腱反射亢进，两下肢腱反射能引出，浅反射消失，无病理反射。经查血、腰穿等检查，诊断为视神经脊髓炎。经用维生素B_1、B_{12}、乌洛托平、青霉素、链霉素、B. A. L、可的松、理疗等治疗，病情虽有时波动，但整个病情没有好转。

1959年4月18日除应用一般维生素外，请中医加用中药。中医四诊合参，诊断为肾虚发为风痱，投以地黄饮子为主随证加减的汤剂。4月24日两下肢疼痛。5月9日半身痛觉稍恢复，左膝关节能抗重力。5月15日感觉全恢复，两下肢能抗重力，踝阵挛（+）。5月18日两侧病理反射消失，5月27日排尿自如。6月3日两上肢力量也恢复，改用其它药物，随证调理，于8月16日以“基本痊愈”出院。

基本药方为：生地黄15g，熟地黄12g，山萸肉10g，肉苁蓉15g，附子9～12g，肉桂6～9g，巴戟天9～12g，淫羊藿9～12g，鹿角胶10g，牛膝10～15g，远志9～12g，桂枝9～12g，川续断9～15g，石斛12g，天、麦冬各9g。疼痛明显时加川、草乌各6～9g，菴茴子10g；小便不利者加海金沙9～15g，车前子15g；下元虚寒甚者加硫黄粉0.6～1g冲服、钟乳石10g；舌苔厚腻、食欲不振者加藿香10g、砂仁6g等。

30多年来，我用此方随证加减治疗脊髓病变，如脊髓痨、脊髓炎、侧索硬化、联合硬化、脊髓空洞症等，均收到较好效果。希大家采用，并作进一步研究。

本方与镇肝熄风汤均治中风，但本方重点在补肾、养肝、开窍，镇肝熄风汤重点在镇肝、降逆、熄风。

5. 消 风 散

(《成方切用》)

◈ 提要

消风散
比较两个消风散
比较消风散、
防风通圣散

厚朴（姜汁炒）15g 陈皮 15g 炙甘草 15g 荆芥穗 15g 防风 60g 蝉蜕 60g 羌活 60g 藿香 60g 白僵蚕（炒）60g 川芎 60g 茯苓 60g 人参 50g 共为细末，每次服 3g，病重者可每次服 5g，每日 3 次，茶水送服，身有疮癣者可用黄酒送服。

后人多将消风散改为汤剂使用。一般用量为：厚朴 3g，陈皮 3g，炙甘草 3g，人参 3g，荆芥穗 9g，防风 10g，蝉蜕 10g，羌活 10g，藿香 10g，白僵蚕 10g，川芎 10g，茯苓 10g，水煎服。

无虚证或有风热证者，可去掉人参。

本方主用于治疗风邪上攻，头痛目眩，项背拘急，鼻塞声重，喷涕流泪，皮肤风疹瘙痒，或皮肤干癣，痒疹难消，以及妇女行经期间被风邪所袭，冲任受风，而入血分，致使血中风邪羁留而皮肤生小红疹且瘙痒难忍，有的地方因用手搔痒致使皮肤破而成疮等症。

方中用羌活、防风、荆芥、川芎辛散轻浮之力以祛头、目、项、背之风。用白僵蚕、蝉蜕轻扬清散之力，更兼以皮走皮之性，而祛皮肤之风。藿香、厚朴芳香避秽，理气消胀，以除恶散满。人参、茯苓、陈皮、甘草益气化湿以调中扶正，使风邪无留滞之弊。全方合而成为治风邪为患的常用之方。

本方基本是《太平惠民和剂局方》的消风散，但药量稍有出入。《医宗金鉴》也有一消风散方，以当归、生地黄、防风、蝉蜕、知母、苦参、胡麻仁、荆芥、苍术、牛蒡子各9g，石膏15g，甘草、木通各5g，共13味药组成。主治风热袭表，皮肤瘙痒，起红疹，时起时落，甚或兼头痛发热等症。

二方都常用于治疗皮肤瘙痒、瘾疹、风疹、癣疮。二方的主要作用，均是疏风止痒。但本方外散风寒之力较大，除湿止痒之力较小，但兼有扶正作用；《医宗金鉴》消风散则除湿止痒、散风清热之力较大，不能散风寒，且无扶正作用。

我常将以上两方穿插裁摘，合并起来再随证加减应用。主要用于治疗顽固难愈之风疹（荨麻疹）、血风疮、牛皮癣等病，常取得满意的效果。我的常用方为：当归9g，赤芍12g，红花10g，防风9～12g，生芥穗6～10g，连翘12～18g，知母10g，蝉蜕9～15g，苦参10～30g，白鲜皮10～30g，白僵蚕10g，炙山甲6～9g，苍术6～10g，陈皮9g，水煎服。

风疹顽固久治不愈者，可再加皂角刺6～9g、蛇蜕3～5g、忍冬藤30g、丹参30g，苦参、白鲜皮均用30g，连翘可加到20～30g；兼有头痛、月经错后、月经量少者，加川芎6～10g。皮肤瘙痒处用手搔抓后发红而感到灼热者，可加生地黄10～20g、炒黄柏9～12g；兼口渴、恶热，或多在夏季或热环境中发病者，可加生石膏30g（先煎）、川黄连6～10g、薄荷3～5g（后下）、生地黄10～15g；红疹隐隐，痒而不易外透者，加牛蒡子10g、升麻9g、桔梗3～6g。

临床上常有不少医家用防风通圣散（或丸）治疗皮肤痒疹、疮癣等病。但防风通圣散主用于风热壅盛，表里俱实之证；本方则主用于风邪束闭，郁于皮表之证。

6. 牵　正　散

（《成方切用》引《直指方》）

提要

牵正散

比较牵正散、不换金丹

白附子 50g　白僵蚕 50g　全蝎 50g　上药共为细末，每服 6g，黄酒调服。

主治中风（发病突然）口眼歪斜，半边脸面瘫痪，口不能撮，鼻唇沟歪斜不正，一侧嘴角下垂，一只眼不能闭合，全身无其它症状者，即西医所谓颜面神经麻痹。

中医认为此证主见口眼歪斜，别无他症，知为足太阳、足阳明二经（足阳明经夹口环唇、足太阳经起于目内眦）风痰蕴热，经脉牵急而口眼歪斜，其它经脉脏腑并未受邪，故无他证。

此病虽也称中风，风字实为表示发病突然、快速之意，并非专指伤风所致。本方取白附子性辛散而驱头面遊风；白僵蚕性气轻清上走头面，咸能软化痰浊，辛能驱散风邪；全蝎为治风要药，有小毒，可破风痰结滞；又以黄酒调服，辛温疏散，引药入经络而正其口眼。

近代多把此方改为汤药服用，并且常常是随证加味而运用。一般每药用量为 6～10g，白附子可稍轻些（一般 5～6g），疗效也很好。

我应用本方加味曾治愈许多颜面神经麻痹病人，大部分患者能完全治愈，无后遗症。我常用的经验方为：白附子 6g，白僵蚕10g，全蝎9g，白芷10g，葛根10～15g，荆芥穗6～10g，防风10g，蜈蚣2～3条，苏木12～18g，红花10g，细辛3g，炙山甲6g，水煎服，每日1剂。

另用白芥子细末，以浓茶水调为稀糊状，摊在纱布上，贴于患侧。贴前先在口腔中患侧颊内黏膜上，用针尖挑之出微血。一般是令病人张口，沿患侧上齿边挑三针（前、中、后各1针）；沿下齿边挑三针，上下齿中间黏膜处挑三针。然后在患侧面部贴摊有白芥子末所调稀糊的纱布。纱布可按面形预先剪好。一般宜在晚上贴，至后半夜药力已无，则可弃掉。每晚或隔1晚贴一次。贴后如皮肤有起泡或破皮处，可等皮肤长好后再贴。再贴时可将其白芥子糊调稀些，摊薄些，以免再破皮肤。一般说内服上方，外贴此粉末，约1～2周即可明显见效。1个月左右可渐痊愈。要注意，最好是内服汤药外贴白芥子粉同时并用，这样可提高疗效，如再配合针灸治疗每周2～3次，则见效更快。

1980年我一学生的母亲突患口眼歪斜，病例如下：邵某某，女，50岁，初诊时间为1980年11月29日。初诊前一天突然左侧面瘫，口向右歪斜，左眼亦不能闭合好，舌发木，左侧耳鸣，心跳，素有便秘之情，此次发病前曾患咽喉疼痛，舌苔薄微黄，脉象弦滑。据此脉证诊为风中于络，内有郁热，内外合邪，经络闭阻，发为口眼歪斜之证。治以疏风清热，平肝活络之法。牵正散结合消风散意加减。处方：荆芥10g，防风10g，白僵蚕10g，白附子6g，全蝎6g，菊花10g，生石决（先煎）30g，金银花10g，白蒺藜10g，苏木20g，黄芩10g，玄参15g，灵磁石（先煎）20g，蝉衣6g，3剂。二诊（12月2日）：口眼部仍歪斜，头晕，左侧耳鸣，舌左侧发麻，味觉不灵敏，舌质红，舌苔薄黄，脉弦细。再加减前方，加重平肝清火。处方：生芥穗10g，防风10g，蔓荆子10g，白僵蚕10g，全蝎6g，白附子9g，菊花10g，白蒺藜10g，苏木30g，生石决（先煎）30g，生赭石（先煎）30g，炒黄芩12g，生军3g，3剂。三诊（12月5日）：左口角已能自主活动，口已无明显歪斜，左面部及眉棱骨部疼痛，舌苔黄，脉滑。再守前方稍事出入，去白蒺藜、生军，加白芷10g、炙山甲6g、红花10g，改生赭石为40g，5剂。四诊（12月13日）：口眼已不歪斜，只有在大笑时可看到稍欠对称，尚有左侧耳鸣，舌脉同上次。再加减前方。处方：白芷10g，防风10g，红花10g，生芥穗9g，全蝎9g，白附子6g，全瓜蒌30g，炒黄芩12g，苏木30g，白僵蚕10g，川芎9g，菊花10g，生石决明（先煎）30g，炙山甲6g，5剂。五诊（12月19日）：面瘫、口眼歪斜已痊愈，只有仔细端详下，可看到鼻唇沟偏左侧稍浅，左耳尚鸣，大便不爽，舌质红，舌苔薄黄，脉象细弦，尺脉明显。据此脉症，知尚兼有肾火。改方如下：炒黄柏10g，知母10g，生地黄15g，白芷10g，防风10g，红花12g，全蝎9g，白附子6g，白僵蚕10g，瓜蒌30g，生石决（先煎）30g，菊花10g，炙山甲9g，5剂。六诊（1981年1月2日）：面部形态已完全恢复正常，左侧面部的感觉亦恢复正常，舌的感觉亦正常。近几天大便干结，口干，左耳尚鸣，舌质红，苔薄黄少津。面瘫已愈，尚有肝肾之火。治宜加强益肾平肝。处方：生地黄20g，地骨皮12g，防风10g，白芷12g，全蝎9g，白僵蚕10g，白附子5g，生石决明（先煎）30g，灵磁石（先煎）20g，草决明10g，天花粉15g，蔓荆子10g，全瓜蒌30g，6剂。追访数年，未再复发。

我的大女儿于1960年（18岁）突患口眼歪斜，我当即用针刺太阳、耳门、上关、下关、颧髎、地仓、合谷，隔日一次，一次刺患侧，一次刺健侧，同时用牵正散加减：白芷10g，防风10g，白僵蚕10g，全蝎10g，白附子6g，皂角刺9g，炙山甲9g，红花10g，羌活10g，当归尾10g，赤芍10g，水煎服，每日1剂。另用毛巾包裹本方煎汁后的药渣熨敷患处，10天即痊愈。

古方中还有一名为“不换金丹”的丸药：荆芥穗、甘草、防风、天麻、白僵蚕各一两，薄荷叶三两，羌活、川芎、白附子、乌头、蝎梢、藿香叶各半两，共为细末，炼蜜为丸，每丸三钱（相当于现代剂量的9g），每服1丸，用茶水或黄酒送下。也治中风口歪。也可用酒化开，涂口歪处。二方相比，不换金丹有退风散热，祛痰祛寒作用，药力大于牵正散，遇中风口眼歪斜，不但风邪盛大，而且夹寒、夹痰及气血闭塞之证者，可采用不换金丹，也可随证加减，改为汤药使用。牵正散药味少，便于随证加味，故应用较多。

7. 桂枝芍药知母汤

（《金匮要略》）

提要

桂枝芍药知母汤
补肾祛寒治尪汤

桂枝12g　白芍9g　知母12g　生姜15g　白术15g　防风12g　麻黄6g　制附片6g　炙甘草6g　水煎两次，合在一起，分为3次服，每日1剂。

本方主治风寒湿三气杂至痹阻经络，气血不通而致的全身关节疼痛，久久难愈，身体尪羸，脚肿如脱，头眩短气，温温欲吐等症。方中桂、麻、防风温散风寒，芍药、知母和阴防热燥，生姜、甘草调胃和中，白术配附子温经散寒，祛寒湿痹痛捷效。诸药共奏祛风寒湿、温经脉、止疼痛之效。书中所说“身体尪羸”即指关节肢体僵屈变形，不能自由活动，身体羸瘦衰弱，生活不能自理，几成废人而言。从仲景先师这一段精确简练的描述来看，本汤可用于治疗西医学类风湿性关节炎等关节肢体变形、骨质受损的疾病。

自上个世纪50年代后期，我即用本方随证加减，用于治疗类风湿性关节炎和强直性脊柱炎等病，常常取得理想的疗效。

1974年左右，我在一次内科医生业务学习会上向全科医生做了“痹证辨治体会”的学术报告，其中也介绍了用桂枝芍药知母汤随证加减，治疗类风湿性关节炎的经验方。1981年我院李恒敏大夫在回答类风湿性关节炎患者来信时，开出了我的这张经验方。几个月后，人民日报登出了这个病人的感谢信，因而医院门诊和院部忙了起来，院领导责成我们成立了痹证研究组，专门开展了专科门诊和病房工作。我又把桂枝芍药知母汤和《太平惠民和剂局方》的虎骨散合并起来进行随证加减，定名为**补肾祛寒治尪汤**。同时把具有肢体关节变形，骨质受损的痹证命名为“尪痹”。短短几个月我们小组就总结了“32例类风湿性关节炎的临床观察”。1981年12月在武汉市召开的“中华全国中医学会内科学会成立暨首届学术交流会”上，我以《尪痹刍议》为题，向全国中医同道宣读了我们的文章。1983年中华全国中医内科学会痹证学组采用了“尪痹”这一新病名，以补肾祛寒治尪汤为主商订科研处方，进行了300多例的临床观察，研制了“尪痹冲剂”这一治疗类风湿性关节炎的新药。今把我拟的补肾祛寒治尪汤介绍如下，以供同道们临床试用。

组成：补骨脂9～12g，熟地黄12～24g，川续断12～18g，淫羊藿9～12g，制附片6～12g（用15g时，需先煎10～20分钟），骨碎补10～20g，桂枝9～15g，赤、白芍各9～12g，知母9～15g，羌、独活各10～12g，防风12g，麻黄3～6g，苍术6～10g，威灵仙12～15g，伸筋草30g，牛膝9～15g，炙山甲6～9g，地鳖虫6～10g等；还可加用透骨草20g、自然铜（醋淬、先煎）6～9g、焦神曲12g代替原方的虎骨。

功能：补肾祛寒，化湿疏风，活瘀通络，强筋壮骨。

主治：尪痹肾虚寒盛证。其中包括现代医学的类风湿性关节炎、强直性脊柱炎、结核性关节炎、大骨节病等有肢体关节疼痛、变形、骨质损害的疾病。

方解：本方以《金匮要略》桂枝芍药知母汤合《太平惠民和剂局方》虎骨散加减化裁而成。方中以川续断、补骨脂补肾阳，壮筋骨；制附片壮肾阳，祛寒邪；熟地黄补肾填精，养肝益血，共为主药。以骨碎补活瘀祛骨风；淫羊藿补肾阳，祛肾风；桂枝、羌独活、威灵仙搜散少阴经、太阳经及肢体的风寒湿邪；白芍养血荣筋，缓急舒挛，共为辅药。又以防风散风，麻黄散寒，配熟地黄可温肌腠，苍术化湿，赤芍活瘀清热，知母滋肾清热，穿山甲通经散结，地鳖虫活瘀壮筋骨，伸筋草舒筋活络，松节通利关节，共为佐药。其中赤芍、知母、地鳖虫兼具反佐之用，以防湿药化热。牛膝益肾并能引药入肾，为使药。原方中的虎骨现已禁用，我常用透骨草 15g、自然铜 6g（先煎）、焦神曲 12g 代替虎骨，效果不错。

加减法：上肢病重者，加片姜黄 10g；瘀血明显者，加红花 10g，乳香、没药各 6g，皂角刺 6g；腰腿痛明显者，可去松节、苍术，加桑寄生 30g、杜仲 12g，并加重川续断、补骨脂用量，吃药时再嚼服胡桃肉（炙）1～2 个；肢体僵屈者，可去苍术、防风、松节，加生薏苡仁 30～40g、木瓜 9～12g、茯苓 15g、白僵蚕 9～12g；脊柱僵直、弯曲、变形者，可去苍术、牛膝，加金狗脊 40g、鹿角胶 9g（鹿角片、鹿角霜亦可）、白僵蚕 12g，羌活改为 12g；关节痛重者，可加重附片的用量，再加草乌 9g、七厘散（每次 1g）随汤药冲服；舌苔白厚腻者，可去熟地黄，加砂仁 5g、藿香 10g；中运不健，脘胀纳呆者，可加陈皮、焦麦芽、焦神曲各 10g。

注意事项：①本方以治本为主，往往需服 4～6 周才出现疗效；②服用 50～100 剂取得显效后，可将此方 3 剂研末，每次服 3g，温开水（或加黄酒）送服，长期服用。

用此方随证加减治疗尪痹，效果满意，并以研究“尪痹”为题招收了 3 批研究生，均取得了优良成绩。

今简介有效病例，以供大家参考：

任××，男，48 岁，工人，1971 年 10 月 28 日初诊。

主诉：关节疼痛、肿大、变形、僵化，肢体不能自己活动已 1 年有余。

病史：1970 年 9 月间，因挖地道而长时间在地下劳动。一日，突然高烧 40℃以上，继而出现左膝、左踝关节红肿疼痛，行走不便。虽经治约半年，但病情日渐加重。两手腕、食指关节亦相继红肿疼痛、变形、僵化，活动严重受限，晨起伸不开。两膝关节肿大、变形、疼痛、不能自由屈伸，左腿较重。两踝关节肿大如脱。经某医院检查，诊断为类风湿性关节炎（当时血沉 55mm/h），即转该院中医科诊治，服中药 80 剂，症状未见改善，血沉增快（118mm/h），遂来我院就医。

现症：除上述两膝、两踝、两腕及指关节肿大、变形、疼痛、不能自由活动外，两髋关节亦强直僵化，固定成一种位置（大腿与躯干呈 120°，不能屈伸），两肩、肘关节亦僵化不能活动，故来诊时需人背抬。有间断发热，身体畏冷，心中烦热，食欲不振，时有恶心，大便一日一二次，小便黄赤，舌苔白腻，脉象弦数。经 X 线拍片，仍诊断为类风湿性关节炎。

辨证：地下环境寒湿，久处其地而受风寒湿三邪侵袭致痹。寒湿最易伤肾，肾虚不能御邪，寒湿乘虚深侵，肾主骨，寒邪入骨，久久留舍，骨失所养，则可致骨质变形，节挛筋缩，肢体不能屈伸，脚肿如脱，温温欲吐，而呈现尪羸之状。脉证合参，诊为尪痹。目前虽有标热之象，但实质仍为寒。

治法：补肾祛寒，散风活络。

处方：补肾祛寒治尪汤加减。

制附片 10g　骨碎补 12g　桂枝 10g　赤、白芍各 10g　麻黄 6g　知母 10g　防风 12g　威灵仙 12g　白术 10g　炙山甲 10g　生姜 10g　甘草 6g　水煎服，6 剂。

药后诸症均减轻，仍守上方又加伸筋草 30g，嘱可常服。至 1972 年 3 月 10 日来诊时，已能自己行走，不用扶杖。两手腕及指关节虽仍有变形，但可用力活动，手按之亦无疼痛，膝关节尚有肿胀。于上方加黄芪 30g。3 月 17 日已能骑自行车上街，仍守上方服。

1972 年 5 月 3 日来诊时，食欲很好，仅腕、背、踝部有时发胀，偶有轻痛，腕、指、膝、踝关节虽外观尚变形，但均不影响活动。先后共诊 22 次，服药 110 多剂，病情已稳定，改用散剂常服，处方如下：制附片 45g，骨碎补 54g，川续断 60g，桂枝 36g，赤、白芍各 60g，知母 36g，防风 45g，苍、白术各 30g，威灵仙 120g，麻黄 36g，细辛 12g，松节 45g，伸筋草 120g，炙山甲 36g，地龙 45g，皂角刺 21g，泽泻 30g。共研细末，每服 3g，每日 2 次，温黄酒送服。

1973 年 1 月 27 日来诊，膝肿消退，关节明显变小，仍守上方，加当归尾 36g、焦神曲 30g、片姜黄 30g、红花 36g，改川续断为 90g，为细末服。1973 年 5 月 29 日，四肢功能明显好转，可以自由蹲下、站起，站立 1 小时多也不觉疲累，能骑自行车跑十几公里。脉亦较前和缓有力，舌苔正常。惟左腕及踝关节尚有轻痛。仍予原方以资巩固。

1975 年夏天追访，已全天班工作年余，腕指、左膝关节外形虽未完全恢复正常，但能活动、能工作，无痛苦。

1979 年夏季又约他来复查，血沉 13mm/h，类风湿因子仍为阳性。但一直上全天班，并能胜任比较繁重的工作。

1986 年我们的研究课题《尪痹的临床机理与实验研究》又被列为国家“七五”攻关课题，并荣获国家中医药管理局科技进步奖三等奖。同时又研制了“尪痹复康Ⅰ、Ⅱ号”第二代治疗类风湿性关节炎的新药，此成果已转让给辽宁本溪第三制药厂，正在报批新药，不久即将问世。

补肾祛寒治尫汤不但治疗类风湿性关节炎有效，而且对强直性脊柱炎、结核性关节炎均有良好效果，我正准备用此汤对大骨节病、氟骨病等的治疗进行研究。

8. 独活寄生汤

(《备急千金要方》)

◇ **提要**

独活寄生汤

比较独活寄生汤、蠲痹汤

独活 9g　桑寄生 15～20g　秦艽 10g　防风 10g　细辛 3～6g　当归 6～9g　白芍 9g　川芎 6～9g　生地黄 12～15g　杜仲 9～12g　牛膝 9g　人参 5～6g　茯苓 10g　甘草 5g　桂心 3～5g　古代医家用此方也有的把独活用三两，其余药皆为二两。共为粗末，每次用 12～18g，煎水服，每日 2 次。

近代医家则多用此方随证加减，作为汤剂使用，上述用量即为汤剂常用量。

本方为治疗痹证的常用方剂。主用于肝肾两虚，风寒湿三气杂至，痹阻经脉，而致腰膝疼痛，酸软无力，屈伸不便，喜暖畏冷等症。

方中以独活、细辛专入足少阴肾经，搜风寒，通血脉；配以秦艽、防风疏经升阳，以祛风化湿；桑寄生补肝肾，益气血，祛风冷；又配合杜仲、牛膝壮肾健骨，强筋固下；更用归、芍、芎、地活血补阴；以参、桂、苓、草益气补阳。全方主旨是用辛温以散之，甘温以补之，使肝肾强，气血足，风湿除，筋骨壮，而腰膝痹痛自愈。

我在临床上治疗痹证时，经常使用本方随证加减，屡起沉疴，可以说差不多天天能有机会运用此方。本方照顾全面，力在治本，往往难以在短期内见效，常须久服方效。为了能见效迅速，我经常是以本方随证加减，尤其是要根据病因病机的不同，加用针对性强的祛邪之品，标本兼顾，取效则较快。兹把个人点滴经验和常用经验方以及主治病证、加减法等介绍如下，仅供同道参考。

（1）治疗腰腿痛痹，喜暖怕冷，见寒加重，膝腿屈伸不利，包括西医学中的坐骨神经痛、骨关节病、骨刺、风湿性关节炎等病证。

处方：桑寄生20～30g，独活9～12g，细辛3～5g，川续断12～15g，威灵仙12～15g，防风10g，杜仲12g，生、熟地黄各12g，牛膝12～15g，红花10g，制附片9g，草乌3～5g，炙山甲9g，桂枝12～15g，伸筋草30g，水煎服。

加减法：关节肿比较明显者，去生、熟地黄，加生薏苡仁30g、汉防己10g、茯苓15～30g；脊柱痛明显者，加金狗脊20～30g、地鳖虫6～9g、羌活6～10g；主诉大腿外后侧连及小腿外后侧疼痛者，可加重牛膝15～30g，加地龙10g、青风藤20g、槟榔12～15g；X线片示腰膝关节骨刺明显者，可去伸筋草、杜仲，加骨碎补12～18g、补骨脂10g、乳没各5g、生龙骨（先煎）15～20g。

（2）治疗妇女素有腰腿疼痛，但又妊娠数月，腰腿疼痛有加重者。

处方：桑寄生30g，独活10g，当归10g，白芍12g，生地黄12～15g，防风10g，炒白术12g，杜仲12～15g，制附片6～9g，炒黄芩6g，苏梗10g，炒黄柏10g，川续断20～25g，络石藤20g，千年健15g。

（3）治疗膝踝关节疼痛，喜暖怕凉，有时足跟亦痛，血沉快，抗链“O”滴度高者。

处方：桑寄生30g，独活12g，杜仲12～15g，牛膝18g，细辛3～5g，防风10g，茯苓15g，熟地黄12g，肉桂5g，泽兰18g，制附片12g，槟榔10g，地龙10g，威灵仙15g，补骨脂12g，松节18g。

《医学心悟》有蠲痹汤（羌活、独活、秦艽、桂心、炙甘草、当归、桑枝、川芎、乳香、木香、海风藤），也是治疗痹证常用的方剂。但蠲痹汤偏用于治疗人体上半部痹证无肝肾不足者，本方则偏用于治疗人体下半部痹证，病情较深重，肝肾不足者。

9. 三　痹　汤

（《成方切用》）

提要

三痹汤

比较三痹汤、蠲痹汤

比较三痹汤、独活寄生汤

人参　黄芪　茯苓　甘草　当归　川芎　白芍　生地黄　牛膝　杜仲（姜炒）　桂心　细辛　秦艽　独活　防风　上药各6g，加生姜3片、大枣4个水煎服。

本方也是治疗痹证常用的药方。主治风寒湿三气杂至，痹阻经络，而气血凝滞，手足拘挛，行、痛、著三痹症状皆有者。

明代医家喻嘉言曾称赞曰：“本方用参芪四物，一派补药内，加防风、秦艽以胜风湿，桂心以胜寒，细辛、独活以通肾气。凡治三气袭虚而成痹患者，宜准诸此。”

本方与《医学心悟》蠲痹汤相比，本方主治因气血不足而受风寒湿之邪侵袭而成痹者。兼有补气血的功用；蠲痹汤则主治上半身痹证，无补虚作用。

本方与独活寄生汤比较，则本方偏治痹证兼有气血虚者；独活寄生汤则偏治肝肾不足，风寒湿邪痹阻于下半身的痹证。

近代医家应用本方时，多改为随证加减的汤剂而用之。各药用量很少用等分者。气虚证不明显者，人参可用党参代替；上肢肩、肘、腕关节疼痛明显者，可加片姜黄10g、桂枝10～15g；腰痛明显者，可加补骨脂10g、川续断18g、胡桃肉（分吞）2个；足踝肿痛及脚后跟疼痛明显者，可加重牛膝3g，另加泽兰15g、生薏苡仁30g；月经前赶或量过多者，可去川芎，加川续断炭20～30g。

10. 清　震　汤

（《素问玄机气宜保命集》）

提要

清震汤（升麻汤）

比较清震汤、清空膏

升麻30g　苍术30g　干荷叶1张（约15～20g）　共为末，每服15g，水煎服。

本方原名**升麻汤**，为治雷头风（头痛，头面起疙瘩，或头内如雷鸣，憎寒壮热，状如伤寒）的特效药。

升麻味甘，其性属阳，其气升扬，能解百毒。苍术辛烈，能燥湿强脾，辟瘴疠疫气。荷叶色青气香，其形状如仰盂，其象属震（震仰盂，震为雷），能升助胃中清阳之气上行。配合甘温辛散之药，升发散邪，使邪从上越而散。且能固胃气，使邪不传里。

我常用本方治疗顽固的头痛。例如张某某患头痛数年，时轻时重，久治未愈。发作重时全头内皆痛，甚则似脑内轰响，如风如雷，每遇天气变幻刮大风时，则易发重痛。舌苔略白，脉象弦滑。曾在其它医院诊治，服用过以清空膏、愈风丹、川芎茶调散、牛黄上清丸、羌活胜湿汤等方加减的汤药、丸药等，均未效。据此脉症，我诊断为“雷头风”，用清震汤法，随证加减。

处方：升麻 10g，苍术 10g，藁本 6g，羌活 10g，夏枯草 18g，生石决明（先煎）30g，蔓荆子 10g，白蒺藜 10g，荷叶 12g，吴茱萸 6g，水煎服。

本方连服 3 周，头痛痊愈。

这张药方，即以清震汤轻扬发越，散风化湿，为主药。辅以羌活祛风胜湿，入太阳经，治太阳头痛；藁本入督脉，散风寒，治头顶痛。佐以吴茱萸辛温入肝经，治头痛；夏枯草入肝经，平肝阳，治肝郁头痛；生石决明养肝阴，潜肝阳；蔓荆子入少阳经，散头部风热，治头两侧痛。使以白蒺藜入肝肺二经，其性善破，用以开散肝肺郁结而治病久入络之疼痛。

东垣先生有“清空膏”，主治偏正头痛，年久不愈，以及风湿热上壅头目，及脑苦痛不止。其方为：炒黄芩、炒黄连、羌活、防风各 30g，柴胡 20g，川芎 15g，炙甘草 45g。共为细末，每服 9g，茶调如膏，用温开水送下。为何此例头痛患者曾服此膏未效呢？因为此膏以入太阳经药最重，其次为少阳经，再次为厥阴、太阴，且用酒炒芩、连上达清热，故此方以治风湿热上壅为主。本例乃为雷头风，其病情较头痛要深重，且多在天气变幻、刮大风时痛重，其痛为满头内皆痛，且重时有似风、雷之声，已非风湿热上壅之头痛证，而乃风邪深入，闭塞清窍，不得发越疏散，经络不通，风寒湿邪互相胶结，郁壅不散之证。故以清震汤为主，随证加减。全方以散风为主兼以祛寒、化湿。因其脉弦，故加入养肝阴、潜肝阳、平肝防热、温厥阴、破肝肺结气之品，气行血行，经络通畅，风寒湿邪得辛温阳性药发越升散，故很快取效。通过本例的诊治分析，我们更体会到中医治病不是针对症状进行治疗，重要的是要从病因病机的传变、转化中，抓住体内形成疾病的根本而立法、选方、加减药物，去进行治疗。故前人谆谆告诫我们“治病必求于本”。

11. 理 中 汤

（《伤寒论》）

提要

理中汤
附子理中汤（丸）
枳实理中丸
理中安蛔丸
温胃汤
治中汤
补中汤
连理汤
比较理中汤、厚朴温中汤
比较理中汤、养中煎

人参 9g　白术 9g　炙甘草 9g　干姜 9g　水煎服。

本方出于《伤寒论》，原方是“理中丸”，原用法是四味为末，以蜜丸鸡子黄大，用沸汤和一丸，研碎温服，日三至四服，腹中未热，益至三四丸，然不及汤。可见本方既可作丸服，也可煎汤服，后世医家多以汤剂用之。但中成药中也有“理中丸”和“附子理中丸”供临床选用。

本方主治中焦虚寒，气不能燮理，腹痛，大便自利，便溏不成形，口不渴，寒多而呕，脉沉无力，或手足逆冷不温（厥逆）。

方中以人参补气益脾为主药，白术健脾燥湿为辅药，甘草和中补土为佐药，干姜温胃散寒为使药。因脾胃居中焦（或称中宫），故名曰“理中”。

本方加附子6～9g，名**附子理中汤（丸）**，主治中焦寒盛，腹痛，身痛，四肢厥逆，拘急者。

本方加枳实6～9g、茯苓9～12g，做成蜜丸，名**枳实理中丸**，主治寒实结胸，疼痛欲绝，胸膈高起，手不可近，用大陷胸汤（大黄、芒硝、甘遂）治之不效者（此为大下之后的虚逆之证，气已不理，而复上攻，气搏结于胸者，用此丸先理其气，次疗诸疾，其效如神）。若口渴者加天花粉10g，加重参、术用量；自汗多者可加生牡蛎（先煎）20～30g。

本方去甘草，加茯苓15g、川椒6～9g、乌梅6～9g，做成蜜丸，名**理中安蛔丸**，主治胃寒痛、吐蛔虫。

本方加当归9g、白芍12g、陈皮9g、厚朴9g、川椒6g、生姜6g，名**温胃汤**，主治忧思郁结，脾肺气滞，胀满上冲，饮食不下等症。

本方加青皮6g、陈皮9g，名**治中汤**，主治理中汤证见腹满痞闷，兼有食积者。

本方加陈皮9g、茯苓15g，名**补中汤**，主治泄泻。若泻而不已者，再加附子6～9g；食思缺乏，食而不化者，再加砂仁6g。

本方加黄连 6～9g、茯苓 9～25g，名**连理汤**，主治伤暑泻肚而作渴之证。前人经验认为，外受酷暑、内伤生冷而致此症者，非此汤不可。

《内外伤辨惑论》中有厚朴温中汤，其组成为：厚朴 12g，陈皮 12g，干姜 10g，茯苓 6g，草蔻仁 6g，木香 6g，炙甘草 6g。二方比较，其共同点是，均能健脾燥湿，主治中焦寒盛，呕吐不食，脘腹冷痛，喜暖喜按，尿清便溏，舌淡苔白，脉滑等症。二方不同之点是：理中汤中有人参、白术，故偏治症见神疲少气、脉沉细无力或迟缓者；厚朴温中汤有厚朴、广木香、陈皮、茯苓，故侧重治疗脘腹胀满较重，泛吐清水，脉沉紧或沉弦者。前者的功效是温中祛寒，补益脾胃；后者的功效是温中理气，燥湿除满。

我在临床上经常用理中汤随证加减，用于治疗中焦虚寒腹痛泄泻之症，其中包括西医学的急慢性肠炎、慢性痢疾、溃疡性结肠炎等病。对症见急性泄泻、胃肠不适，甚至呕逆胀满者，常合藿香正气散随证加减。经验方是：藿香 10g，苏叶（后下）6g，白芷 6g，茯苓 25g，土炒白术 10g，陈皮 10g，半夏曲 10g，芡实米 15g，干姜 6g，党参 9g，炙甘草 5g，广木香 6g，车前子（布包）12g，诃子 6g。

对症见慢性泄泻，便前腹部隐痛，大便一日三次左右，溏薄不成形或带些血液，或兼见里急后重者（包括慢性肠炎、溃疡性结肠炎、慢性痢疾、结核性结肠炎等），我常用此方合四神丸方随证加减应用。经验方是：补骨脂 10g，吴茱萸 6～9g，五味子 9g，肉豆蔻 10g，土炒白术 10g，党参 9～12g（或人参 3～6g），茯苓 20～30g，干姜 6g，广木香 6～9g，诃子 10g，车前子（布包）12g，赤石脂 12g，禹余粮 12g，炙甘草 5g，伏龙肝（煎汤代水）60g。大便带血较多者，可再加地榆炭 20～30g、防风 6g。

以上两个经验方是我临床常用的方剂，效果很好，请参考试用。

例如，杨某某，男，32 岁，初诊日期 1975 年 12 月 16 日。

1975 年 9 月 20 日在北京某大医院经 X 线拍片证实为慢性溃疡性结肠炎，经用药灌肠治疗 60 多次，同时服抗生素、黄连素等，未见效果。现大便一日二三次，大便干稀交替不等，有时带脓血，次数多，时有下坠感，左下腹部隐痛，腹部怕冷，舌苔薄白，脉沉滑。大便镜检：红细胞 10 个～成堆/HP，白细胞数基本同红细胞。

辨证：脾肾虚泄。

治法：温补脾肾，固元止泄。

处方：补骨脂 10g，五味子 9g，肉豆蔻 12g，炒白术 9g，茯苓 12g，吴茱萸 6g，党参 12g，制附片 6g，炮姜 3g，诃子 12g，赤石脂（打碎）15g，灶心土（煎汤代水）60g。

1976 年 2 月 23 日复诊：上药服 20 付，腹已不痛，大便一日一行，大便镜检阴性。病已基本痊愈。舌苔微微欲现薄黄，脉弦滑。上方加炒麦芽 9g，赤石脂改为 12g，党参改为 9g。又服 6～10 剂而收功。

理中汤与养中煎（人参 3～6g，炒山药 6～9g，炒扁豆 6～9g，炙甘草 3g，炒干姜 3～6g）比较：二方均能治中焦虚寒而致呕泄之证。但前者有白术（无山药、扁豆），故益气健脾之力大于后者，并且对急性的中焦虚寒腹痛、腹泄，见效速于后者。后者有炒山药、炒扁豆（无白术），山药不但健脾且能益肺补肾。扁豆不但健脾，且能祛暑湿，故健脾、益肾、化湿祛暑的作用优于前者。其功效平稳和缓，故名养中。

12. 大建中汤

（《金匮要略》）

◇ 提要

大建中汤

比较大建中汤、小建中汤

比较大建中汤、理中汤

炒川椒6～9g　干姜9～12g　人参4.5～6g　饴糖3羹匙

前三味药用水500ml，煮取250ml，去滓，加入饴糖，再用微火煎取160ml，分为两次温服。服药后约25分钟，再喝稀粥半碗，以助药力。一日服药两次，药后盖被卧床休息。忌硬食。

主治："心胸中大寒痛，呕不能饮食，腹中寒，上冲皮起，出见有头足，上下（攻窜）痛而不可触近"者。（仲景原文）

本方出于仲景先师的《金匮要略》"腹满寒疝宿食病脉证治"篇，主治阳虚之人，中焦受寒，阴寒之气，逆而上冲心胸，而见"心胸中大寒痛"；横格于中焦，故腹部皮肤之下，出现似有头足（肠蠕动波）的上下攻冲作痛；脾寒不运，水谷不消，故痛、呕、不能饮食。因证属寒邪盛实，故腹部剧痛而手不可近，拒触按。此证急需治以温中补虚，散寒止痛之法。方中以川椒（炒去汗）味辛性热，既能入脾暖胃，又能入肾补火，入肺散寒，作为主药；干姜辛热，通心助阳，逐冷散逆，为辅药；人参甘温，大补元气，为佐药；饴糖甘温补脾，缓急和中，为使药。人体以中气为主，本方用辛辣甘热之品，大建中焦之阳，以祛其逆上之浊阴。中阳得健，阴寒祛散，诸症自消，脾运复元，故名“建中”。因仲景先师还有“小”建中汤，故本汤又别以为“大”建中汤。

我常用此方治疗肠痉挛、肠疝痛等所致的腹中绞痛。如疼痛波及少腹、小腹，以及男子睾丸或女子阴部均感寒痛者，可加吴茱萸 6～9g、乌药 10～15g、炒小茴香 6～9g、炒荔枝核 10g 等温暖肝肾、散寒理气之品。

大建中汤与小建中汤比较：二方均用于治疗中焦阳虚的腹痛。但前者主治中阳虚弱，寒气上逆之心胸、脘腹疼痛；后者主治中焦虚弱，营卫失调，肝脾不和，腹中隐痛。前者药力偏于辛热；后者药力偏于甘温。前者力峻，多用于急性病，是急则治其标之法也；后者力缓，多用于慢性病，适用于久服，是缓则治其本之法也。

大建中汤与理中汤比较：二方均可用于治疗中焦阳虚寒盛的证候。但前者适用于中焦阳虚，寒邪上逆的心胸、脘腹上下攻冲作痛；后者适用于脾胃阳虚，寒湿内盛的腹痛、呕泄、口不渴，甚或手足厥冷，以及感寒霍乱（吐泻交作，手足挥霍燎乱，腹中绞痛）。

13. 小 建 中 汤

（《伤寒论》《金匮要略》）

提要

小建中汤

黄芪建中汤

桂枝 9g　炙甘草 9g　大枣（擘）4 枚　白芍 18g　生姜

9g　饴糖40g（约3汤匙）

取前五味药加冷水七茶杯，煮取三茶杯，去渣，加入饴糖，更上微火煮二三沸。每次服一茶杯，一日服三次。

本方由桂枝汤倍芍药加饴糖而成，应用范围较广，外感伤寒病中用之，内伤杂病中亦用之。在伤寒病中用于“伤寒阳脉涩阴脉弦，法当腹中急痛者，先与小建中汤，不差者，与小柴胡汤主之。”又“伤寒二三日，心中悸而烦者，小建中汤主之。”从《伤寒论》的记载来看，本汤是温中补虚之剂。伤寒太阳病中如出现中焦营血不足（阳脉涩），脾胃虚寒，木来乘土（阴脉弦）而腹中急痛者，应用本汤温建中焦营气，则腹痛自愈。如服此汤中焦营气得以复建，而腹痛仍不能痊愈者，则应再投小柴胡汤以转枢，使邪气外达，其病自愈。如遇伤寒二三日，因过服发表之剂，虽然恶风寒之症状已无，二三日后因过汗而致的虚证已经形成，由于营血已虚，血不营心，故心悸，血虚则心神无所依附，故又见虚烦，此时病已入心包络，不能再用转枢之法，故必须用小建中汤温补脾胃以生营血，悸烦自愈。

在内伤杂病中用于“虚劳里急，悸，衄，腹中痛，（做）梦失精，四肢酸疼，手足烦热，咽干口燥”。从《金匮要略》中这段记载来看，本汤为甘温补中，和育营卫，通行津液，健脾治虚之剂。虚劳病久不愈，营血已耗，中阳虚弱，脾胃失养，故里急腹痛；血不营心故心悸；精血俱虚，虚热内生，故衄血、手足烦热、咽干口燥，相火妄动而梦失精；中土虚则四脏皆虚，故用此汤温健中脏，育化营血精津，以灌四旁，诸症自愈。正如喻嘉言先生所说，虚劳病已至亡血、失精、五心烦热、口干咽燥，已经精血枯槁，难以为力，故急建其中脏，使饮食增而阴血旺，取甘味以生精血，舍此则别无良法。仲景此汤正体现出《黄帝内经》所说“补阳则阴竭，补阴则阳脱，可将以甘药”的精神。

中医学认为脾胃居于中焦，位于四脏之中，生育营卫，通行津液，为后天之本。若中脏失调，则必以此汤温健中脏，故名建中。脾欲缓，急食甘以缓之，以甘补之。故以饴糖甘温养脾为主药；甘草、大枣入脾和中，以甘助甘，加强“缓补”之功力，为辅药；桂枝辛散温润，取营卫不足润而散之之意，白芍酸寒敛阴，柔肝护脾（土中泻木），取津液不通收而行之之意，共为佐药。生姜辛散温胃，能益卫阳，为使药。营出中焦，卫出上焦，卫为阳，益之必以辛，营为阴，补之必以甘。方中辛甘合化生阳，酸甘合化生阴，使脾胃健，营卫通，津液行，精血生，补中土以灌四旁，全身健壮，虚劳诸症自愈。

近人经过动物实验研究证明，本方有提高机体免疫功能的作用，故有许多虚损、劳伤之证，虽已近垂危，往往经服用小建中汤，而渐见起色，经慢慢润补中焦而愈。

腹中虚痛者，以本方以加黄芪 30～40g，名**黄芪建中汤**。今人有的报道用黄芪建中汤治疗溃疡病取得了良好效果，并且已经动物实验证实可使溃疡灶愈合。兼见心痛、胃脘痛者，可加元胡 6～12g；有血虚证者，加当归 9g、川芎 6～9g；盗汗多者，加浮小麦 30g、茯神 12g；兼生虚热，体温在 37.6～38℃左右者，可加北柴胡 9～12g、地骨皮 9～12g。

经常容易呕吐的人，不可服大、小建中汤，以太甜故也。前人有呕家忌甘之说。

我曾用小建中汤随证加减，治愈过许多疑难病证。如过敏性结肠炎、肠胃神经官能症、肠功能紊乱、顽固的溃疡病、年久难愈的腹痛等。今举两个治愈病例如下，以供参考。

例 1：李某某，男，45 岁，1975 年 10 月 16 日某大医院会诊病例。患者于 1969 年开始脐右上腹部阵发性疼痛，约 1 个月发作一次。因右下腹部也痛，故于 1972 年做了阑尾切除手术。术后，发作性右上腹部疼痛未能解除。今年开始，发作时伴有发烧（体温 38～39℃），白细胞增高，用抗生素治疗，对发热、白细胞升高有效，但对腹痛无效。今年5～6月，曾住院检查，出院诊断为右上腹痛待查，胆石症？胆道感染？痛部固定，舌苔正常，脉象略弦滑。诊为脾胃经气滞血瘀。治以温经、行气、活瘀。用小建中汤加味：桂枝9g，白芍18g，炙甘草6g，生姜3片，大枣4枚，饴糖（分冲）30g，吴茱萸4.5g，当归9g，红花9g，桃仁6g，五灵脂9g，香附9g，木香9g，10～20剂。

二诊（1975年12月4日）：腹痛减轻，未用抗生素，只服中药，舌脉同前。因有按时发作之状，故在上方中加柴胡12g、草果9g、常山4.5g。10～20剂。此后病情渐渐减轻，发作时也不必休息。共服90剂，病痊愈。为了巩固疗效，用此方减常山，加党参、黄芩、青皮、槟榔，用蜜、饴糖各半，炼蜜为丸，每丸9g，每次服1丸，每日3次。此后，病未再作。

例2：郑某某，男，45岁，1965年9月25日初诊。多年来便秘，大便如羊矢，数日一行，脐周经常隐痛，食纳少，失眠。西医院诊断为肠功能紊乱。腹部喜暖。舌尖红，脉象细。辨证为中阳不运，肠道血虚。治以温中养血。处方以小建中汤加味：桂枝5g，生白芍15g，全当归10g，瓜蒌30g，炙甘草4.5g，桃仁泥10g，火麻仁6g，饴糖（分两次兑入）60g。4剂。

二诊（1965年9月30日）：药后大便每日1次，不像以前那样干燥，脐围仍有隐痛，舌苔薄白，脉象较前活泼。再投上方6剂，加元胡末2g，分两次随汤药冲服。

三诊（1965年10月9日）：大便已能保持每日1次，不甚干，脐围尚隐痛，食纳同前，睡眠有好转，舌苔已正常，脉象细缓。再加减前方：桂枝6g，生白芍20g，全当归10g，全瓜蒌30g，炙甘草4.5g，桃仁泥10g，火麻仁7.5g，饴糖（分冲）60g。6剂。

四诊（1965年10月16日）：大便每日1行，有时2次，基本成条状，已不干燥，脐腹痛未再发作。食纳增加，睡眠好转，舌苔正常，脉略细。再投上方（去桃仁泥）6剂，而收全功。

14. 四　逆　汤

（《伤寒论》）

◇ 提要

四逆汤
四逆加人参汤
白通汤
通脉四逆汤
比较四逆汤、
　　理中汤、
　　吴茱萸汤
比较四逆汤、
　　回阳救急汤
比较四逆汤、
　　四逆散

制附子9～15g　干姜9g　炙甘草12g　水煎服。（剂量参考了高等中医院校教材《方剂学》）

此汤为回阳救逆之要剂。主用于阳气衰微，阴寒内盛，四肢厥逆冰冷，畏寒蜷卧，下利清谷，腹痛，口不渴，或兼见干呕、咽痛，或大汗亡阳，脉沉微细欲绝者。近人用它抢救休克，全身冷汗，体温下降，血压测不到，脉搏触不到，或似有似无等症。

经云：寒淫于内，治以甘热。又说：寒淫所胜，平以辛热。故本方用附子大辛大热之品，温经济阳，以救欲绝之阳为主药；辅以干姜辛热之品温中散寒，助附子振发阳气，姜、附同用，相得益彰。更佐以甘温补中阳之甘草，鼓发胃气，并能缓调姜、附之烈性。三药相合，而为甘热回阳、辛热救逆之剂。取附子之热、干姜之辛、甘草之甘而为治也。

本方加人参10g，名**四逆加人参汤**，治大吐大泻后，身恶寒，脉微欲绝，又出现下利，急以此汤温经回阳，益气生津。

本方去甘草，加葱白4茎，名**白通汤**，治阳虚寒盛下利，脉微，阳气不能通达之证。

本方加重干姜（改为12～18g），名**通脉四逆汤**，治阳虚寒盛，下利清谷，手足厥逆，里寒外热，身反不恶寒，面色红赤，或腹痛、或干呕，或咽痛，或利，脉不出等症。面赤者可再加葱9茎；腹中痛加白芍18g；呕者加生姜10g；咽痛者加桔梗3g；利止脉不出者加人参（益气行血）。

30多年前，曾有些大医院把人参、附子、干姜做成注射液，名“参附姜注射液”，用于抢救休克、心衰，有良好的作用。

四逆汤、理中汤、吴茱萸汤皆治阳虚吐利之证。但四逆汤的主证为厥，理中汤的主证在利，吴茱萸汤的主证在呕。同中有异，不可不辨。

四逆汤与回阳救急汤（附子9g、干姜6g、肉桂3g、人参6g、白术9g、茯苓10g、陈皮6g、炙甘草4.5g）相比较：前者主治阳虚寒盛四肢厥逆之证；后者回阳救逆之力更大，主治寒邪直中三阴或吐泻亡阳，阴寒较重，呕吐较轻，正气欲脱者。

四逆汤与四逆散（柴胡、芍药、枳实、炙甘草）均治手足厥逆。四逆汤主治阳虚不能温煦四末之厥逆；四逆散则治肝郁气滞，表里不和，热邪内郁，气机不能通达四肢之厥逆，故治以和解表里，舒肝理脾之法，与四逆汤法截然不同，不可混淆。

真热假寒之证禁用四逆汤。

15. 当归四逆汤

（《伤寒论》）

提要

当归四逆汤

比较当归四逆汤、四逆汤

当归 9g　桂枝 9g　白芍 9g　细辛 6g　炙甘草 6g　通草（古亦称木通）6g　大枣 8 枚　水煎服。（原方中细辛用量同桂枝）

主治厥阴伤寒，风寒中于血脉，手足厥寒，脉细欲绝之证。此为阴血内虚，不能荣于脉。阳气外虚，不能温于四末，故手足厥寒，脉细欲绝。本方以当归辛温，养血通脉为主药；以桂枝通经络、祛风寒，白芍养阴血、和营卫，共为辅药；细辛散血分之寒，通草利九窍、通血脉，共为佐药；大枣、甘草甘味益脾，补虚生血，为使药。

今人也用此汤治疗寒邪侵袭，痹阻经络，而致肌肉、关节疼痛，以及动脉炎而无脉等症，不少报道称疗效较好。

四逆汤所治之厥逆，是阳虚不能温达四末，故治以回阳救逆；当归四逆汤所治之厥逆，是血虚不能温达四末，故治以养血通脉。由此我们也可进一步领悟，仲景先师的四逆汤类方，均有附子、干姜，唯独当归四逆汤中不用姜、附，是因诸四逆汤主治阳虚阴盛之证，故须用姜、附；当归四逆汤主治阴血虚甚，乃由阴及阳之证，故不用姜、附。

我曾用当归四逆汤加减，治疗雷诺病，取得了理想的疗效。其经验方如下，供参考：

桂枝 12～20g，赤、白芍各 12g，当归尾 10g，细辛 3～5g，炙山甲 6～9g，红花 10g，片姜黄 9～12g，通草 6g，路路通 10g，白芥子 6～9g，桃仁 10g，熟地黄 20g，麻黄 6g，后二药同捣，水煎服。

第一二煎药汁混合，分两次服。将药渣放到小盆中再煎，俟不太烫时，把两手浸泡药水中至药水不热，即弃之。每日 1 次。如此治疗 1～3 个月。

16. 真　武　汤

（《伤寒论》）

提要

真武汤

比较真武汤、小青龙汤

附子 9g　茯苓 15g　白芍 9g　白术 6～9g　生姜 9g　水煎服。

主治少阴病，二三日不已，至四五日，腹痛，小便不利，四肢沉重，自下利者。此为少阴阳虚，内有水气所致。其人兼咳（加五味子 9g、细辛 5g、干姜 5g）、兼呕（去附子，再加生姜 3g 连前成 12g）、兼下利（去白芍，加干姜 6g）。若小便通利者可去茯苓，此为无水。

本方也用于伤寒太阳病，发汗，汗出不解，其人仍发热，心下悸，头眩，身瞤动，振振欲擗地（不能安卧）者。此为真气内虚，又出汗亡阳所致，急用此汤助正气温经而复其阳。

肾主水，此汤专入肾，故名真武（古称北方之神为真武，北方属水）。肾气内虚，不能制水，故以此方主之。方中以茯苓为主药，白术为辅药，二药入脾走肾，补土利水，伐肾邪而疗心悸；白芍酸平，敛阴和阳而益脾，为佐药；附子、生姜辛热，温经散寒，并补真火而逐虚寒，为使药。

在《伤寒论》太阳病中，小青龙汤与真武汤皆用于兼有水气的患者。但小青龙汤是治表未解有水气，内外皆实之证；真武汤则主治表已解有水气，内外皆虚之证。

近人常用小青龙汤随证加减治疗肾炎水肿难消，尿中蛋白＋＋～＋＋＋的患者。我曾用此方合越婢加术汤随证加减治疗一中年女性慢性肾炎尿毒症患者，不但使症状和尿中蛋白消除，而且尿素氮从17.85mmol/L降到正常范围，病人精神、气力、体重均增加，取得了满意的疗效。经验方如下：茯苓30g，苍术10g，生姜12g，炒白芍10g（腹不痛、不急躁者可不用），生麻黄6～10g，生石膏（先煎）30g，猪苓20g，泽泻25g，车前子15g，冬瓜皮40g，制附片6～10g，水煎服，每日1剂，分2次服。腰痛者可加川续断20g、牛膝15g、泽兰15g；身畏冷者加重附子（9～10g），无明显肾阳虚症状者可去此药；小便镜检红细胞满视野者，可加生茅根30g、黄柏炭12g、小蓟20～30g；舌苔白厚而腻者加藿香10g、佩兰10g；呕吐者去附片加半夏9～12g，另用玉枢丹1～2g（分两次冲服）。

17. 四　神　丸

（《校注妇人良方》）

补骨脂120g　五味子60g　肉豆蔻（面煨去油）60g　吴

茱萸 120g　生姜 120g　红枣 49 枚

附注：《证治准绳》一方，吴茱萸为 30g，大枣为 100 枚。供参考。

上药共为细末（姜、枣除外）。用水一碗煮生姜、大枣，枣熟去姜，煮水干，取枣肉和药末为丸如梧桐子大，每服 50 丸，食前服。近人服法，每次 6～9g，用温开水送下，1 日 2 次。

本方药味精练而疗效确切，是治疗肾脾两虚而致五更泄（鸡鸣泄）和肾虚久泻的常用方剂，也用于治疗脾肾虚寒之饭后迟消、腹部冷胀、腰腿酸软等症，但主要用于脾肾虚泄。药店中有该药成品出售。今人常据此方随证加减改为汤剂使用。方中以补骨脂辛苦大温，补肾壮阳，暖丹田，固下元，为主药；五味子酸温补肾，敛精强阴，此药虽具五味，但其最酸，酸则能敛，敛极则具收藏之性，故用本品收肾中耗散之气，以助脾阳，为辅药；肉豆蔻辛温调中，固脾涩肠，兼能行气，为佐药。以吴茱萸辛热温中而止腹痛，理气开郁而兼调肝，其性既善上，能鼓舞胃气上腾，又善暖下焦，温肝肾而止腹痛，作为使药。更以姜、枣为引，辛甘合化，益脾调中。药味虽少而止虚泻之效甚宏。古人治泻有健脾不如补肾之说。此方既补肾又健脾，主辅佐使配伍精当，故疗效显著。

我常用此方合附子理中丸方随症加减，用于治疗现代医学诊断的慢性痢疾、慢性结肠炎、溃疡性结肠炎等病表现为虚证泄泻者。兹介绍经验方及加减法如下：

补骨脂 9～15g，五味子 6～9g，肉豆蔻 9～12g，吴茱萸 6g，炒白术 10g，茯苓 12～20g，制附片 6～10g，干姜 6g，广木香 10g，炒枳壳 6～10g，川黄连 6～9g，党参 10g，水煎服。每日 1 剂。

大便带血者，去干姜、附片，加黄柏炭 12g、地榆炭 15～

30g、槐花炭10g、防风5～6g；大便带有似脓样的黏液者，去干姜、枳壳，加炒白芍12～20g、苍术10g、炒黄柏10g、生熟薏苡仁各15g；大便带少量脓血反复不愈者，去干姜、党参、附片、枳壳，加当归6～10g、白芍15～20g、生薏苡仁30g、地榆炭30g、防风6g、赤石脂12～18g、川续断炭15～30g；腹胀、腹部隐痛、食欲不振者，去党参、黄连，加陈皮10g、生麦芽12g、乌药12g、元胡10g，改枳壳为焦槟榔10g；脐周经常隐隐作痛，肠鸣似流水声，去枳壳、党参、黄连，加桂枝9g、白芍18g、饴糖（分冲）30g、泽泻20g、猪苓20g；腰痛腿软、疲倦乏力者，去枳壳，加川续断15～20g、炒杜仲12g。

今举治验病例，以供参考。

张某某，男，33岁，1958年3月13日初诊。4个多月前，因大渴而暴饮水并吃水果而致腹泻，每日大便4～5次，时有腹痛、腹胀，经服西药治疗，虽能减少大便次数，但停药即复发，缠绵数月不愈。现在每日清晨4～5时许即肠鸣、腹泻，食纳减少，心慌身倦，小便略少但不黄，腹部喜热熨，面色欠泽，舌苔微白，脉象左手沉滑，右手沉细，两尺脉弱，右尺明显。据此脉证，诊为脾肾两虚而致的五更泄泻。治以健脾化湿、温壮肾阳、补火生土之法。处方如下：党参12g，白术9g，茯苓12g，炙甘草6g，补骨脂10g，五味子6g，肉豆蔻6g，制附片5g，吴茱萸6g，肉桂3g，炒山药9g，干姜5g，炒薏苡仁9g，3剂。

进上药后，诸症减轻，精神好转，清晨已不泄。服此方10剂后，不但泄泻停止，并且体力增加，食纳旺盛，工作效率提高。又投3剂以除根，泄病痊愈，高兴而去。

本方主治脾肾虚寒证的泄泻。内有湿热蕴结者，禁用本方。

18. 半 硫 丸

（《太平惠民和剂局方》）

半夏（为细末）120g　硫黄（明净质佳者，为细末）120g　生姜适量

古代治丸法：上药用生姜自然汁同煮，入干蒸饼末捣和匀，放臼内杵数百下，丸如梧桐子大，每服15～20丸，食前空腹时，温酒送下，妇人醋汤下。

近代制丸法：上二药研为细末，用生姜120g打汁，和冷开水泛丸如绿豆大，每用3～6g，温开水送下。

本方主治老年人肾阳虚而致的大便秘结，中医称此为冷秘。年老肾阳不足，下元虚冷，火不生土，阴凝不化，大肠传导无力而大便不能顺利排出，遂成阳虚冷秘之证。古人虽亦说本方也可用于老年阳虚泄泻，但临床上主要是用于治疗老年人阳虚冷秘之证。

本方主用硫黄补命门真火，热壮肾阳。前人称本品为火之精，把它与大黄并称为“将军”（大黄苦泻之力雄，硫黄热补之力伟）。老年人真阳衰惫，下元火微，肾阳虚弱，火不生土，中运无力，故大肠传导失序，糟粕停滞不下而大便虚秘不通。方中取硫黄热补命火，并且热而不燥，又配以半夏和降中焦之气使谷气下行，水谷糟粕随肾气温壮、真阳充盛，主下元、司二便的功能加强而从浊道排除。故本方主治真阳虚衰、下元虚冷所致的虚秘、冷秘。

硫黄用量：一般在丸药中可用1.5～3g。近人多在汤药中加半夏6～12g，另用硫黄粉1g（分冲）。总之，用量不可过大。

注意：用硫黄时，要用猪大肠一段，洗净，装入硫黄30g，扎紧口，放锅内煮烂，约煮5～6小时。取出去肠，把硫

黄晾干为末用。或把硫黄为粗末，放入豆腐块的中心，用布条合定，煮 5～6 小时，取出晾干，研细末使用。

服用硫黄时，忌食各种禽兽的血，如猪血、牛血、鸡血、羊血等。

19. 暖 肝 煎

（《景岳全书》）

当归 6～9g 枸杞子 9g 茯苓 6g 小茴香 6g 乌药 9g 肉桂 3～6g 沉香 3g 生姜 3 片 水煎服。如寒甚者加吴茱萸 6g、干姜 6g，再甚者加附子 6～9g。

本方主用于肝肾阴寒，小腹疼痛，疝气偏坠、睾丸疼痛等病证。注意，辨证属肝肾虚寒者才能使用，如系湿热下注而致的睾丸红肿热痛者，忌用之。

方中以当归养血补肝，枸杞子温阳补肾，为主药；配以肉桂助肾阳，小茴香暖肝理气治疝，为辅药；再佐以乌药顺逆气而治疝，茯苓祛湿，生姜散寒；使以沉香，引气归肾而达温肾暖肝、行气祛寒之效。中医理论认为，肝主七疝，凡各种疝气，均宜从肝入手论治，结合寒、热、水、癞、狐疝等不同，随证选方。本方专为肝肾阴寒而致的寒疝偏坠、睾丸胀痛、牵引小腹疼痛、见暖则舒缓、或兼尺脉沉弦而迟缓等病证而设，实为温肾祛寒，养肝理气之方，因肝主疝，故名暖肝煎。

我常用此方加炒橘核 9g、炒川楝子 9～12g、炒荔枝核 9g、青皮 6～9g、吴茱萸 6g，去沉香加广木香 6～9g，腹痛明显者再加白芍 9～15g，用于治疗慢性睾丸炎，经中医辨证属肝肾虚寒、下焦气滞者，每取良效。只要辨证准确，不要因有“炎”字而不敢用温肾暖肝、行气治疝之品。如再加香附、元胡对妇女行经时少腹、小腹攻窜疼痛者，也有良效。

20. 五 苓 散

（《伤寒论》）

提要

五苓散
四苓散
猪苓散
茵陈五苓散
春泽汤
桂苓甘露饮
胃苓汤
比较五苓散、猪苓汤

茯苓24g 猪苓24g 白术24g 泽泻48g 桂枝15g 共为细末，每次服3～5g，温开水送下，一日3次；或用15～20g，煎汤去滓服。服后饮热水，温覆出微汗。近人多改为汤剂，水煎服。

本方功能化气利水，健脾祛湿，主治伤寒太阳证病人，内停水湿，服发汗剂后，表证未解，头痛发热，湿热之邪入里，内蓄于太阳之腑——膀胱，而小便不利，渴欲饮水，水入即吐，脉浮；及水湿内停而致的水肿、小便短少，或水湿泄泻、尿少等证。近代也常用于肾炎水肿、胃肠炎吐泻、传染性肝炎等病小便不利者。

本品为利水之剂，近代动物实验证明它有利尿作用。方中以泽泻咸寒，入水腑，胜结热，为主药；以二苓淡渗利湿，通调水道，下输膀胱以泻水热，为辅药；用白术健脾燥湿，助土以制水，为佐药；用桂枝之辛温，宣通阳气，助全身气化，蒸化三焦以利水，为使药。五药相伍，不但可治膀胱停水、小便不利之里证，而且同时能解停水发热之表证。无表证者，也可改桂枝为肉桂 3～5g。

我常用五苓散加黄芩 9g、黄连 9g、黄柏 9g、生地黄 9～15g、木通 6g，治疗下焦湿热所致小便频数、不利，尿道不痛，口渴但不欲多饮，舌苔黄腻，查尿常规阴性者。也常以上方去桂枝，加柴胡 10g，用于治疗泌尿系感染属于下焦湿热证者。如小便时疼而带血者，再加小蓟炭 30g、茅根炭 30g、瞿麦 15g，黄柏改为黄柏炭 12g。

我也用五苓散合六味地黄汤，重用生地黄（40～50g），改桂枝为肉桂 1～3g，加生石膏 30～40g、葛根 15g、天花粉 15g，用以治糖尿病消渴引饮者，不但能止渴，并且能使血糖和尿糖降低。

五苓散去桂枝，名**四苓散**，主用于不恶寒发热，口渴，小便不利者。

五苓散去桂枝、泽泻，名**猪苓散**，治呕吐病在膈上，思饮水者。

五苓散加茵陈，名**茵陈五苓散**，治湿热发黄，表里不实，小便不利者。

五苓散加人参，名**春泽汤**，可助气化以生津液，故曰“春泽”，治体虚无大病而口渴，或大病愈后口渴者（有的加甘草）。

五苓散改桂枝为肉桂，加生石膏、滑石、寒水石，为末服，名**桂苓甘露饮**，能清六腑之暑热，化气利湿，治中暑受湿，头痛发热，烦渴引饮，小便不利。

五苓散合平胃散，名**胃苓汤**，治伤湿停饮、食滞腹痛、中暑泄泻、口渴、小便不利等症。

总之，本方为利水祛湿之剂，古今以本方加减变化者甚多，全在医者临床时，神而明之，灵活掌握，不一一赘述。

猪苓汤（猪苓、茯苓、阿胶（烊化）、滑石、泽泻，水煎服）与五苓散皆为利水之剂。但猪苓汤主治水热互结，内热伤阴而致的发热、渴欲饮水、小便不利，及少阴证下利，六七日，咳而呕渴，心烦不得眠，或血淋、尿血属阴虚有热者，偏重于治阳明、少阴二经水热已伤阴之证；五苓散偏于治太阳经水热，有表里证，未伤阴者。若阳明病，出汗多，口渴引饮者，二汤均不可用，以免利尿重亡津液。

21. 五　皮　饮

（《澹寮方》）

提要

五皮饮
五皮散
五皮饮
五子五皮饮

陈皮　茯苓皮　桑白皮　大腹皮　生姜皮各等分（适量）水煎服。

此方为治皮水（比较浅表的水肿）之剂，是比较轻巧的利水消肿药方。主治头面四肢水肿，小便不利，心腹胀满，上气喘促，以及妊娠水肿等症。

《黄帝内经》说：诸湿肿满，皆属于脾。方中以陈皮芳香化湿，理气和中、醒脾，为主药；茯苓皮淡渗利湿，健脾调中，为辅药；桑白皮泻肺行水，以治水之上源，通调水道，下输膀胱，大腹皮行气消胀，气行则水行，共为佐药；

生姜皮辛散，通行全身而散水气，为使药。水湿得利，水肿自消。本方主治皮水，故全方药物皆用皮，寓有以皮走皮之意。药品用量较轻，所治的水证也较轻，临证时可酌情进行加减。

《太平惠民和剂局方》在本方中去陈皮、桑白皮，加五加皮、地骨皮，名**五皮散**。《麻科活人全书》在本方中去桑白皮，加五加皮，亦名**五皮饮**。五皮散和五皮饮治证差不多，临证时，可参考选用。

我常用本方，把茯苓皮加至 30g，大腹皮加至 15g，再加生麻黄 6～12g、生石膏（先煎）25～35g、苍术 6～9g（越婢加术汤的精神）、冬瓜皮 30～40g，用于治疗肾炎水肿，每获良效，请试用。

我也常用本方改茯苓皮为 30～45g、大腹皮为 15g，另加炒苏子 9g、炒莱菔子 9g、葶苈子 9g、槟榔（又名大腹子）9～12g、水红花子 9～12g，命名为**五子五皮饮**，用于治疗水臌（包括早期肝硬化腹水、心脏性腹水等），对消除腹水有较好效果。有时还加冬瓜皮 40g、抽葫芦 30～40g、广木香 6g、香附 10g，以加强行气消胀之力。

22. 八　正　散

（《太平惠民和剂局方》）

提要

八正散

比较八正散、五淋散

瞿麦　萹蓄　车前子　滑石　栀子　甘草　木通　大黄各

100g 为粗末，每服15g，加灯心草1g、竹叶3g，水煎服。

以上为原方用法，近代医家多以八正散方作为汤剂服用，常用量如下：瞿麦9～12g，萹蓄10～15g，车前子（布包煎）9～12g，滑石9g，栀子6～9g，生甘草梢3～5g，木通6g，酒大黄3～5g，灯心草1g为引。

本方功能清热泻火，利水通淋，以泻利下焦湿热为主。主治湿热下注，蓄闭于膀胱，小便赤涩，尿频疼痛，淋沥不畅，小腹胀满，口燥咽干，淋痛尿血，大便干燥。甚至小便癃闭疼痛。

现代多用此方治疗急性泌尿系感染、膀胱炎、急性肾炎、尿道炎、肾盂炎、泌尿系结石等症。

方中瞿麦清心热，利小肠与膀胱湿热；萹蓄清利下焦湿热，降火通淋，共为主药。木通导心经湿热由小便而出；车前子利水通淋，兼能益肾，使利水而不伤肾阴，共为辅药。栀子兼清三焦之火，使由膀胱而出，使全方主治下焦而不专治下焦，上中二焦邪热清，三焦通利而主决渎水道之能才可执行无误；滑石利湿热兼能滑窍通淋，共为佐药。生甘草梢可直达前阴尿道，缓急止痛；大黄苦寒下行，泻火热从后阴谷道而出，共为使药。

我在临床上常用本方加金钱草30～40g、海金沙（布包）9～12g、炒鸡内金9～12g、冬葵子9～12g、牛膝6～12g，治疗泌尿系结石，常取到良好效果，能使结石排出。

我治疗急性泌尿系感染时，则加炒黄柏9～12g、炒黄芩9g、川黄连6g，加强清热解毒之力。体温高而感到时冷时热者，再加柴胡10g、金银花12g、连翘12g以和解表里。近代实验证明，此方有抗大肠杆菌、金黄色葡萄球菌等多种细菌感染的作用。

中医对湿热下注而呈现的尿频、尿痛、尿急、小便涩滞不畅、小腹坠痛等症称为湿热淋。患此病的患者，经实验室查尿，有的可诊断为急性泌尿系感染，有的可诊断为急性膀胱炎，但也有的查尿无异常。不论查尿结果是否有炎症，只要辨准是湿热淋，即可用八正散加减治疗，诊断为炎症者，可加黄芩、黄连等以加强清热解毒之力。

膀胱癌患者若出现湿热淋症状，并且常兼有尿血，也可用八正散加减治疗。一般可加入黄柏炭9～15g、川续断炭20～30g、小蓟炭30g、莪术3～5g、白花蛇舌草15～20g、琥珀粉（或三七粉）3g（分两次冲服）。疼痛重者，可加元胡9g和制乳、没各5g。

五淋散（茯苓、当归、甘草梢、赤芍、栀子）也常用于治疗淋病，但偏用于小便淋沥疼痛，时发时止，膀胱湿热壅滞而尿涩不利，大便正常，其症状较轻者。八正散则用于湿热化火，不但尿痛、腹痛严重，小便不畅，而且大便亦燥结不通者。

23. 茵 陈 蒿 汤

（《伤寒论》）

茵陈（先煎）20～50g　栀子（劈）6枚　大黄6g　水煎分3次服。

主治湿热黄疸（也称阳黄），症见全身发黄如橘子色，目睛发黄，其黄色鲜明，身热（或不热），口渴，腹部微满，小便不利而短赤，舌苔黄腻，脉数。本汤也可预防发黄，例如《伤寒论》中所说“阳明病，发热，……但头汗出，身无汗，齐颈而还，小便不利，渴饮水浆者，此为瘀热在里，身必发黄，茵陈蒿汤主之”。仲景指出“身必发黄”，可见尚未发黄，用此汤使阳明瘀热从小便而去，则可预防发黄，或减轻发黄。

方中以茵陈蒿苦寒清热、利湿退黄，为主药；栀子苦寒清三焦之热，并使从小便出而退瘀热发黄，为辅药；大黄下泄瘀热而除黄，为佐使药。三药共奏清热利湿退黄之功。

近代实验研究证明，本方有利胆和促进肝细胞增生作用，茵陈蒿还有利尿、降血压、平喘等作用。国外也有人对本方进行了动物实验研究，结果发现把茵陈、栀子、大黄三药分开单味投药时，没有明显利胆作用，只有按原方把三药配合起来用，才见到胆汁排泄大量增加，并且是量与质的排泄同时增多。

我在临床上常用此方治疗传染性黄疸型肝炎呈现阳黄证者。因本病常兼有右胁胀痛或隐痛、恶心口苦、不欲饮食等症，故常加柴胡6～9g、黄芩9g、半夏9g、炒川楝子9～12g、黄柏9～12g、车前子9～15g、焦三仙各9g，疗效极桂。

对早期肝硬化或肝癌早期出现的黄疸，本方也有效。我常加柴胡、香附、黄芩、半夏、片姜黄、郁金、厚朴、元胡等。黄疸重者，还加茯苓、车前子、白鲜皮。肝癌者再加莪术、生牡蛎、炒枳实、小金丹或西黄丸（另吞服）等，随证出入。

治疗阴黄时（多为肝硬化晚期，或其它肝胆病晚期患者），也可合五苓散同用，或再选用广木香、制附片、吴茱萸、干姜、党参、黄芪皮、车前子、大腹皮等，随证出入。

第5讲
清火、消暑、润燥的方剂

本讲谈清火方剂而不谈泻火，是因为在第六讲中另有攻下以泻火的方剂。但火之为邪，常为热之渐积极而化火，所以火热之属性实同，火轻者常称热，《黄帝内经》说“热者清之”；热重者即化火，火热盛时要清泻之。故后一讲所谈的泻火方剂，由于全书分类的关系，包括在攻下剂之中，未专提泻“火”之字，而本讲所介绍的清“火”方剂，实际上是有清火的、也兼有一些泻火的。

关于消暑方剂，由于暑病即夏季之热病，仲景先师称为中暍。后世又有阴暑、阳暑、暑月过食生冷而致吐泻等等不同，虽均为暍热之病，又不能概以清暑热之方治之，必须分别表里虚实、寒热温凉进行辨证论治，故本讲仅介绍一些有代表性的消暑方。

燥之为病，又有内燥、外燥、凉燥、温燥之分。《黄帝内经》有“燥者濡之”、“燥者润之”之旨。火热之邪也可致燥，故把润燥之剂，也放在本讲介绍。

1. 白 虎 汤

（《伤寒论》）

提要

白虎汤
人参白虎汤（白虎加人参汤）
苍术白虎汤（白虎加苍术汤）
白虎加桂枝汤

知母 18g 生石膏（先煎）35～40g 甘草 6g 粳米 6g

本方原为治疗伤寒病，发汗后，大热不解，多汗出，不恶寒，大渴能饮，脉洪大而表现为阳明经证的主方，后世多用于治疗各种高热性疾病，以及一些具有高热的传染性疾病出现身发高热，虽出汗很多，但身热仍不退，口大渴，喜多饮冷水，脉象洪大有力，不恶寒，反恶热，不欲盖衣服，面红，舌苔黄，尿深黄等症状者。在上个世纪 50 年代曾以本方或白虎加人参汤为主，随证加减用于治疗流行性乙型脑炎（暑温），取得了良好效果，一时传为佳话。

本方的配伍，前人是根据《黄帝内经》热淫于内以苦发之的治则精神，取知母苦寒大清肺胃之热，且能益津液，为主药；以生石膏之辛寒，大清阳明经弥漫之热，为辅药；又据热淫于内佐以苦甘的经旨，以甘草味甘调中散热，调和百药，为佐药；再以粳米之甘味保护胃气为使，合甘草以配知母，不但能缓中益气（热则伤气），并能监制石膏、知母之寒，则既能清热、生津，又能护胃气而不伤中焦。

本汤的煎服法是先煎生石膏约10分钟，然后加冷水，使汤不烫后，将余药及粳米加入，煮至米熟则汤成。第一煎煮取约200ml，再加冷水煮取约200ml。将两煎的药汁混合后平分为2杯，每次服1杯，一日服2次，必要时也可服3次，甚或昼夜服4次（2剂）。

“白虎”在中国古代代表西方，中医学中西方又代表秋天，白虎汤的意思，是说人身热邪太盛时，犹如夏天暑热炽盛之时，刮来一阵清凉的秋风（指服了白虎汤），暑热顿时消散。故取“白虎”为汤名，言其具清热之性。所以本方用于治疗高热性疾病，效如桴鼓，立竿见影。有的医家在治疗重病时，把生石膏加至60～90g甚至120～150g，而收救死回生之效。但是临床医家也必须熟记白虎汤的禁忌证，否则会造成“下咽则毙”之祸。后世医家在治疗温热病的气分证时，也主以白虎汤治疗，效果也非常好。为禁止医家滥用此方，著名的《温病条辨》第九条特写出“白虎四禁”以告诫后人不可误用之，云：“白虎本为达热出表。若其人脉浮弦而细者，不可与也；脉沉者，不可与也；不渴者，不可与也；汗不出者，不可与也。常须识此，勿令误也。”

前人另有白虎汤戒，也录之供参考。“白虎汤乃大寒之剂，若非大热多汗，渴饮水者，不可服也。若表证不解，无汗而渴者，又不可服也，只属猪苓汤。”又曰：“无汗喜渴而脉单浮者，勿投白虎。”

关于本方的方解与配伍关系，后人又有新的解释，与前人不同，可见通过长期的临床实践，中医药学理论是会不断补充和发展的。例如《医宗金鉴·删补名医方论》对白虎汤的注解认为：“石膏辛寒，辛能解肌热，寒能胜胃火，寒性沉降（清内），辛能走外（散热），两擅内外之能，故以为君。知母苦润，苦以泻火，润以滋燥（大热汗出必伤阴津），故以为臣。

用甘草、粳米调和于中宫，且能土中泻火，作甘稼穑，寒剂得之缓其寒，苦药得之平其苦，使沉降之性皆得留连于味也。得二味为佐，庶大寒之品无伤损脾胃之处也。煮汤入胃，输脾归肺，水精四布，大烦大渴可除矣。白虎为西方金神，取名以汤，秋金得令而炎暑（大热）自解矣。”近代医家及近代方书，多遵此说。并且近人研究，粳米在汤中煮熟时，还能混悬石膏的粉末，可增强清热的作用。总之，前人认为本方以知母为君，后世渐渐认为应以石膏为君。我也同意石膏为君之说。尤其在近代著名医家张锡纯先生指出石膏必须用“生”石膏以来，近代医家多喜用生石膏，在临床上确实提高了疗效。我在临床上用石膏内服时，都用生石膏，并且要把生石膏打碎（或为末）先煎，如用量很大时，还常佐以葛根升发阳明清气，以免石膏寒抑中阳，每取得优异的疗效。

在适应证方面，古人尚有“仲景白虎汤三证”之说，今录之于后，以供参考。①“伤寒脉浮滑者，必里有热，表有邪，白虎汤主之。”（按：《伤寒论》原文“表有热，里有寒”为传抄之误，今改正之，寒字亦改为邪字）②“伤寒，脉浮而厥者，里有热也，白虎汤主之。”③“三阳合病，腹满身重，难以转侧，口不仁而面垢，遗尿谵语，发汗则谵语，下之则额上生汗，手足逆冷，若自汗出者，白虎汤主之。”

《温病条辨》也有白虎汤证3条，亦录之供临床时参考。①“太阴温病，脉浮洪，舌黄，渴甚，大汗，面赤恶热者，辛凉重剂，白虎汤主之。”②“形似伤寒，但右脉洪大而数，左脉反小于右，口渴甚，面赤，汗大出者，名曰暑温，在手太阴，白虎汤主之。”③“手太阴暑温，或已发汗，或未发汗，而汗不止，烦渴而喘，脉洪大有力者，白虎汤主之。”

以上的适应证，如辨证准确，投服白虎汤可以出现往往连医生也不可思议的特殊效果，实令人叹服。

我在临床上遇有病情严重的“高热待查”、系统性红斑狼疮高热、风湿热高热、细菌感染用抗生素无效的高热、流行性乙型脑炎等患者，经过辨证，认为是白虎汤证者，往往投大剂白虎汤随证加减而退热。

但近人有的用白虎汤煎剂做动物实验，却看不到有明显的退热作用，可见对白虎汤的治疗机制尚需进一步研究，同时也说明，不要简单地把白虎汤看成是退热剂，应从整体观和中医的证候学中去探求其疗效机制。

本方加生晒白人参 6～9g，名曰**人参白虎汤**或**白虎加人参汤**，主治白虎汤证大烦渴、饮水多、脉洪数者；或暑热发渴脉虚者；或太阴温病，脉浮大而芤，汗大出，微喘，甚至鼻孔煽动者。总之，本方主用于白虎证见热邪伤正，大汗出、大渴引饮而脉现虚芤之象者。

本方能益气生津，清消暑热。

本方加苍术 9g，名**苍术白虎汤**或**白虎加苍术汤**，用于伤暑湿胜发为湿温，发热身重，汗出热不退，脉沉滑细者。

记得在 1957 年时，石家庄名医郭可明先生在北京运用白虎汤和人参白虎汤随证加减，治疗流行性乙型脑炎取得良好效果，1958 年我们在北京也运用白虎汤加减治疗乙脑，有的效果不佳，身热缠绵不退，舌苔白腻，后来请蒲辅周老先生会诊，蒲老指出今年多雨多湿，应再加苍术，后来我们改用苍术白虎汤加减，取得了良好效果。可见方剂的随证加减，非常重要。

本方加桂枝 9g，名**白虎加桂枝汤**，仲景先师用本方治疗温疟，病发时发热而不恶寒，骨节疼痛，时呕者。

我曾治一患者，长期以来，定时发烧，体温可高达 39℃，虽经几家医院检查，都以“发热待查”出院，未能确诊。我观其发热时间均在下午 2 时左右开始，至晚上 9 时左右热甚，体温可达至 39℃，至夜 12 时则汗出身热渐退。仔细询问仅在刚发热时微恶寒，几分钟即无，以后则但热不寒，诊其脉象弦数有力，故按温疟的治法，用桂枝白虎汤加柴胡、草果、黄芩、焦槟榔、青蒿等，进10剂而愈。

我在临床上应用白虎汤时，对生石膏的用量，随患者病情轻重及体质强弱、年龄大小而临时酌定。一般成人常从25～30g起始，有时用40g、45g，甚或用到50、60、80g。用30g以上时，常佐用葛根10～15g，以免寒抑中阳。小儿及妇女产后，则不可用量过重。

2. 凉 膈 散

（《太平惠民和剂局方》）

连翘二斤半（四十两） 酒浸大黄二十两 朴硝二十两 甘草二十两 炒栀子十两 炒黄芩十两 薄荷十两 以上共为粗末，每服二钱，加竹叶七片、生蜜少许，水煎去滓服。

以上为宋代原方的配制和煎服法。近代医家常将本方改为汤剂煎服。我在临床上常用的凉膈散处方如下：连翘12g，炒黄芩9g，炒栀子6～9g，酒军5g，生甘草3g，薄荷（后下）5g，竹叶3g，水煎两次去滓，取汤沉淀，去掉泥渣，再放入芒硝6g、蜂蜜1匙，上火微沸，分两次温服。

本方主治上中二焦火热炽盛而出现的烦躁口渴、目红面赤、胸膈烦热、唇焦干裂、口舌生疮、咽喉疼痛、大便秘结、小便黄赤、身热出汗、鼻齿衄血、小儿热惊瘈疭、舌苔黄褐、脉数有力等症。

方中以连翘、芩、栀、竹叶、薄荷，升散清宣于上焦，并寓“火郁发之”的精神；火郁又可生毒，连、芩兼能解毒；以大黄、芒硝等斩将夺关、猛利推荡之品，泻其中焦火热，使上下升降通利，胸膈之热自清；因芒硝、大黄之力猛，恐其下降太速，膈热未能彻除，故又取甘草、蜂蜜之甘味以缓之，藉缓行而把上中二焦之火热彻底清利。本方的组织，非常符合《黄帝内经》所说“热淫于内，治以咸寒，佐以苦甘”的治则。

我常用此方去芒硝加生地黄15g、玄参15g、射干10g、板蓝根10g，用于治疗急性扁桃体炎。初起兼有表证者，不用生地黄，再加荆芥10g、金银花12g；大便干秘，数日不行者，仍可用芒硝。每取良效。

治疗上焦毒火炽盛而见牙痛齿衄、口疮赤痛、咽喉肿痛、扁桃体红肿、颈淋巴结或颌下腺肿大压痛者，我常用本方加玄参20g、生地黄20g、牛蒡子10g、射干10g、板蓝根10g、金银花15g、生牡蛎15g，大便不秘结者去芒硝，效果良好。

本方加菖蒲、远志、青黛、板蓝根、全蝎，也可用于治疗中风、肝胃火盛、神蒙舌謇、半身不遂、大便秘结的患者。

凉膈散实为仲景方调胃承气汤加连翘、栀子、黄芩、薄荷等变化而成，可见所谓时方者，常由经方变化而来，不可认为凉膈散仅为宣通肠胃的时方而轻视之，尤其是本方对《黄帝内经》大旨的运用非常贴切，更值得深思。

3. 清瘟败毒散

（《疫疹一得》）

生石膏（先煎）30～90g　生地黄10～30g　乌犀角（磨服）6～12g　真川连5～12g　栀子9g　桔梗9g　黄芩9g　知母12g　赤芍9g　玄参12g　连翘9g　牡丹皮9g　鲜竹叶6g　甘草6g　先煮石膏数十沸，量药兑入冷水后，下诸药同煎。犀角和汁磨服。

此方为清代治热疫名医余师愚先生经验方，在其所著《疫疹一得》书中论之甚详。本方主治一切火热实证，表里俱盛，狂躁烦心，口干咽痛，大热干呕，谵语不眠，吐血衄血，热甚发斑等症。

方中生石膏、生地黄、乌犀角、真川连四药最为重要。原方注明："生石膏大剂六至八两，中剂二至四两，小剂八钱至一两二钱。生地黄大剂六钱至一两，中剂三至五钱，小剂二至四钱。乌犀角大剂六至八钱，中剂三至五钱，小剂二至四钱。真川连大剂四至六钱，中剂二至四钱，小剂一至钱半。"还特别指出："若疫证初起，恶寒发热，头痛如劈，烦躁谵妄，身热肢冷，舌刺唇焦，上呕下泄，六脉沉细而数，即用大剂，沉而数者即用中剂，浮大而数者用小剂。如斑一出，即加大青叶，并少佐升麻四五分，引毒外透。此内化外解，浊降清升之法。"

乌犀角一味，目前已禁止使用，故临床上多用水牛角代替，每剂药一般可用 30～60g，镑片，水煎服。如重症用大剂救急时，亦可每剂用 120～150g。入汤剂，须先煎 10 分钟。

方中生石膏的用量，确实大得惊人，有的医家不敢用，病家也不敢服，药店也不敢卖。但原书记载清乾隆年间，京都大疫，"九门出棺"，经大胆使用本方，"活人无算"，并说："遇有其证，辄投之，无不得心应手，数十年来，颇堪自信。"

上个世纪 50 年代，我曾参加北京治疗流行性乙型脑炎的工作。当患者确有恶寒发热、头痛如劈、大热干呕等症时，生石膏常用到 90～120g，有的用到 150～180g，确实收到了良好效果。可见用药必须对证，要求医者一定要辨证准确，药证恰当，即可起死回生。正如清代王士雄所说："盖一病有一病之宜忌，用得其宜，硝黄可称补剂，苟犯其忌，参术不异砒硇，故不可舍病之虚实寒热而不论，徒执药性之纯驳以分良毒。补偏救弊，随时而中，贵于医者之识病耳。先议病，后议药，中病即是良药。然读书以明理，明理以致用，苟食而不化，则粗庸偏谬，贻害无穷，非独石膏为然。"近人常用清瘟败毒饮治疗多种急性、热性传染病的重症，如流脑、乙脑、流行性出血热以及败血症、毒血症等，多有良效。可见不要因石膏用量重而不敢用此方，也不要猛浪滥用，关键在医者辨证准确，据证定方选药。

本方是由白虎汤、犀角地黄汤、黄连解毒汤、桔梗汤综合化裁而成的，是清热解毒、凉血益阴的重剂。据余氏自解说："重用石膏，直入胃经，使其敷布于十二经，退其淫热；佐以黄连、犀角、黄芩，泄心肺于上焦；牡丹皮、栀子、赤芍，泄肝经之火；连翘、玄参解散浮游之火；生地黄、知母，抑阳扶阴，泄其亢甚之火，而救欲绝之水；桔梗、竹叶载药上行，使以甘草和胃。此大寒解毒之剂，重用石膏，则甚者先平，而诸经之火，自无不安。"

本方确是清热解毒的复方重剂，用之得当，可有意想不到的效果，若误用之，也可误人性命。但从近些年来临床使用情况来看，多取得了良好效果，未见不良反应的报道。所以我认为这是一张疗效突出的良方，只要临床时细心辨证，斟酌好用量，多能取得佳效，不必过于害怕。我除以此方治疗上述诸症外，也曾用于治疗皮肌炎患者，因用特大量激素治疗后，高烧面赤，谵妄不宁，烦躁耳聋，目不识人，舌苔黄，脉数有力，辨证属阳明火热炽盛，治宜清热泻火，凉血解毒。用此方的精神，随证加减而转危为安。

4. 化　斑　汤

（《温病条辨》）

提要

化斑汤

比较化斑汤、清瘟败毒散

生石膏（先煎）30g　知母12g　生甘草9g　玄参9g

犀角6g　粳米1合　用水八杯，煮取三杯，日三服。渣再煎一杯，夜一服。犀角已禁用，可用水牛角代替，量要加大。

本方有清热凉血、滋阴解毒的功用，主治温病邪入营血，证见之高热口渴、身发红斑、神昏谵语、汗出、脉洪等。

中医学认为，疹属肺，斑属胃，阳明主肌肉。温病发斑为阳明邪热炽盛，入扰营血，故遍身肌肤出现红斑。本方用白虎汤大清阳明邪热；又加玄参之甘寒，凉血解毒，清营血之热，并能益肾水以制火；犀角咸寒，解毒清火，辟瘟疫，托毒外出。营血受热邪所扰，故心神不安。气分热清，营血毒解，温热发斑自愈，心神自安。

如素日肠胃有热，感受温邪之后，内外合邪，热盛入营，又兼肠胃积热，不但可见身热发斑，还可出现大便秘结，谵妄神蒙，甚则寻衣摸床，舌苔焦褐，鼻孔发煤，脉滑有力等症。此时则须再加生大黄6～9g、枳实9g、元明粉（分冲）6～9g，以釜底抽薪。里气得通，表气得顺，内泻外清，才能化险为夷。此时如只用化斑汤，则病重药轻，杯水难救车薪。故临床运用方剂，不可死板拘执，必须灵活掌握，随证变化。

我在本方中加生地黄15～20g、连翘12～15g、小蓟30g、忍冬藤30g、藕节炭20～30g，玄参改为15～20g，曾多次用于治疗白血病患者高烧不退兼见皮下出血者，每取良效。

方中的犀角，前些年常用犀角粉3～5g分2次随汤药冲服。也有时用羚羊角粉5～6g代替，以冲服为多，很少用煎剂。但犀角主清心火，羚羊角偏清肝火，均有清热解毒作用。现今犀角已被禁用而以水牛角代替，只能先煎，入汤剂。

本方与清瘟败毒散比较，本方清灵轻巧，双清气营之热，兼能凉血解毒，适用于温病发斑；清瘟败毒散则为清热解毒重剂，适用于瘟疫斑疹、暑温谵妄及各种传染病的高热重证。

5. 黄连解毒汤

(《外台秘要》引崔氏方)

◈ 提要

黄连解毒汤
栀子金花汤(丸)
三黄汤
二黄汤
比较黄连解毒汤、
　　大承气汤、清营汤
比较黄连解毒汤、
　　三黄汤、二黄汤、
　　凉膈散

黄连 12g　栀子 14 枚(约 9～10g)　黄芩 9g　黄柏 9g(用量是按古方比例酌定而成的)

本方名曰“解毒”,乃因中医学认为热极则为火毒或毒火,解毒即清泻极热之火邪。方中用黄连直泻心经毒火为主药,黄芩泻肺火为辅药,黄柏泻肾火为佐药,栀子通泻三焦之火从膀胱而出为使药。此方集中大苦大寒之品,为苦寒直折之药,能泻其盛极之火,而救被火烁之阴,主治一切火热狂躁,谵语不眠,面赤心烦,大热干呕,口燥咽干,血溢之吐血、衄血,热甚发斑,或服泻下药后,大便不实而热仍不退,及疮疡疔毒等。

黄连解毒汤、大承气汤、清营汤皆可用于治疗谵语狂躁。但黄连解毒汤适用于上、中、下三焦皆热,火热尚未集结于阳明之腑,毒火上扰,神昏谵语,狂躁烦乱,虽身热大便仍通畅，舌苔黄腻者；大承气汤则主用于热邪集结于阳明之腑，肠中有燥屎，大便秘结不通，数日不行，腹部硬满，邪热上扰神明，日晡谵语，甚则寻衣摸床，舌苔黄褐厚而少津之证；清营汤则适用于热邪入营，火热炽盛，神明受扰而谵语，身热为夜甚昼轻，大便不利，口反不渴，或身出红疹，舌质绛红者。

本方加生大黄，名**栀子金花汤**，可使三焦火热从大小便而出，适用于黄连解毒汤证兼有大便不通者。水泛为丸，名**栀子金花丸**，治同汤，可用于火盛而便秘者。我常用栀子金花汤加炒苏子9g、白前9g、炒莱菔子9g、全瓜蒌30g、紫菀12g、枇杷叶15g，治疗心肺有热之咳嗽、痰黄、口干咽燥，甚至痰中带血，舌苔黄腻，大便干燥者，效果很好。

本方去黄柏、栀子，加大黄，名**三黄汤**，用于治疗三焦实热，尚未酿成毒火，大便秘结者。

本方去黄柏、栀子，加甘草，名**二黄汤**，主治上焦火旺，头面肿，目赤肿痛，心胸、口鼻发热，或口舌面部生疮毒者。本方加甘草可使芩、连之性留连膈上，缓缓而下。

黄连解毒汤、三黄汤、二黄汤、凉膈散比较：黄连解毒汤治三焦毒火炽盛，大便通畅，苔黄仍腻（未伤阴津）者；三黄汤治三焦火热实证，尚未酿成毒火，大便秘结者；二黄汤治上焦火旺，面目红肿，口舌生疮，口鼻气热，大便通畅者；凉膈散治上、中二焦火盛，大便结实者。张洁古在凉膈散中去芒硝、大黄，加桔梗，治上、中二焦火热，大便通畅者，与二黄汤治上焦火热，大便通畅者，意义相仿。同是清热泻火之方剂，而其中又分上下、缓急、轻重不同，可见方剂的加减变化，治法的分合转化，实无穷尽。

我曾用黄连解毒汤加蒲公英30g、紫花地丁30g、板蓝根10g、金银花12g、连翘15g、白芷6～9g、桔梗5g，并随证稍事加减，治愈因服野菜中毒，头面红肿热痛，至颈而止，目不能睁，心烦不食，病势猛烈，大便尚通，舌苔黄厚，脉弦滑而数的患者。3剂药后，肿消红退而脱白皮，又加减前方调理两次，共三诊而愈。

6. 龙胆泻肝汤

(《兰室秘藏》)

◇ 提要

龙胆泻肝丸

比较龙胆泻肝丸、当归龙荟丸

比较龙胆泻肝丸、泻青丸

龙胆草 1g　柴胡 3g　泽泻 3g　车前子 1.5g　木通 1.5g　生地黄 1g　当归 1g　水煎服。

以上为李东垣原方，目前在临床处方时，多根据原方精神加大其用量。由于后世方书中所列的剂量，各有出入，并且还有加入黄芩、栀子的也名龙胆泻肝汤，故而把我用龙胆泻肝汤时常用的剂量列后，以供参考。

龙胆草 5～6g，柴胡 6～9g，黄芩 9g，泽泻 9g，木通 6g，生甘草 3g，竹叶 5g，生地黄 6～12g，当归 5g，有时加栀子 5g。

东垣原方本为治疗因饮酒湿热下注于下焦，前阴热痒臊臭等症而设。后世又加黄芩 9g、栀子 6g、生甘草 3g，用来主治肝胆湿热所致的胁痛口苦、耳聋耳肿、前阴湿热痒肿、尿赤溲血、筋痿（阳痿）阴汗、妇女黄带臊臭等症。

方中以龙胆草泻厥阴肝经之热，柴胡平少阳胆经之热，二药共泻肝胆之热为主药。辅以甘草缓其急且护胃。更以黄芩清泻中上二焦之热；泽泻、木通泻肾与膀胱之湿，大利前阴，为佐药。车前子利湿而不伤阴为使药。尤为妙者，是恐大队泻肝胆利湿之药伤肝阴，而少佐了归、地以养肝血，在泻肝之中设有补肝之品，又寓有战胜之后兼顾安邦之意。

近代医家也常以此方加减用于治疗急性传染性肝炎，出现肝胆湿热证者。有黄疸者，我常加茵陈15～30g、黄柏9～12g、生大黄3g(大便干结者可用5～9g)；上腹胀满者，加厚朴9g、枳实9g；食欲不振者，加陈皮6～9g、麦芽9g；肝区痛者，加炒川楝子9～12g、元胡6～9g;呕恶嗳气者，加半夏9g、苏梗12g、茯苓12g。

我最常用此方随证加减，治疗缠腰蛇（龙），即西医诊断的带状疱疹，能获得良好效果。在日本和美国讲学时，也遇到过此病患者，都能很快治愈。今简举两例仅供参考：

例1：在美国时会诊一位韩国中年妇女，半个多月以来，左胁肋部起红色疱疹，从左乳外下方向左腋下及肩胛下蔓延，起疱疹处有的约2cm宽，有的约4～5cm宽，烧灼疼痛，影响饮食及睡眠，舌苔略黄，脉弦，小便短赤，大便略干。证属肝胆湿热，蕴成毒火，发为缠腰蛇病。治以清利肝胆湿热，泻火解毒。龙胆泻肝汤加减：龙胆草3g，泽泻21g，车前子9g（布包），木通9g，柴胡9g，生地黄12g，当归尾6g，蒲公英24g，连翘15g，苦参15g，白鲜皮15g，黄芩9g，竹叶6g，忍冬藤30g。水煎服3剂。二诊时疼痛大减，夜间已能睡，食纳亦转佳，起床时很快即能起身下地，大便偏干。患处已有1/3干瘪生痂。上方去竹叶、加酒军4.5g、青黛6g（布包煎），又进5剂而痊愈。

例2：苏某某，男，65岁。3天来初起似感冒，但很快即局限在左眼赤痛及左鬓额处头痛，左鬓额处皮肤发红，起小红疹，疼痛难忍，半夜即急去某某大医院急诊，诊断为眼型带状疱疹。经治疗无效，次日即来邀余诊治。诊其脉弦数，左目赤痛，左偏头痛，大便偏干，小便黄赤，口苦舌红，苔薄黄腻。辨证认为肝开窍于目，头两侧属少阳，脉症合参诊为肝胆湿热，肝火上亢之证。方用龙胆泻肝汤加减：龙胆草5g，泽泻30g，生石决明30g（先煎），夏枯草15g，菊花10g，桑叶10g，车前子15g（布包），连翘15g，金银花15g，蒲公英

30g，蔓荆子10g，木通6g，白鲜皮15g，柴胡6g，黄芩10g，川黄连6g，玄参12g，5剂。服3剂，头目即不痛，诸症减轻。仍以此方加减，共进14剂而愈。

当归龙荟丸（当归30g、黄连30g、黄芩30g、龙胆草30g、栀子仁30g、大黄15g、芦荟15g、青黛15g、木香7.5g、黄柏30g、麝香1.5g，共为细末，炒神曲糊丸，如绿豆大，每服20丸，姜汤或温开水送下）与本方皆治肝胆实热之证。但当归龙荟丸治肝胆实火兼见惊悸、烦躁狂妄、大便秘结者，功用偏于治肝胆实火，可使火热从大便而去；本方功用偏于治肝胆湿热，可使湿热从小便而去。二方功能同中有异，异中有同，临床使用，须详为辨析。

泻青丸（龙胆草、栀子、大黄、川芎、当归、羌活、防风，蜜为丸）虽也可泻肝胆火热，但偏用于肝胆风热，症兼多惊多恐、目赤肿痛及小儿急惊抽搐者。

7. 香　薷　饮

（《太平惠民和剂局方》）

提要

香薷饮（三物香薷饮）
四味香薷饮
五物香薷饮
六味香薷饮
十味香薷饮
新加香薷饮
黄连香薷饮

香薷500g　厚朴（姜炒）250g　炒扁豆250g　为粗末，

每服9g，水一盏，入酒少许，煎七分，冷服，一日2剂。

本方为治暑专药，主治暑热季节，贪凉饮冷，阳气为阴邪所遏之头痛发热、恶寒烦躁、口渴腹满、吐泻等症。现今多改为汤剂服，用量：香薷多于其余二药一倍，约9～12g。

方中用香薷芳香辛温，能发越阳气，有彻上彻下，解表利尿之功，为治暑要药，故以之为主药；厚朴辛温理气，除满化湿，为辅药；扁豆甘淡入中焦，消脾胃之暑湿，降浊而升清，为佐使。

本方又名**三物香薷饮**。如热盛心烦口渴者，加川黄连，名**四味香薷饮**。如湿盛便泄者，加茯苓、甘草，名**五物香薷饮**。如兼见暑热泄泻，腿肚转筋者，再加木瓜，名**六味香薷饮**。如暑湿内伤，头重吐利，身倦神疲者，可在六味香薷饮中加人参、黄芪、白术、陈皮，名**十味香薷饮**。

本方去扁豆，加鲜扁豆花（或扁豆衣）、金银花、连翘，名**新加香薷饮**，《温病条辨》用以治暑病初起。

本方去扁豆，加黄连，名**黄连香薷饮**，可使外暑内热，一齐汗解。

治暑病须注意：伤暑，阳为阴遏，有表证无汗即阴暑，治用香薷饮。如暑热伤气，汗多烦渴，体倦少气，脉虚数者，则用清暑益气汤（《温热经纬》方：西洋参、石斛、麦冬、黄连、竹叶、荷梗、知母、粳米、西瓜翠衣、甘草）；如为阳暑，发热汗出、口渴、脉虚大者，则用白虎加人参汤，或生脉饮加石膏、知母；如劳倦内伤，平素气虚，感受暑湿，脾湿不化，身热头痛，口渴自汗，四肢困倦，苔腻脉虚者，则用《脾胃论》清暑益气汤（方见后）。

我常用鲜荷叶12g、鲜佩兰12g、鲜藿香12g、扁豆花6g、苏叶（后下）5g、薄荷（后下）1g、车前子（布包）10g，煎水频服，以治暑病，效果满意。供参考。

8. 清暑益气汤

(《脾胃论》)

提要

清暑益气汤
黄芪人参汤
比较清暑益气汤、生脉散

黄芪3g　苍术3g　升麻3g　人参1.5g　白术1.5g　陈皮1.5g　神曲1.5g　泽泻1.5g　麦门冬1g　当归1g　炙甘草1g　黄柏0.6～1g　葛根0.6g　青皮0.75g　五味子9粒　水煎服。　以上为原方，体现了李东垣先生的药方，药味多而用量轻，组织巧妙，配伍有纪的特点。现在我们使用本方时，可结合当前情况和具体病情灵活运用。目前临床上的用量比原方约大1～2倍。

方中以参、芪益气而固表，二术燥湿而强脾，麦冬、五味以保肺而生津，黄柏泻热而滋水，青皮平肝而破滞，当归养血而和阴，神曲化食而消积，升、葛解肌热而升清，泽泻泻湿热而降浊，陈皮理气，甘草和中。诸药相合，能益气、强脾、除湿、清热。

炎暑则表气易泄，兼湿则中气不固。本方不只清暑又兼益气，因为暑能伤气。益气不但能使肺金不受火克，而且凡气之上腾为津、为液者，下降即为肾中之水，故益气亦能生水，水气足，火热之气自退。

凡劳倦内伤，平素气虚，长夏受暑，四肢困倦，身热气短，口渴自汗，精神减少，心烦尿黄，大便溏黄，苔腻、脉虚者，以本方主之。

本方去青皮、泽泻、葛根，名**黄芪人参汤**，治暑热伤元气，长夏倦怠，胸满自汗，时作头痛（时作时止）者。

生脉散（人参、麦冬、五味子）亦治暑热伤气，但偏用于暑伤元气，气短倦怠，口渴多汗，肺虚而咳者。清暑益气汤则偏用于平素气虚暑伤气，湿困脾而精神、肢体困倦者。前方偏主于上焦，后方偏主于中焦。

9. 竹叶石膏汤

（《伤寒论》）

提要

竹叶石膏汤

比较竹叶石膏汤、
三物香薷饮、
清暑益气汤、
生脉散

竹叶 12g　生石膏（先煎）30g　半夏 9g　麦冬 18g　白人参 5g　炙甘草 3g　粳米 9g　水煎服。（参考中医学院教材《方剂学》及原方改为近代用量）

本方主治伤寒解后，气阴两伤，虚羸少气，气逆欲呕，及虚烦者。也可用于治疗伤暑发渴，脉虚，气阴不足者。

方中以竹叶清心、利水、除烦为主药；生石膏清肺胃之热，麦冬养肝胃之阴，为辅药；人参、半夏益气和胃而降逆为佐药；甘草、粳米甘缓入胃而和中为使药。

暑病兼表里证者，治用三物香薷饮。暑病气虚、脾湿不化者用清暑益气汤。暑病伤肺气，肺虚而咳者，用生脉散。暑病气阴两伤，偏有胃热者，用竹叶石膏汤。证有不同，方有特点，不可不辨。

10. 清 胃 散

（《兰室秘藏》）

提要

清胃散

比较清胃散、清骨散

比较清胃散、泻黄散

黄连 9g　生地黄 18g　牡丹皮 9g　升麻 6g　当归 6g　水煎服。（原方为散剂，用量太轻，据今人用药习惯，参考原方改为汤剂用量）

本方主治胃有积热，牙痛喜凉，或齿龈红肿溃烂，头脑及面部发热，牙宣出血，口气热臭，或唇舌颊腮肿痛，口干舌燥，苔黄或兼舌红，脉数有力等症。

方中以生地黄凉血益阴为主药；以黄连清热燥湿为辅药；用牡丹皮佐生地黄，去血热而疏其滞，用当归佐黄连，养血以防过燥；以升麻辛凉引药上至病所为使药。咽喉、牙齿、唇口、颊腮之肿痛、溃烂，自会廓然俱清。

《医方集解》记载，本方有人加生石膏（先煎）30g，其清胃热之力更大。如大便干结者，亦可加生大黄 3～6g 导热下行，其效更佳。

我常用此方治疗牙痛、口舌生疮、咽痛、龈肿、扁桃体炎、腮腺炎、舌炎、齿龈炎等。扁桃体炎可加玄参 15g、射干

10g、连翘12g、黄芩10g。腮腺炎可加玄参15g、板蓝根10g、牛蒡子10g、炒川楝子12g。舌炎溃烂，加木通6g、青黛（布包）6g、连翘12g。齿龈肿痛出血溃烂，可加生石膏（先煎）30g、黄芩10g、蒲公英20g、连翘12g，兼出血者，再加生茅根30g、生藕节30g。

清骨散与清胃散，一字之差，治证截然不同，不可不知。清胃散主治阳明胃火炽盛。清骨散（银柴胡、胡黄连、秦艽、鳖甲、地骨皮、青蒿、知母、炙甘草）则主治骨蒸劳热，肝肾阴虚。

清胃散与泻黄散（防风、藿香、栀子、生石膏、甘草）比较，清胃散主清胃热兼清心火，泻黄散主清脾肺伏火。

11. 清燥救肺汤

（《医门法律》）

提要

清燥救肺汤

比较清燥救肺汤、沙参麦冬汤

比较清燥救肺汤、桑杏汤

桑叶9g　石膏（煅，先煎）7.5g　人参2g　甘草3g　炒胡麻仁3g　阿胶2.5g　麦冬4g　蜜枇杷叶1片　杏仁2g　水煎频服。

以上为喻嘉言原方剂量折算而成，用药量很轻，盖因治上焦如羽，若药量太重，则失去轻清入上焦之意。但近代因人的体质关系和药品关系等等原因，对本方的用量，大多医家皆在学习喻氏制方精神的原则上有所加重，皆能取得良好效果。今把近代医家所用的一般用量介绍如下，以资参考。近人很少用煅石膏，故改用生者。

桑叶 9g　生石膏（先煎）15～25g　麦冬 6～9g　阿胶（烊化）9g　火麻仁 9g　杏仁 9g　枇杷叶 9g　人参 3～5g　炙甘草 5g　水煎服。

本方主治温燥伤肺而见气逆喘息、干咳无痰、鼻燥咽干、心烦口渴、诸气膹郁、诸痿喘呕等症。

喻氏所创此方，是对《黄帝内经》病机十九条中有关治肺燥理论的补充，很受后人重视和尊崇。依法使用，确有良效。《医宗金鉴》解释本方时说："经云：损其肺者益其气。肺主气故也。然火与元气不两立，故用人参、甘草甘温而补气，气壮火自消，是用少火生气之法也。若夫火燥膹郁于肺，非佐甘寒多液之品，不足以滋肺燥，而肺气反为壮火所食，益助其燥矣。故佐以石膏、麦冬、阿胶、胡麻仁辈，使清肃令行，而壮火亦从气化也。经曰：肺苦气上逆，急食苦以降之，故又佐以杏仁、枇杷叶之苦以降气。气降火亦降，而制节有权；气行则不郁，诸痿、喘、呕自除矣。要知诸气膹郁，则肺气必大虚，若泥于肺热伤肺之说而不用人参，郁必不开，而火愈炽，皮聚毛焦，喘咳不休而死矣。此名救肺，凉而能补之谓也。若谓实火可泻，而久服芩、连，苦从火化，亡可立待耳。"喻氏自己也说："今拟此方名清燥救肺汤，大约以胃为主。胃土为肺金之母也。"可见本汤制方之精妙。

我常用此方随证加减，治疗秋季无雨而流行的外感咳嗽。此病多为感受秋燥之邪所致，其特点是干咳无痰，口鼻干燥，喉痒音哽，甚可痰中带血、口渴、脉涩或虚数。兹举一验案如下：

邓某某，女，24 岁，秋季无雨，天气燥热，贪凉而感冒，自购治感冒成药，服3天后，体温已正常，自认为感冒已痊愈。但此后喉痒干咳，鼻干唇燥，口渴思冷饮，声音发嗄，胸闷气憋，略感气短而喘，食纳减少，大便干涩不爽，小便微黄，有时因咽部干痒似有痰而用力咳嗽，不但无痰咯出，而且咳至声嗄干呕，仍胸中不爽，已20多天，虽服多种止咳药，均未见效，特来就诊。观其舌微红少苔，脉象数而少力。诊为肺燥咳嗽。治以润肺降气之法，方选清燥救肺汤加减。桑叶9g，生石膏（先煎）24g，党参9g，南沙参6g，麦冬6g，杏仁9g，火麻仁9g，炙甘草5g，蜜紫菀12g，蜜枇杷叶10g，全瓜蒌25g，炒苏子9g，鸭梨皮1个。水煎服6剂后，咳嗽胸闷、口鼻干燥明显减轻，自云病愈三分之二。二诊据其尚有声嗄、少食，上方去南沙参、火麻仁，又加炒莱菔子9g、金果榄9g、玄参9g、生麦芽12g，进6剂而痊愈。

本方可以用于治疗急慢性支气管炎和肺结核早期咳嗽少痰，证属肺燥伤肺者，确实有效。

沙参麦冬汤（沙参、麦冬、玉竹、桑叶、生扁豆、天花粉、生甘草）也用于治肺燥咳嗽，但适用于肺胃阴伤，燥邪偏重者。清燥救肺汤偏用于燥邪伤肺，燥热偏重，肺气受损者。前者润燥养胃之力大，补气之力小；后者清热、补气、降逆之力大，生津润燥之力不如前者。

桑杏汤（桑叶、浙贝母、豆豉、栀皮、杏仁、沙参、梨皮）也用于肺燥咳嗽。但桑杏汤轻宣解表之力偏大，润肺降气之力偏小，且无补肺救肺之力，适用于燥邪伤肺，初起表证重而燥邪较轻者。

我还常用清燥救肺汤加百部9g、生藕节30g、白及6～9g、炒苏子9g、川贝母6～9g、苓贝秋梨膏2匙（分冲），治疗肺结核咳嗽久久不愈，干咳少痰，痰中带血丝者。如有低烧，可在原方基础上加秦艽10～18g、地骨皮9～12g、白薇9g、百部9g；盗汗严重者，可再加煅龙、牡各30g，均先煎。

12. 通　幽　汤

(《兰室秘藏》)

当归 3g　桃仁(打碎)3g　升麻 3g　生地黄 1.5g　熟地黄 1.5g　槟榔(研末冲服)1.5g　红花 0.3g　炙甘草 0.3g　水煎服。

近人常把各药用量适当加大，可参照原方精神及具体证候，灵活运用。

本方主治幽门不通，胃气上逆，不得和降，而窒塞不下，大便燥结，甚至气上冲逆，而发生噎膈、呕吐，即前人所说：下脘不通，治在幽门。

方中以当归养血，二地滋阴，为主药；桃仁化瘀润燥，红花祛瘀生新，为辅药；佐以甘草调中舒缓，使以升麻升清气。清阳升则浊阴降，有升则有降，升降恢复正常，则幽门开通，诸症自除。

我常用此方随证加减，用于食道癌早期，便燥，咽下有噎塞感，或兼呕吐者。一般常结合旋覆代赭汤加减。具体用药如下：生赭石(先煎)20～30g，旋覆花(布包)10g，半夏 10g，当归 6g，红花 6g，桃仁(打)6g，生地黄 6g，熟地黄 6g，槟榔 6～9g，升麻 5g，苏梗 10g，酒军 3～5g。噎膈明显者，可再加刀豆子 9g、莪术 5g；大便干秘者还可加全瓜蒌 30～40g。

我也常将本方剂量加两倍，再加全瓜蒌 30～40g、火麻仁 10g、生白芍 12g、黑芝麻 10g、酒军 5～9g，用于治疗老年人习惯性便秘。中医学认为老年人阴津不足，肠道血虚，浊道枯涩，糟粕不能传导而致大便秘结不下，并称此为水乏舟停。服本方养血润燥，升清降浊，滑润肠道，浊阴下降，大便自调，不可单用攻泻药。

我也曾用本方结合丁香透膈汤、旋覆代赭汤的精神随证加减，治疗因十二指肠球部溃疡而致幽门不全梗阻的病人。例如一患者20多天来，出现朝食暮吐的反胃症状。每到晚上9时左右，腹中攻窜，水响雷鸣，胀满上逆，最后大吐一阵，吐物中尚能辨出早饭中未全消化的残渣（朝食暮吐），吐后方舒，才能入睡，每晚如此。舌苔略白，右脉滑中带弦，尺脉较弱。处方如下：生赭石（先煎）30g，旋覆花（布包）10g，半夏10g，党参10g，当归9g，红花9g，桃仁9g，熟地黄12g，肉桂5g，赤芍12g，槟榔10g，公丁香（后下）3g，沉香粉（分冲）3g，广木香6g，砂仁5g，生大黄4.5g，生甘草3g。3剂药后症状明显减轻，8剂后，呕吐全止。用此方稍事加减，共进20多剂，痊愈出院。出院时，带香砂养胃丸20袋（每日2次，每次6g），六味地黄丸20粒（每晨空腹服半丸或1丸），以善后调理。

13. 活血润燥生津汤

（《成方切用》引朱丹溪方）

提要

活血润燥生津汤

比较活血润燥生津汤、通幽汤

当归6g　白芍6g　熟地黄6g　天冬5g　麦冬5g　全瓜蒌5g　桃仁3g　红花3g　水煎服。用量比原方加重了1倍，需要时还可再加些。

本方主用于治疗内燥之证。内燥则血液枯少，火炎则津液不足，故见口唇干燥，皮肤皴裂，口渴咽干，唾液枯少，大便干涩难解，烦躁少食，舌红少津，脉沉涩等症。方中以归、芍、地黄滋阴生血，瓜蒌、二冬润澡生津，红花、桃仁活血润燥，八药互助互济，功能活血、润燥、生津、养液。凡阴虚血燥而兼瘀滞者，此方皆宜。

通幽汤润燥，偏用于幽门气逆不开，其大便燥结不下，尚用于清气不升、浊阴不降之证。本方则偏用于阴、血、津、液俱不足，其大便干涩不下，证由阴血津液俱虚，肠道失润所致。我常以本方合麻仁滋脾丸（火麻仁、白芍、枳实、大黄、厚朴、杏仁）随证加减，用于老年人习惯性便秘或大病后（尤其是高热病后）阴、血、津、液俱不足而大便困难者。

14. 滋燥养营汤

（《成方切用》）

提要

滋燥养营汤

比较滋燥养营汤、活血润燥生津汤

酒当归 6g　生地黄 3g　熟地黄 3g　白芍 3g　黄芩 3g　秦艽 3g　防风 1.5g　甘草 1.5g　水煎服。

主治火热伤肺，血虚外燥，皮肤皴揭，筋急爪枯，或大便风秘。

方中以当归养血润燥为主药；二地滋肾阴而补肝血，白芍泻肝火而益血，为辅药；佐以黄芩清烁肺之火，秦艽养血荣筋，防风散肝胆之风，后二药散风荣筋而不燥；甘草甘平益脾，入润剂则补阴血，为使药。

活血润燥生津汤主用于治内燥，本方则主用于治外燥。

我有时用这两张药方的精神，结合健脾胃、生津液之品，如生白术、知母、玉竹、黄精、葛根、天花粉、沙参、生麦芽等，随证出入，用于治疗西医诊断的干燥综合征，能取得一定的效果。如因唾液太少，食道干涩，吃饭困难，不易下咽，须用水送者，还可加生赭石（先煎）20g、旋覆花（布包）10g、苏子梗各6～9g、焦槟榔9g、六一散（布包）5g，以助降逆滑润之力。请参考试用。

15. 炙甘草汤

（《伤寒论》）

炙甘草12g　生姜9g　党参6g（或人参3g）　生地黄30g　桂枝9g　麦冬9g　麻仁9g　大枣4枚　阿胶（烊化）6g　水煎服（原方以清酒和水各半同煎，阿胶烊化，日分3服，但其用量大，今折合为一剂汤药量）。

本方主治伤寒病后或重病恢复期阴血不足，血不荣心，虚羸少气，心慌心悸，虚烦少眠，大便干涩，舌质略红少苔，脉象结代不整。或肺痿久咳，吐涎沫稀痰，量多，咽燥而渴，或痰中带血，心悸气短，心中温温液液，失眠多汗，脉虚细而数，或偶见结代。

方中重用炙甘草甘温益脾，脾属土为心之子，补子而实母，缓心脾之急而复脉，为主药；生地黄滋阴生血，麦冬益阴养心以利复脉，为辅药；用人参（党参）益气以生阳，桂枝助心阳而通脉，阿胶养血滋阴，麻仁润肠缓中，得生姜之辛，滋而不腻，共为佐药；生姜和大枣调和营卫为使药。诸药相合，具有滋阴养血、益气复脉的功能。本方重用生地黄还配以麦冬、阿胶、麻仁，并以炙甘草为君药，可见是一滋阴养血之剂；善补阴者必于阳中求阴，故又配用人参、桂枝、生姜以益气、辛通而助阳。伤寒重证或大病久病之后，阴血耗伤，心血不足，心阳不振，而见心动悸、脉结代之症，本方最为适用。仲景这一滋阴养心血、益气助心阳而复脉之法，给后人极大启发。今人用此方治疗阴血不足，心阳不振而致的心律不齐、频发的期前收缩、室性早搏，甚至出现二联律、三联律者，随证加减，都能取得良好效果。

目前，不少学者在研究中医益气活血药物治疗心律不齐方面，虽然取得了一些可喜的成果，但因此就认为心律不齐的中医病机均为气虚血瘀，则欠妥。我们通过学习仲景先师为治疗伤寒病后心动悸、脉结代而制定的滋阴养血为主、佐以通阳复脉的炙甘草汤后，可以看出，西医诊断的心律不齐，在中医看来不一定均为气虚血瘀证，应该运用辨证论治的方法，首先进行准确的证候，针对不同的证候采取不同的治法。不可一见心律不齐即用益气活血药。

我在临床上常用此方随证加减用于治疗阴血不足证候中出现的心律不齐。兹举一病例如下：

宋某某，女，25岁，1972年6月18日初诊。

主症：数年来经常心慌气短，心中发空，胸间不适，脊背痛，劳动后更明显，食欲较差，大小便正常，月经正常。

诊查：舌尖红，舌苔薄白，脉弦细有结代，每分钟脉结代3～4次。

辨证：舌红脉细为阴虚之象。脊背疼痛、劳动后明显，知为胸背部阳气不振，经络痹阻。心慌气短，知为血不荣心，心中气血不足。综观脉症，诊为阴虚、血不荣心而心悸动、脉结代之证。

治法：养阴补血，益气助阳而复脉。

处方：炙甘草9g，麦冬15g，生地黄15g，五味子9g，当归6g，丹参15g，党参9g，玉竹15g，金狗脊15g，桂枝4.5g，陈皮9g。3剂。

二诊：药后背已不痛，心律不齐次数减少（每分钟1～2次）。上方去狗脊，加龙眼肉10g，再进3剂。

三诊：自觉症状已无，脉未见结代，心脏听诊未发现心律不齐。

此患者又服6付中药进行调理，心慌气短、心律不齐得以治愈。

《千金翼方》用本方治疗虚劳。《外台秘要》用本方治疗肺痿，但本方为补虚之剂，治肺痿涎唾多、心中温温液液（心肺俱虚）者。甘草干姜汤则治肺中冷、吐涎沫、头眩、小便数或遗尿者，故仅用甘草12g、干姜6g温之。可见同是肺痿，治法不同，不可不辨。

我也常用此方随证加减，用于治胸痹兼见心悸动、脉结代，西医诊断为冠心病心绞痛伴有频发室性早搏或房性期前收缩者。处方如下供参考：全瓜蒌30g，薤白12g，檀香（后下）6～9g，枳壳10g，蒲黄（布包）10g，焦山楂10g，炙甘草9～12g，生地黄15g，麦冬6g，丹参15g，党参9～12g，桂枝5～9g，远志10g，炒枣仁15g，水煎服。常收良效。胸痛明显者，去党参，加五灵脂12g，或另随汤药加服苏合香丸1丸，一日2次；心悸失眠者，加龙齿（先煎）10～30g、珍珠母（先煎）20～30g，炒枣仁（先煎）增至30g；头眩晕者，再加泽泻30g、钩藤20～30g；大便干结者，加酒军6～9g；体胖痰盛者，加半夏10g、化橘红12g、茯苓15g。

第6讲

除痰、消导、攻下的方剂

《黄帝内经》中只谈到积饮之说，仲景先师有四饮之分，但痰饮居其首，后世又发展出痰证之论以及怪病皆生于痰之说等等，甚至提出痰为百病之母。有人指出除痰必须先治病因，其痰自除，例如热痰泻其火热，风痰祛其风邪，湿痰化其水饮，气痰舒其气郁。并强调“见痰勿治痰”，必遵“治病必求于本”之训。但从历代医家所订除痰方剂来看，其中也有不少是治标的。从疾病的某一阶段来说，有时治标也是很需要的。所以除痰之剂虽不可执，但也不可废。介绍数方以作参考。请遵辨证论治的法则灵活运用这些方剂，并可与利湿、攻下剂参看。

至于消导之剂，消有消散积滞的意思，导有行气推导的意思。如清·汪昂说：“消者，散其积也。导者，行其气也。”脾虚不健运时，则中气不流畅，气不行则水谷停滞而为积滞，或发生泄痢，或发生癥瘕，以致影响消化，后天失养而导致虚衰之疾。故对积滞，必须及时消导。消导之剂比攻下之剂作用和缓，适用于消导中焦积滞。但对癥瘕坚积者，则又不得不加攻削之品，甚至与攻下剂合用之。

攻下剂比消导剂峻利慓悍，不可久服，常用于急病实证。攻下又有攻气、攻血、攻积、攻结邪等不同。证情有微甚，攻法有轻重，如攻下太过，也可使人受害。故用攻下，要详加辨证，不可猛浪从事。并且还应时时记住病在表者不可攻里及病在胸中者不可攻下。所以有人说攻下之剂，犹如将帅之兵，虽不可无，但必须是极需时才能用之。要充分理解前人所说“成之难，败之易”的道理，不可滥用攻下。

1. 二　陈　汤

（《太平惠民和剂局方》）

提要

二陈汤
连栀二陈汤
砂壳二陈汤
加味二陈汤
导痰汤
温胆汤
六安煎
涤痰汤

制半夏150g　橘红150g　白茯苓90g　炙甘草45g　为粗末，每服12g，加生姜7片、乌梅1枚，水煎服。现多改为汤剂：半夏9g、橘红9g、茯苓6g、炙甘草3g。

本方为治一切痰湿的基础方。主治痰湿所致之咳嗽痰多、恶心呕逆、脘腹胀满、食欲不振、头眩心悸、舌苔厚腻、脉滑等症。方中以半夏燥湿、降气、调中、利痰为主药；气滞则生痰，故用橘红行气和中为辅药；湿盛则生痰，故以茯苓利湿为佐药；更以甘草和中健脾为使药，加生姜之辛，以助陈、夏之利气化痰，加乌梅与甘草酸甘合化生阴，以防燥药之过燥。共成和中行气、化湿除痰之剂。

中医认为痰之本为湿。湿聚而停留则为水，湿不能气化则为饮，饮似痰而稀，可因气化不利而停滞，湿受气火之灼，可被煎灼变稠而为痰。所以前人说“稀者为饮，稠者为痰，水湿为其本也。”痰可随气升降，无处不到，变证百出。简言之，痰在肺则咳嗽，在胃则呕逆，在头则眩晕，在心则悸怔，在背则冷，在胁则胀，在四肢则肢节沉痛而类似痛风证，等等。对这些病证，均可灵活运用除痰之剂以治之。

本方加黄连6g、栀子6g，名**连栀二陈汤**，可用于治疗胸膈中有热痰，令人呕吐，吐物味苦等症。

本方加砂仁5～6g、枳壳6～9g，名**砂壳二陈汤**，可用于痰盛气滞而胸腹胀满，功可行痰利气。

本方加炒枳实9g、瓜蒌20～30g、炒莱菔子9g、焦山楂9g、焦神曲9g，名**加味二陈汤**，主用于食积痰盛。

本方加苍术6～9g、枳壳9g、片姜黄9g，主治痰气上攻，眼目肿胀，以及嗜酒之人手臂重痛麻木等症。

本方加胆南星9g、炒枳实9g，名**导痰汤**，功能燥湿豁痰，行气开郁，用于治疗顽痰胶固、头眩脘闷、呕恶少食、坐卧不安、痰盛晕厥等症。再加片姜黄9g、木香6～9g，用于治疗痰饮流入四肢、肩背所致的酸痛、沉重、手足疲软、乏力等症。再加木香6g、香附9g，用于治疗痰气结滞、胸脘满闷、咳逆上气等症。

本方加枳实6g、竹茹6g，名**温胆汤**，功能清胆和胃，除烦止呕，主用于痰气互阻，久郁化火，火热扰心而虚烦不眠，或大病之后，胆虚气寒，疏泄不利而致的痰涎不化而胃胀少食、苔腻脘闷等症。

本方加杏仁5g、白芥子3g，名**六安煎**，主治风寒咳嗽、痰多不易出、胸闷气滞等症。

本方加炒枳实6g、竹茹6g、胆南星9g、菖蒲6g、远志

9g、党参6～9g（气实者可不加），名**涤痰汤**，功能化痰开窍，主治中风痰迷心窍之舌强不语、神蒙错乱、手足不遂等症。

我曾用此方随证加减用于治疗气郁、痰结蒙蔽清窍发为失语之证。举例如下：

何某某，男，40岁。因生气而两夜未睡，就诊前一天下午突然不能说话，自觉听力减退，头晕，头胀，胸闷，食欲不振，舌苔黄腻，脉象弦滑。辨证为痰迷清窍之证。治法豁痰开窍。处方：陈皮6g，半夏9g，茯苓12g，枳实9g，竹茹9g，菖蒲9g，郁金9g，胆南星6g，生龙、牡（均先煎）各15g，3付。追访时说，取药回来，吃了1付即会说话，又服2付即痊愈。

我还曾用本方加理气药治疗梅核气，举例如下：

胡某某，男，34岁。一周来咽部有东西堵感，如有虫子在里面，常欲咽唾把物咽下或吐出。经耳鼻喉科检查正常。小便黄，胃胀如气囊隐痛，微有呕恶，舌苔白，脉细滑。诊为痰气凝结所致之梅核气。治以理气化痰。处方：陈皮9g，半夏9g，茯苓9g，厚朴6g，苏梗6g，全瓜蒌30g，麦冬9g，玄参9g，枳壳9g，共服6剂而痊愈。

总之，二陈汤是除痰剂的最基本方剂，经过历代医家加减变化，又发展出了许多除痰方剂，前面已有一些举例，还有不少由此方变化出来的方剂，不再一一列举，读者可以举一反三地去学习。后面要讲的是明代医家张景岳先生根据二陈汤化裁出的两张方剂，因为应用较广，效果较好，故特做专门讲述。

2. 金水六君煎

（《**景岳全书**》）

当归6～9g　熟地黄9～15g　陈皮5g　半夏6g　茯苓6～9g　炙甘草3g　加生姜3片　水煎服。

此方既是二陈汤加当归和血养血而益心肺，加熟地黄滋肾水而润肺金，又是六君子汤去参、术加归、地而成，故名金水六君煎。

本方主用于肺肾虚寒，水湿上泛为痰，湿痰内盛，咳逆多痰，或年迈阴虚，血气不足，外受风寒，咳嗽呕恶，多痰喘急，舌苔白厚腻，脉滑等症。

金水六君煎创既滋阴又化痰，治痰盛咳呕而肺肾不伤之法，临床用之确有良效。六君子汤适用于脾虚不化之痰浊壅盛、呕逆腹泻等症，金水六君煎适用于肺肾两虚，痰浊内盛，咳嗽痰多之证。但如脾虚多湿而大便不实者，可去当归加炒山药 9～15g；如痰盛气滞胸膈不快者，可加白芥子 3g；如阴寒内盛而咳嗽不愈，吐白稀痰者，可加细辛 3g；如兼寒居半表半里，而寒热往来者，可加柴胡 6～9g。

我曾用此方加生地黄、藕节炭、白茅根、旋覆花、白及等，治愈肺肾两虚所致的支气管扩张症，咳痰多，且痰中有血者。具体药方如下：当归炭 6g，熟地黄 9g，生地黄炭 20g，半夏 10g，化橘红 10g，茯苓 15g，紫菀 12g，藕节炭 30g，枇杷叶 12g，旋覆花（布包）9g，白及 9g，炒苏子 10g。共服 18 剂而痊愈。

3. 苓术二陈煎

（《景岳全书》）

提要

比较苓术二陈煎、金水六君煎

带皮茯苓 12g　生晒术 3g　淡干姜（炒）1.5g　广陈皮

6g 泽泻 5g 姜半夏 9g 猪苓 5g 清水炙甘草 1.5g 水煎服。

此方也是从二陈汤发展而来的，其健脾利湿的力量大于二陈汤，且能温脾化气。脾胃虚寒之人，中湿容易停滞，往往出现泄泻便溏、胃气呆滞、小便少、四肢懈怠、精神疲倦或咳嗽吐稀白痰等症。以此方治之，最为适宜。

方中以白术、半夏为主药，二苓、泽泻为辅药，陈皮、干姜为佐，甘草为使，共成健脾化痰、温中疏滞、化气利水之剂。

与金水六君煎比较，本方偏重于温脾胃、化气利水而祛湿除痰。金水六君煎则偏重于补肺肾以助水之化源而祛湿除痰。

我曾用本方（用量稍加大）加桂枝 6～9g 及生麦芽、广木香等，用于治疗西医诊断的胃肠神经官能症一类疾病。举例如下：

毛某某，女，42 岁。多年来食纳不好，腹中常有似流水声漉漉作响的感觉，口干不欲多饮，腹部有时发胀，有时似坠，但都不严重，长期睡眠不佳，有时心慌心跳，四肢乏力，喜暖，倦怠神疲，轻度咳嗽，吐白稀痰。体重渐渐下降，头部似发沉而欠清爽，大便有时一日两次，有时一次，不成形，小便少，舌苔略白水滑，脉象沉滑欠有力。曾经住过几家大医院做各种检查，均未发现阳性所见，诊为胃肠神经官能症。做对症处理，效果不佳，故请中医会诊。我诊为中焦虚寒、脾不健运之证。中虚水湿不化，上则为稀痰而致咳，犯心而为心悸失眠；在中则为水饮而走肠间，影响水谷精微的升化；下则关门不利，气化无权而尿少。后天失养，故日渐虚疲。治宜温健中焦，利湿除痰，佐以安神之法。处方如下：生晒术 6g，带皮茯苓 12g，陈皮 6g，桂枝 6g，淡干姜 3g，泽泻 15g，猪苓 12g，姜半夏 9g，清水炙甘草 1.5g，生麦芽 9g，广木香 5g，香附 6g，远志 9g，炒苏子 9g，杏仁 9g。以此方随证加减共进

50余剂（有时加党参5～9g，有时加土炒白芍6～9g，有时加吴茱萸3～5g等）而痊愈，上班工作。

我们通过对从二陈汤加减化裁出来的许多方剂的学习，深深体会到中医学中方剂的组织配伍、加减化裁，实是一门理论深刻、涉及面广、出神入化的重要学问，必须深入学习中医理论，掌握辨证论治，才能真正体会到方剂灵活运用的深义。

4. 清气化痰丸

（《医方考》）

提要

比较清气化痰丸、苍莎导痰丸
比较清气化痰丸、景岳化痰丸
比较清气化痰丸、竹沥达痰丸

姜半夏45g　胆南星45g　橘红30g　枳实30g　杏仁30g　瓜蒌仁30g　炒黄芩30g　茯苓30g　共为细末，姜汁糊丸，如绿豆大。每次服6～9g，温开水送下。现在均把此方减量，作为汤剂服用。

此方为治热痰的常用方，功能清热顺气，化痰止咳。主治咳嗽，痰黄稠黏难出，痰热内蕴，气急呕恶，胸膈满闷，舌质红，舌苔黄腻，脉滑数等症。此证多属气郁化火，或偏食肥甘，嗜饮酒醴，酿生内热，灼津成痰而致。故以胆南星清热化痰为主药；黄芩、瓜蒌仁清热降痰为辅药；陈皮、枳实顺气除痰，茯苓健脾渗湿，杏仁肃肺降气（后二药体现着脾为生痰之源、肺为贮痰之器的理论），半夏燥湿化痰，共为佐使。

本方重点在于清气、顺气而达除痰之目的。因为气有余则为火，液有余则为痰，痰随火而升降，故治痰必降火，治火必顺气。半夏、胆南星可燥湿气，黄芩、瓜蒌仁可平热气，陈皮可顺里气，杏仁可降逆气，枳实可破积气，茯苓可行水气。水湿火热均为生痰之本，人体之气亢则为害，气亢为火，火退则还为正气，而各安其所归，所以化痰必以清气为先，故本方名清气化痰丸。

本方与苍莎导痰丸（苍术、香附、陈皮、茯苓、枳壳、半夏、天南星、炙甘草）比较，前者功在顺气清火，使火降气清而除痰止咳；后者则功在行气导痰，主治妇女形肥体胖多痰，痰湿阻滞经脉，使月经不调而久不受孕。

本方与景岳化痰丸（胆南星、半夏、礞石、枳实、麝香、朱砂）相比，前者功在清热化痰以清顺火热之气而化痰止咳；后者则功在清热化痰，镇惊开窍而安神，主治小儿痰热壅盛、喉中痰鸣、惊风抽搐等症，药力迅猛，只宜临时选用，不可久服，且久病虚证的慢惊风忌用。

本方与竹沥达痰丸（半夏、橘红、白术、大黄、茯苓、黄芩、甘草、人参、礞石、竹沥、生姜汁、沉香）比较，前者主治气火蕴热，灼津为痰，痰热壅盛而致的咳嗽、胸闷、痰稠厚难出，功能清火降气而除痰止嗽；后者主治实热老痰，蒙心则癫狂、惊悸，入肺则痰稠难出、咳嗽、胸闷气急，功能运痰从大便出而不损元气。

诸方虽然都是治痰，却各有巧思妙用，学者宜深思。

在农村巡回医疗时曾治一小男孩，神昏抽搐，体温不高，口中吐白泡沫很多，如吹小肥皂泡。经用竹沥达痰丸方，加菖蒲、远志、全蝎、蜈蚣、钩藤而取效。

5. 三子养亲汤

（《韩氏医通》）

提要

三子养亲汤

麻杏二三汤

比较三子养亲汤、麻杏二三汤

炒苏子（打碎） 炒白芥子（打碎） 炒莱菔子（打碎）或用同量，或依据证候所需而各选君药加减用量，水煎服。

此方主治老年人中运力弱，湿滞生痰，或兼生气，痰壅气实而痰盛喘咳，胸闷懒食，舌苔厚腻，脉滑有力之证，故名“养亲”。老年人气虚而喘者则忌用。

方中紫苏子降气，白芥子除痰，莱菔子消食兼降气。三药合用，气降则痰消。气逆不顺为主证者，可用苏子为主药，用量为 9～10g，余药稍减。食滞为主证者，可重用莱菔子为主药。痰积为主证者，可重用白芥子为主药。但三药皆为行气豁痰之品，用之太过则恐伤正气，故药后诸症皆平后，则宜转入治本之方，或加调补之品，以免过服而伤中气。

前人对此方治标、治本有不同看法，兹择录以供参考。吴鹤皋说：“治痰先理气，此治标尔，终不若二陈汤能健脾去湿，有治本之功也。”李士材则说：“治病先攻其甚。若气实而喘，则气反为本，痰反为标矣。是在智者神而明之。若气虚者，（本方）非所宜矣。”

我把此方与二陈汤相合，再加麻黄、杏仁，命名为**麻杏二**

三汤，用于治疗风寒感冒，肺失宣肃，气逆作咳，痰白而多之证，有良好效果。在临床上常用于急性支气管炎、喘息性支气管炎、感冒咳嗽等，表现为风寒痰盛病证者。经验方如下：

炙麻黄（表证未解者用生者）5～9g，杏仁9g，化橘红9～12g，半夏9g，茯苓12g，炙甘草1.5g（或不用），炒苏子9g，炒莱菔子9g，炒白芥子6g。咳甚者加紫菀12～15g、枇杷叶12～15g。每收良效，请试用。

三子养亲汤主要用于实证，其主证特点为“气实痰盛，胸闷懒食”。如果是虚证（咳嗽已很久，痰很少，舌上无厚苔，气短心慌，脉无力，食思缺乏，四肢倦怠，言语声低等），则非本方所宜。

6. 金沸草散

（《太平惠民和剂局方》）

旋覆花90g　麻黄90g　前胡90g　荆芥穗120g　甘草30g　半夏30g　赤芍30g　为粗末，每服9钱，加生姜3片、红枣1枚，水1盏半煎至八分盏，去滓温服。一日三四服。

今人多用本方改为汤剂服用，参考用量如下：旋覆花（布包）9g，麻黄3～6g，前胡9g，荆芥穗6～9g，甘草3g，半夏5～9g，赤芍3～6g，生姜3片，大枣1枚，水煎服。

主治伤风表证，鼻塞声重，头痛目昏，肺失宣肃，咳嗽多痰，胸膈满闷，痰涎不利等症。功能发散风寒，宣肺降气，止咳平喘。

本方因旋覆花的全草名金沸草而得名。但金沸草降气化痰之力不如其花，故今人多改用旋覆花。方用旋覆花咸温宣肺，降气化痰，为主药；麻黄、荆芥解表散风寒，宣肺平喘，为辅药；前胡下气消痰，止咳定喘，半夏燥湿化痰，降气止咳，赤芍苦而微寒，以防温燥太过，共为佐药；甘草和中益气，调和百药，姜、枣和营卫，合而为使。共收发散风寒、宣肺化痰、止咳平喘之功。

本方为宣、降合用之方。我治风寒束表的咳嗽，常用此方加炒苏子 10g、杏仁 10g、紫菀 12g、枇杷叶 15g、炒莱菔子 10g，水煎服，常收良效。感受风寒，咳嗽痰多，舌苔厚腻，食思不振，脉象有力之证，也可与三子养亲汤合用。

本方的特点是偏重于解表宣肺，通过肺气宣畅，表邪疏散，肺气肃降之令行，而痰消咳平。本方放在除痰类中，实为解表除痰之剂。

7. 礞石滚痰丸

（《玉机微义》）

提要

礞石滚痰丸
竹沥达痰丸
比较礞石滚痰丸、竹沥达痰丸

青礞石（煅）30g　沉香 15g　酒蒸大黄 240g　黄芩 240g

将礞石打碎，同焰硝 30g 共入瓦罐内，盐泥固济、晒干，用火煅至石色如金，候冷取出，与上药共研细末，水泛为丸，如梧桐子大。根据病人身体强弱服用 30～50 丸，临卧时生姜汤或温开水送服。

本方取煅青礞石，药性慓悍，质重性降，能攻除陈积伏匿之痰，消一切老痰积滞，为主药；大黄荡热去实，涤积除陈，开下行之路，为辅药；黄芩苦寒，泻肺凉心，清上焦之火，为佐药；沉香导气散结，沉降下行以导诸药，为使药。

主治实热老痰内结所致的怪证百病。吴仪洛说："风木太过，克制脾土，气不运化，积滞生痰，壅塞中上二焦，回薄肠胃曲折之处，谓之老痰。变生诸症，不可测议，非寻常药饵所能疗也。此丸主之。"但本丸药峻力猛，必须遇大便秘结、舌苔黄厚而腻、脉滑数有力之实热证，才可应用，体虚者及孕妇不可轻用，以免伤正。

前人有"怪病皆生于痰"之论，即指老痰、顽痰而言。老痰、顽痰致病，往往不可名状，或头目眩晕，阻滞清窍，或停留胸膈肠胃，嘈杂痞闷，咽嗌不利，或心下如停冰铁，或梦寐奇怪之状，或腰背四肢筋骨疼痛，或胸腹间如有气交纽，噎息烦闷，或发癫狂痉痫，或毛发焦槁，月水不通，等等。王隐君曾对此有所论述，特制此丸以传世治之。

我曾用此丸治疗精神分裂症属于中医狂证者。中医认为狂证为气郁化火，木郁克脾，中湿生痰，痰火交结，蒙蔽心窍所致，故以此丸攻逐痰热以醒心神。具体治法是汤、丸同用。举例如下：

曾治一妇女31岁，神情狂躁，笑骂无常，手持锄铲，人不敢近，大便干燥，舌苔黄厚，数夜不眠而神情不衰，脉滑大有力。治以消痰泻火，清心平肝，佐以开窍熄风之法。处方：生赭石（先煎）30g，半夏12g，胆南星10g，天竺黄10g，化橘红12g，茯苓18g，川黄连9g，郁金12g，生明矾3g，菖蒲12g，远志12g，全蝎9g，钩藤30g，香附10g，黄芩10g，带心连翘15g，生铁落50g（煎汤代水）。同时服礞石滚痰丸，每次6g，每日2次。如大便不泻，丸药可再酌增其量，以大便泻为好。药后大便得泻三四次，泻后即卧而入睡。此后汤剂渐转为疏肝解郁、化痰开窍之剂，而丸药仍每日服1次40丸，临卧时服，保持每日一二次稀便（便泻太过时，减为20丸，随证加减)。如此调治20余天而愈。

我用礞石滚痰丸结合应证汤药曾治愈多例癫、狂之证。对西医诊断的癫痫,如见痰热实证者,也可随汤药服此丸,常取理想疗效。但本丸不宜过久服用,一般服用1～3周即应停服。过一段时间如认为辨证治疗确实需要,可再服用。我经过多年应用,认为本丸疗效可靠,并不十分峻烈。

把本方的大黄、黄芩减为各180g,加橘红60g、半夏60g、甘草30g,用竹沥汁(加生姜汁三四匙)和为丸如梧桐子大,名**竹沥达痰丸**,治证同礞石滚痰丸,但药力比较和缓。

体会:礞石滚痰丸处方精炼峻利,开治老痰的一大法门,疗效可靠,为临床常用之品。凡久病顽痰、怪病难以名状者,只要不是虚证,皆可应用,往往收到满意的疗效,实为治疗老痰、顽痰不可或缺之药。

8. 茯　苓　丸

(《全生指迷方》)

半夏60g　茯苓(乳汁拌)30g　枳壳(麸炒)15g　风化硝(如一时找不到,也可用芒硝)7.5g　生姜汁为糊丸,如梧桐子大。每服30～50丸,姜汤送服。

本方主治因停痰阻滞经络,而两臂疼痛,或抖掉不能举物,两手疲软无力,背部凛凛恶寒,脉象沉细之证。

痰饮伏留于内,停滞于中脘,脾失健运,脾主四肢,脾气滞而不下,故上行攻于两臂,令人肩臂酸痛,手指握物无力,或攻胀不适,不可误以为风邪,实为伏饮停痰所致,胖人更应注意。此时治宜祛饮除痰,可用导痰汤加木香5g、片姜黄10g、生明矾3g、郁金10g,煎服,同时送服本丸。如痰涎重者,也可改服控涎丹(见下方)5～10丸。攻逐停痰伏饮后,则可使两肩臂轻松，两手有力。

此方以半夏燥湿痰而和中焦，为主药；茯苓渗利水湿而助脾运，为辅药；枳壳宽胸行气通肠，为佐药；风化硝味咸软坚，去停痰坚积，为使药。更用生姜汁制半夏之毒而加强半夏除痰之力。诸药相合使痰行气通，肩臂之痛胀麻疲自除。

由于目前此丸在药店中不易购得，我在临床上遇到茯苓丸证常改用汤药，把本方的组方用药精神运用到汤药方中，也收到了良好效果。我常用的处方如下：半夏9～12g，茯苓9～15g，化橘红12g，胆南星6～9g，炒枳壳10g，炒枳实6～9g，香附10g，广木香6g，片姜黄10g，桑枝20g，郁金10g，炒白芥子5g，生明矾2～3g，元明粉6g（分2次冲服）。

组织此方，我把二陈汤、导痰汤、茯苓丸、白金丸、星香散、控涎丹几张治痰方的精神，集中于一方之中，所以常收理想疗效。但如痰证严重，须用攻泻痰浊者，仍应加服控涎丹。

9. 控　涎　丹

（《三因极一病证方论》）

提要

比较控涎丹、
　　礞石滚痰丸
比较控涎丹、
　　十枣汤
比较控涎丹、
　　葶苈大枣泻肺汤

甘遂（去心）60g　大戟（去皮）60g　白芥子60g　共为

细末，糊丸如梧桐子大，每次服 5～7 丸，甚或 10 丸，痰盛体壮者，可适当加量，临卧前淡姜汤送服。

我在临床上用此方时，有的患者服 10 丸即大便稀泄，也有的服至 20 多丸也未出现泄痰之效，故关于用量，应根据具体情况而定，但需先从小量开始，慢慢增至见效剂量。药效也可能与选用的药品的质量有关，请多方面考虑应用之。还要注意服用本丸时，不可再服有甘草的药物，因甘草与大戟、甘遂相反。

本方主用于治疗素有痰涎伏留在胸膈上下之处，令人忽然胸背、手足、腰部、颈项等处的筋骨牵引疼痛，或隐痛不止，也可能游走不定，或手脚重着冷痛；或头痛眩晕；或神呆困倦多睡；或胸闷少食，痰多流涎；或脚肿重痛，不能步履；或某个肢体重着顽麻不遂，等等。此乃痰涎所致，不可误为他证。明代医家李时珍曾说："痰涎为物，随气升降，无处不到，入心则迷，成癫痫；入肺则塞窍，为喘咳背冷；入肝则膈痛干呕，寒热往来；入经络则麻痹疼痛；入筋骨则牵引钓痛；入皮肉则瘰疬痈肿"。本方由仲景十枣汤中去芫花、大枣，加入白芥子改为丸剂而成，为"治痰之本"的方剂。痰者，由水湿受气火煎灼阻滞而结成，故以大戟逐泄脏腑之水湿，甘遂攻破经隧之水湿，白芥子驱散皮里膜外之痰气，三药共成攻逐痰涎、水饮之峻剂，对痰涎伏留之实证，可建奇功。但大便素日溏泄及体虚之人，不宜使用本方。

如两脚患湿脚气，肿痛沉重，顽麻颓软，不可步履，可加槟榔 70～80g、木瓜 50～60g、松枝 60g、卷柏 60g。如惊痰为患，神呆易惊，失眠胆小，可加朱砂（水飞）30g、全蝎 60～70g。如气郁受惊，久久不解，渐结痃癖病块，可加炙山甲 60g、鳖甲 70～80g、元胡 60g、莪术 60g。热痰之证，可加芒硝 60～70g；寒痰之证，可加胡椒 30～40g、丁香 30g、干姜 30g、肉桂 20g。用量仍宜从小量渐渐增至见效剂量。

本方与礞石滚痰丸比较，本方偏用于治痰涎水湿为患，礞石滚痰丸则偏用于顽痰、老痰所致癫狂痫等病证。

十枣汤偏用于水饮，尤其是悬饮较常用，乃攻泻胸胁水饮之剂；本方偏用于痰涎，尤其是痰涎所致之肢体顽麻重痛，腰背、颈项牵引疼痛更为常用，乃破泄痰涎之剂。

葶苈大枣泻肺汤偏用于肺痈胸中痰水胶结，喘咳不得卧，甚则头面浮肿之病证，主治胸肺痰结之气逆作喘、作咳、作肿；本方则主用于痰涎留滞于脏腑经络之疼痛、牵引、重着、顽麻等证。

此方妙在加入白芥子。白芥子为除痰利气之药，其味辛性温，善行善通，利气豁痰，尤其善于祛除两胁及皮里膜外之痰。把仲景先师十枣汤攻逐水饮之剂，转变为破泄痰涎之剂，可见陈无择先生不但对仲景方有深入研究，而且对中药的特性有深刻的认识，尤其是能把《黄帝内经》精神与病机病证及仲景辨证论治原则化为一体，创出应用更为广泛的新方，实属难能可贵，非常值得学习。

我在临床上用此方时，多配合应证的汤药。例如治疗早期肝硬化腹水时，常用五子五皮活瘀利水汤送服本丸，每次8～15粒，每日2次。处方如下（自拟治肝硬化腹水经验方）：炒苏子10g，葶苈子10g，槟榔10g，车前子（布包）15g，水红花子10g，桑白皮12g，冬瓜皮40g，大腹皮15g，茯苓皮30～40g，陈皮10g，桃仁10g，红花10g，木香10g，抽葫芦30～40g，泽泻20～30g，莪术6g，猪苓20～30g，白术6g，生姜3片，水煎服。

10. 保　和　丸

（《丹溪心法》）

◇ 提要

保和丸
大安丸
加味保和丸
（《古今医鉴》）保和丸
越鞠保和丸（2方）
保和汤
比较保和丸、枳术丸
比较保和丸、大山楂丸

山楂 90g　神曲 30g　半夏 45g　茯苓 45g　陈皮 15g　连翘 15g　莱菔子 15g　为细末，炊饼为丸，如梧桐子大。每服 70～80 丸，食远白汤送下。

本方为消导剂之代表方。主治伤食积滞，胃胀胃痛，脘腹痞闷，嗳腐吞酸，厌食呕恶，腹痛泄泻，以及停食寒热如疟，舌苔白腻或黄，脉滑有力等症。

清·吴仪洛说："伤于饮食，脾主运化，滞于肠胃，故有泄痢、食疟等证。伤而未甚，不欲攻以厉剂，惟以和平之品，消而化之，故曰保和。"可见本方纯为消导而设。方中山楂酸温，善消腥膻油腻肉积；神曲辛温，善消酒食陈腐之积；莱菔子辛甘，消痰下气，善消面食痰浊之积。伤食脾不健运而中湿不化，故以茯苓化湿健脾。久郁则生热，故以连翘散结而清热。半夏、陈皮和胃健脾，调中理气，和茯苓为二陈汤之意。诸药合用，能消食导滞，调胃和中。正如李东垣所说：“伤食者，有形之物也。轻则消化，或损其谷，重则方可吐下。”

此方妙在加入连翘一味。该药微苦性凉，具有升浮宣散、清热散结之力，在大队消食导滞、和中降气之品中加入连翘，不但能清郁热、散滞结，而且用其升浮宣透之力，以防消降太过，使全方有升有降，有消有散，有温有凉，有化有导，呈现出一派活泼生机。再者本品善理肝气，既能疏散肝气之郁，又能苦平肝气之盛。在脾胃积滞，中运不健之机，加入平肝疏郁之品，更能防肝来乘。可见本药在本方中具有画龙点睛作用。使我们更能体会到前贤对中药深入领悟和善于妙用的精神。

本丸除药店中有售成品外，临床上也常把它改为汤剂使用。我常用的处方如下：焦山楂 9～12g，炒神曲 6～9g，制半夏 10g，茯苓 10g，陈皮 5g，连翘 6～9g，炒莱菔子 5～9g。积滞重者，还可加枳实 6～9g、炒麦芽 9g、厚朴 9g。腹部膜胀者，可加广木香 6～9g、苏梗 9～12g。气郁者，加香附 9g、青皮 5g。脘痞者，可加枳实 9g、莪术 6g。便秘者加生大黄 3～6g、枳实 6～9g、三棱 6g。兼有胃脘痛者，可加元胡 9g、金铃子 9g、炒五灵脂 6～9g。

以本方随证加减可用于治疗西医诊断的急性胃炎、慢性胆囊炎、慢性胃炎、萎缩性胃炎、胃黏膜脱垂、溃疡病、胆汁反流性胃炎等出现脾胃食滞，消化不良，食积不消，泄痢不爽诸证者。

本方为消食导滞的代表方剂，历代医家以此方为基础又变化出许多具有不同消导作用的方剂。例如：

本方中加白术，名**大安丸**，主治食积兼有脾虚者，为消补兼施之方。

本方中加厚朴、枳实、炒麦芽、炒槟榔、香附，名**加味保**

和丸，主治食积脘闷、胃胀迟消等症。

本方加白术、厚朴、香附、枳实、炒黄芩、姜黄连、炒麦芽，为细末，姜汁糊丸，梧桐子大，每服 50～80 丸，亦名**保和丸**（《古今医鉴》），主治食积内停，脘腹胀满，呕逆上气，舌苔黄，食欲不振等症，功能消食和胃，利气消胀，兼能清热。

本方加香附、苍术、抚芎、栀子、枳实、白术、黄连、木香、当归，名**越鞠保和丸**，功能解郁扶脾，消食开胃，清热化湿，主治气郁食积，脘腹胀满，湿浊不化，呕逆吞酸，口甜涎多，少食体倦，腹泻腹痛，舌苔黄腻等症。另有一方无枳实、白术、黄连、木香、当归，亦名**越鞠保和丸**，实为越鞠丸与保和丸合方，亦为开郁化湿、消食导滞的常用方，主治气郁、湿郁、火郁、血郁、痰郁、食郁（六郁）兼有食滞不化、郁久积结诸症。去半夏、神曲、茯苓，加麦芽、香附、厚朴、甘草，名**保和汤**，主治伤食积滞、心痛脘胀、食思不振、腹胀、腹痛等症。

本方与枳术丸（枳实 30g，白术 60g）比较，本方重在消食导滞，通过消导食滞而兼起和胃健脾之作用，无直接健脾之药；枳术丸则重在健脾，补重于消，补而不滞，消不伤正。

本方与大山楂丸（山楂 960g，麦芽 144g，神曲 144g，白糖 624g，蜜丸）比较，本方消导之中兼能和中化湿（含二陈汤）；大山楂丸重用山楂，以消除一切积滞，兼有活血行瘀之作用，既能消食积，又能防气滞导致血瘀之患。功能消食化滞，调和脾胃。主治食积停滞而伤脾胃，伤于肉食积滞者，其效更显著。

11. 平 胃 散

（《太平惠民和剂局方》）

提要

平胃散
藿香平胃散（不换金正气散、金不换正气散）
和解散
加味平胃散
香连平胃散
香砂平胃散
和胃饮
对金饮子
胃苓汤

苍术（米泔浸）2 500g　厚朴（姜汁炒）1 560g　陈皮（去白）1 560g　炙甘草900g　共为细末，每服6g，水一盏，生姜2片，干枣2枚，同煎至七分，去姜、枣，带热服。

现代多把此方改为汤剂煎服。我常用的处方用量如下：苍术9～12g，姜厚朴6～9g，陈皮6～9g，炙甘草3～5g，生姜2片，大枣2枚。水煎服。有时去姜、枣。

本方主用于湿滞脾胃证。脾胃属土，土不平，湿邪则可停滞，故用温燥化湿之药，平治中土之不平，故名平胃。

由于胃湿太过，肝木乘不胜而侮中土，致脾不能健运，胃失和降，湿浊痰食留滞中焦，故其症状可见脘腹满闷，宿食不消，不思饮食，口淡乏味，呕逆恶心，大便溏泄，身体倦怠嗜卧。舌苔白厚而黏腻，脉多濡滑或缓。亦可用于初到气候潮湿之域，感受山岚瘴雾，水土不服，而出现上述症状者。

本方为治疗脾胃不和，中焦湿阻证的代表方剂。方中重用苍术辛烈温燥，以燥湿强脾为主药；厚朴苦温辛燥，散满消胀为辅药。二药相合既能强脾又兼舒肝，不但燥湿和胃，而且理气消胀。由于中湿太过，可致胃气阻滞，故又以陈皮行气开胃而化湿痰，以助健脾而为佐药；甘草既益中焦又和百药，而为使药；姜、枣亦有助和中之力，以为引。从本方的药味组成来看，从辛、从燥、从苦，能散、能消、能化，对中焦有湿而受阻滞者，确有良效。但要注意本方重点是适用于实证，乃祛邪（湿）之剂，不可作为健脾补虚之品常服，如欲常服必须随证加减。

兼有食滞者加焦神曲、焦麦芽、焦山楂（我国北方医药家称此三药为焦三仙），或再加枳实；湿盛兼有肢体酸困重浊浮肿者，加五苓散、桑白皮；痰浊盛兼呕恶者，加半夏；脘痞闷者，加枳壳、木香、砂壳；大便干秘者，加生大黄、元明粉；小便不利或赤涩者，加茯苓、泽泻；脾虚中焦气化不利，而肢体懒倦，饮食迟消，食纳不香者，可加党参、黄芪，缓服取效。

由于本方是治疗中焦湿阻的代表方剂，所以历代医家又以本方为基础，变化出不少临床常用的有名方剂。例如：

本方加藿香 9g、半夏 9g，名**藿香平胃散**，又名**不换金正气散**或**金不换正气散**，功能化湿解表，和中止呕，主治脾虚胃寒，兼受外感，而见腹痛呕吐、脘腹痞胀、寒热腹泻、舌苔白腻等症。

本方加藁本 6g、桔梗 6g（一方有枳壳 9g），名**和解散**，功能散湿和中，主治外感寒湿之头痛呕泄、咳嗽胸闷、脘腹胀满、舌苔白厚腻等症。

本方加炒神曲、炒麦芽各 9g，名**加味平胃散**，功能消食化滞，主治宿食不消，吞酸嗳腐，食欲不振，脘痞苔腻。

本方加川黄连 5～9g、木香 6g，名**香连平胃散**，功能燥湿清热，主治中焦湿热积滞之证。

本方去厚朴，加枳实 6g、木香 5g、藿香 6g、香附 9g、砂仁 5g，名**香砂平胃散**，功能燥湿和胃，行气导滞，主治饮食伤胃，食滞湿阻之证。

本方去苍术，加干姜 6g，名**和胃饮**，功能温中化湿，主治中焦寒湿，脘胀呕泄之证。

用平胃散 30g，加桑白皮 30g，水煎去渣服，名**对金饮子**（《成方切用》），功能燥湿行水，主治脾胃受湿之腹胀身重、不思饮食、四肢酸重、皮肤肿胀等症。

平胃散与五苓散和方，名**胃苓汤**，功能健脾利湿，主治停饮停食，脘胀吐泄，小便不利，身体浮肿等症，可用于急性胃肠炎出现水泻腹胀、小便短少者；或慢性肾炎出现脾虚湿盛之水肿尿少之证者；对西医学不能明确原因的下肢浮肿、小便不利、身体懒倦者，用此方随证加减，也可取效。

我曾治一患者，江某某，男，68 岁。腹部发胀，脘部发闷，饮食少进，日夜胀满不消，非常难受，经几家大医院应用多种方法检查，均示一切正常。投以肠胃排气药。服药后放屁很多，但腹胀不解，仍很难受。也曾多次服中药治疗，未见效果。病已 3 个多月，特从外省赶来治疗。我观其舌苔厚腻而滑，口干不欲饮水，肢体倦怠，记忆力差，头蒙不清，小便少，六脉皆濡。诊为中焦停湿所致之胀满。用平胃散和五苓散合方随证加减，处方如下：苍术 10g，厚朴 9g，陈皮 9g，茯苓 25g，猪苓 20g，泽泻 25g，桂枝 6g，藿香 9g，苏梗 12g，炒槟榔 9g，乌药 12g，檀香（后下）9g，泽兰 15g，广木香 9g。水煎服，3 付。

服第 1 次药后，小便略增多，晚上服第 2 次药，小便明显增多，约1小时左右排尿1次，尿多而清，一夜尿多次，腹部之胀满霍然消失。3剂药服完后，腹胀全消，盛赞中药效力之神速。二诊时，舌苔化薄，濡脉已消失，而现细而略弦之脉。知有脾土不健，木来乘侮之势，又在原方中加香附9g、白芍6g，以舒气、柔肝、扶脾而收功。

从此例中，我们可以体会到，本方确能消导中湿而和胃健脾。正如清·汪昂所说："消者，散其积也。"本例据其舌苔厚腻、饮食少进而用平胃散散其积、行其气而导其滞，据其口干、不欲多饮、小便不利，又用五苓散利其湿，故而取得除满消胀之效。从方中所用之药物来看，都是临床常用之品，并无奇特之药，而疗效确如此之神速，使我们更体会到"治病必求于本"的重要性和正确性。

12. 痞　气　丸

（《东垣试效方》）

川黄连24g　厚朴15g　吴茱萸9g　土炒白术6g　黄芩6g　茵陈（酒炒）4.5g　炮姜4.5g　砂仁4.5g　人参3g　茯苓3g　泽泻3g　制川乌1.5g　川椒（炒）1.5g　肉桂1.2g　巴豆霜1.2g　共为细末，炼蜜为丸，每丸重1.5g。每服1～2丸，一日1～2次，以大便溏软为度。

《难经》五十六难中说："脾之积，名曰痞气。在胃脘，覆大如盘（大如覆盘）。久不愈，令人四肢不收，发黄疸，饮食不为肌肤。"本方乃李东垣先生为治脾之积"痞气"所制的丸药方，主治心下痞满、堵闷，饮食迟消，食思缺少，上腹部有积块，生在胃脘部者。如积块不是生在上腹中部而在左右胁下者，不是本方所主治之证，此是必须注意分辨之处。

本方以黄连泻热燥湿，专治心下痞（《伤寒论》各个泻心汤都用黄连），为主药。厚朴、砂仁舒肝行气，调中除满；人参、白术补脾扶正以祛邪气；川椒、吴茱萸温脾祛寒；姜、桂、川乌补命门之火以生脾土，共为辅药。茵陈、茯苓利水除湿以实脾；黄芩泄热以存阴，共为佐药。巴豆霜能消有形积滞，斩将夺关，其性下行，乃消积先驱，为使药。

本方的特点是以血分药治痞满（黄连、黄芩、枳实、川乌、肉桂、川椒、吴茱萸、巴豆霜皆血分药），并指出“若全用气药则痞益甚，而复下之，气愈下降，必变为中满鼓胀。”故而主张以黄连、黄芩、枳实之苦以泄之，厚朴、半夏、生姜之辛以散之，人参、白术之甘苦温以补之，茯苓、泽泻之淡以渗之，上下分消而除痞满。若认为脘间痞堵有块而专用破气攻下之品，只顾一时痛快，却误犯东垣先生治痞之戒。东垣曾说：“痞满皆血证也，下多亡阴（指攻下过多可使脾胃水谷之阴亡失）。”认为心主血，心虚而邪陷于血分，致心下痞满，故以血分药理脾胃而消痞满积滞。这也是李东垣先生诊治脾之积所具有的独到见解。

我曾用本方随证加减，治愈肝硬化患者的肝大症，今介绍一典型病例如下：

史某某，男，30岁，工人。1958年曾患肝炎，1961年在北京某医院发现肝大，经反复检查，诊断为肝硬化，经中西药治疗无效，且症状愈来愈加重。遂于1962年4月5日来我院就诊。主要症状为胃脘发胀，两胁胀痛，左侧较重，腹鸣大便溏，一日2次，两眼眶疼痛，经常鼻衄，全身倦怠乏力，脊柱上半段疼痛，下午五心烦热，夜难入睡且多梦，面色晦黯，舌质边尖绛红，苔白，右脉弦滑，左脉弦。尤为突出的是胃脘处有一大痞块如覆盘（肝大），横径（左肋弓下缘和左胸骨旁线交点处与右肋弓下缘和右乳中线交点处）12.5cm，直径（剑突下正中线处）8cm，质较硬，表面光滑，压痛（±）。脾未触及。腹水征阴性。化验结果：血清总蛋白72.0g/L，白蛋白

38.5g/L，球蛋白 33.5g/L，麝浊 20u，麝絮（＋＋＋），谷丙转氨酶 290u。中医辨证为脾之积——“痞气”。当时认为积块（肝大）为渐积而成，不能朝夕可去，须渐渐消磨，若攻之太急，反伤正气，正伤则积愈痼。故先用调肝和中之法，佐以软坚消积、疏达气血之品。服用汤药，同时配用“烂积丸”（其组成为黑丑、山楂、陈皮、枳实、青皮、大黄、莪术、三棱、槟榔、红曲，醋水泛制为小丸），每日 2 次，每次 3g，随汤药服。治疗一个半月，症状有所减轻，但未全消，痞块（肝大）略见缩小（横 11cm，竖 6cm），肝功能也有好转。根据前人治积经验，认为汤剂能荡邪，适用于快速解决问题的情况，对于消除积块，则不甚相宜。丸药徐徐而化，药力缓缓而行，可使积块日渐消除。考虑到本患者，自觉症状已减，但肝仍很大，宜改用丸药为主，以消除积块。再者，从烂积丸的药味来分析，药力过于克消，不适于久服、单服。因而根据李东垣“痞气丸”方随证加减，配制丸剂常服。处方如下：黄连 15g，厚朴 9g，吴茱萸 4.5g，白术 6g，黄芩 6g，茵陈 9g，茜草根 3g，炮姜 4.5g，砂仁 3g，人参 3g，茯苓 4.5g，泽泻 3g，制川乌 2.5g，川椒 2.4g，莪术 6g，三棱 6g，皂角刺 3g，海藻 6g，大腹皮 6g，昆布 6g，生牡蛎 9g，焦神曲 9g，枳实 7.5g，巴豆霜（研入）1g，共为细末，炼蜜为丸，每丸重 3g，每日 2 次，每次 1～2 丸，以大便通畅、溏软为度。服用本丸后，诸症均减轻，肝大不但缩小，而且变软。仍守本方稍事加减（例如：有时加桂枝、鳖甲、山楂核、香附、红花，去大腹皮、昆布、海藻；有时加乌贼骨、炙山甲、川木通等）。共配制丸药 8 次，服用 15 个月，自觉症状全消，面色光泽红润，身体健壮，痞块明显缩小，横径 7.2cm，竖径 3.1cm，肝功能检查也逐步趋于正常，血清蛋白正常，麝浊 5 单位，麝絮（＋），谷丙转氨酶 124 单位。此时又根据《黄帝内经》“大积大聚，衰其大半乃止”，施以调理中焦、健运脾胃则痞块不攻自能逐步消除的训嘱，嘱病人停服自制的丸药，改服香砂养胃丸（白术、茯苓、香附、砂仁、苍术、厚朴、陈皮、甘草、木香、山楂、神曲、麦芽、藿香、莱菔子、枳壳、半夏、党参，共为细末，水泛为小丸），每日 2 次，每次 5～6g，温开水送服。

1968 年秋随访：早已停药，参加全日正常工作已数年，一般的体力劳动均能胜任。查体：肝仅能触及，质地柔软。身体很健壮。1971 年 10 月再访：数年来一直参加正常工作。查体：肝已不大，无所苦。1975 年 5 月又访：身体健壮，工作正常。

我用“痞气丸”方随证加减治疗肝大（以左叶大明显者）在心下中脘部者多例，均取得了理想的疗效。对肝有良性肿物，出现“痞气”证者，随证加减，也有良好效果。谨提出供大家参考试用。

13. 大承气汤

（《伤寒论》）

大黄（酒洗）四两　厚朴（炙去皮）半斤　枳实（炙）五枚　芒硝三合　上四味，以水一斗，先煮二物（厚朴、枳实），取五升，去滓，纳大黄，煮取二升，去滓，纳芒硝，更上微火一二沸，分温再服，得下，余勿服。注意本方用量为汉制，今人用量，请看后文。

本方为峻攻泻下的代表方剂。主治伤寒邪入阳明，从阳化热，热邪积滞，互结肠胃，出现发热不退，潮热谵语，循衣摸床，手足濈然汗出，矢气频转，大便秘结不通，脘腹痞满硬痛拒按，舌苔焦黄起刺或焦黑燥裂，脉沉滑或沉迟有力，即阳明腑实证痞、满、燥、实、坚全见者。用此方急下泻热，以存津液，常取立竿见影般的良好效果，为临床常用之方，疗效可靠。

本方也可用于治疗高热谵语，口干烦躁，甚至发狂，下利稀水，极臭难闻，脐腹疼痛，按之坚硬有块，舌质红，舌苔黄，中部厚而少津，或焦黑起刺，脉沉实有力。此为热结旁流证，虽有大便，但仅拉些稀水，秽臭难闻。苔黄燥、脉沉实是辨证要点。

对于高热神昏、手足挥动、烦躁饮冷、大便秘结不通、舌苔黄燥、脉沉伏有力者，中医称热厥，亦可用此汤急下之。

还有痉病之属于刚痉证者，其证咬牙龂齿，手足痉挛，角弓反张，卧不着席，胸腹胀满，大便秘结，热而无汗，亦可用此汤急下之。

杂病中，出现热结肠胃之阳明腑实证者，用此汤治疗也可取得神速的疗效，不必一定拘泥于伤寒病。临床上见到阳明腑实证，具备前述证候特点者，即可用之，效果极佳，真有“用当通神”之妙。

临床上除用于治疗高热疾患出现阳明腑实证者外，也常用于急性肠梗阻、急性阑尾炎、急性胆囊炎、急性胰腺炎出现阳明腑实证者，均有佳效。

本方所主治者，为热邪内盛结于阳明之腑的里实热证。根据《黄帝内经》热淫于内治以咸寒、气坚者以咸软之、热盛者以寒消之等治则精神，方中以大黄之苦寒，泻热通腑，涤荡肠胃积滞结热，为主药；又用芒硝之咸寒，润燥软坚，为辅药；更以厚朴行气除满，降浊运脾，枳实苦降破气，消积除痞，共为佐使，协助硝、黄推荡肠胃积滞，通下阳明腑气。诸药合和，使大便畅而腑气通，泻热邪而保津液，使后天之本得以畅运，而水谷精华得以化生。所以后世医家称此方为“急下存阴”之特效方。

本方所记各药的用量是汉制用量，因为现代的度量衡与古代不同，故此将我在临床上使用本方时各药的用量介绍如下，以供参考。酒大黄 9～12g，厚朴 10g，枳实 10g，芒硝 10～18g（分 2 次冲服）。煎服法与前记者相同。对老年人或体弱者，可将芒硝改为元明粉，用量也可稍减。

大黄有时也用生大黄。据近代研究，大黄经过酒洗或酒浸后，其有效成分容易被煎出，可增强泻下作用。古人用酒洗大黄，是为了取酒能上行，使大黄能同时将上焦的热邪一齐泻出，不用酒制则恐怕上焦留邪，变生喉痹、耳鸣目赤、颈肿、膈上热诸疾，酒洗后则无此弊。

我曾很多次使用本方治疗急重病证，均收到了立竿见影般的效果。今介绍两个验案，供参考。

例1：张某某，男，38岁，1961年4月21日初诊。

患者4月16日下午，吃过蒸野菜后，即感到上腹部有些不适，至夜12时，上腹部胀满疼痛，并泻稀便3次，均为消化不好的食物，无脓血及后坠感，恶心欲呕，但吐不出，于次日晨5时到医院急诊，经验血、查大便等检查，诊断为急性肠炎而收住院治疗。

入院后经用西药及输液等治疗，腹痛腹泻很快即止住。但自4月18日起，体温由37.5℃、37.8℃很快即升到39.3℃，高热不退。虽经过用抗生素、乙醇拭浴、冰袋、浣肠以及注射复方奎宁、内服撒烈痛和阿司匹林等多种治疗，高热仍不退。且于20日夜间开始神昏谵语、循衣摸床，不能安睡。

查白细胞9 000/mm^3，白细胞分类中中性粒细胞占85%，血沉26mm/h，肥达氏、外裴氏试验均为（一）。诊断为：①沙门菌属感染；②高热待诊。于21日下午请我会诊。

现症：头痛，头胀，烦躁不安，高热口渴，喜冷饮，胸脘痞满，欲呕不出，饮食不进，大便四日未行，小便黄赤，下午4时以后神志不清，夜间谵语，不认亲疏，甚则循衣摸床，已两夜未眠，气粗声高，口有热臭味，面红目赤，舌苔黄厚少津，中部褐黄略黑，头部汗出。脘腹痞满拒按，腹部发胀，脉象洪滑而数。

据此脉症，知为阳明实热之证。但再进一步分析，患者目前尚有头痛、头胀、恶心欲呕、胸闷、脉洪等象，知太阳经证尚未全罢，热邪尚未完全结实于阳明之腑，目前尚属于太阳、阳明合病，故先用金银花、连翘、桑叶、菊花、荆芥、薄荷、生石膏、知母、黄芩、焦四仙等水煎1剂，以辛凉清解太阳经及阳明经尚未全罢的余邪，俟表热、经热全清，只剩阳明腑实之证，再投予大承气汤急下存阴（因目前尚有头痛、呕恶、胸闷等忌下之症）。

二诊：服辛凉清解之剂后，全身有汗，头痛、胸闷、恶心之症均消除，体温虽略有下降，但下午又上升，仍有腹部痞满拒按、夜间谵语等症，手足濈然汗出，大便五日未行，舌苔黄厚腻，脉滑数，重按有力。据此脉症，诊为阳明腑实证，投大承气汤急下之。处方：生大黄24g，川厚朴15g，枳实21g，芒硝（后下）21g，焦三仙各12g，川连9g，槟榔12g，清半夏15g，陈皮12g。1剂。煎取药汁400ml，分为2次服。嘱咐病家：服第1次药后，过4个小时以上，如泻下稀大便，则停服第2次药，如不见泻下即赶紧继服第2次药。

服第1次药后4小时排大便1次但量不多。通过电话联系，又嘱其服第2次药量的1/2。

三诊：药后大便又泻3次，体温已降到正常，夜能安睡，神识清爽，能进饮食，口中渐和，舌苔渐化，脉已不数，右手脉略滑，左手脉近平。稍事调理中焦而痊愈。

例2：杨某，男，38岁，1961年12月14日初诊。主诉腹痛2天。前天晚上从外地回京，腹中饥饿，即急食米面蒸糕约半小盆，食后即睡，未盖被而受了凉。次晨即觉上腹部及脐左处疼痛，胃脘痞塞胀满，不思饮食，小便短赤，大便3日未行，今日疼痛难忍，急来就诊。观其舌苔白，脉象弦滑有力。上腹及脐左处疼痛拒按。白细胞计数11 700/mm^3，白细胞分类中中性粒细胞占86%。据此脉症诊为食滞腹痛。治以消导攻下之法，以大承气汤随证加减。处方：酒军12g，枳实12g，厚朴

9g，芒硝（后下）6g，焦槟榔 9g，焦三仙各 9g。水煎服 1 剂。立即针合谷、内关、商阳、天枢四穴，不留针，以迅速止痛。

药后排出稀臭大便 2 次，胃脘及脐部之疼痛完全消失，病即痊愈。以后追访，腹痛未作，早已上班工作。

我用大承气汤随证加减治疗阳明腑实证及胃肠邪实证数十例，均取得了立竿见影之效。多数病人一泻即安，故请读者放心使用。但必须确认为阳明腑实证——痞、满、燥、实、坚俱备，才可使用。要记住辨证准确才能速效。

14. 小 承 气 汤

（《伤寒论》）

提要

小承气汤

厚朴三物汤

三化汤

调胃承气汤

桃核承气汤

大黄（酒洗）12g　厚朴 6g　枳实 3 枚（约 9g）　以上 3 味，以水 500ml，煮取 300ml，去滓，分 2 次温服。服第 1 次药后，当泻下大便。如服药后，未见泻下者，可将第 2 次药服下。如得到泻下者，则不可再服第 2 次药。

本方也是常用的有泻下作用之方剂，主治阳明腑实证，或杂病出现胸腹胀满属实证者。热邪结滞于阳明之腑，出现阳明腑实证者，皆可用攻下法治疗。但大热结实而大满、大实、痞硬、大便燥坚者，须用大承气汤急下之。若热邪微结阳明，尚未大实、大满、大燥，而见大便难、潮热、腹中痛、脉沉滑者，宜小承气汤下而和之。或阳明病出现谵语、潮热、大便六七日未行，而痞、满、燥、实、坚症又未全备，可先与小承气汤服1次，如转矢气（放很臭的屁）者，知腹中已有燥屎，可用大承气汤攻之。如服小承气汤1次后，不转矢气，则不可用攻泻之法，大、小承气汤皆不可用。杂病中如出现胸满脘胀，胃实而大便不畅，或胸闷而喘，舌苔厚，脉滑实有力者，可用本汤治之。

由于本方所主尚非大热结实于阳明肠胃之腑，不需用大承气汤急下存阴之法，故于大承气汤中去芒硝，又因热邪结滞尚不甚坚实，故减少厚朴、枳实的用量。以大黄为君而荡除邪热，以枳实为臣而消痞破结，以厚朴为佐使而调中气除胀满。一般说，邪在上焦则满闷，邪在中焦则痞胀，胃中邪实则潮热谵语。方中以厚朴、枳实去上焦、中焦满闷、痞胀，以大黄荡胃中之实热。因尚无大便燥硬坚实之症，故去芒硝，乃免伤下焦之意也。故杂病中见上、中二焦不通而满闷、痞胀或热喘者，均可用之。

我曾治一患者，因病前两天吃煮糖萝卜过多，食后又受寒而致胃痛剧烈难忍，西医诊断为急性胃炎。虽经服阿托品片和注射阿托品针2支，均未能止痛，上腹部痞满闷胀，不思饮食，大便3日未行，舌苔白满，中后部微黄，怀中抱着热砖熨腹，脉象弦滑。诊为寒实停滞所致的胃脘痛。治以温中导滞之法，以小承气汤加味治之，处方如下：酒军9g，枳实9g，高良姜9g，干姜6g，吴茱萸9g，木香5g，焦槟榔12g，焦神曲12g，三棱9g，元胡12g。急煎1剂，分2次服。

药后胃脘痛即止住，不再疼痛，但大便未行，故又于上方加当归9g、桃仁泥9g、鸡内金9g、附片6g。药后大便通畅，阳明腑气通畅，寒凝、食滞被推荡泻下，故病亦痊愈。

仲景先师在本方中加重厚朴的用量，名**厚朴三物汤**，用以治疗支饮胸满、腹胀等症。

后世医家在本方中加羌活5～10g，名**三化汤**，主治中风病痰热结滞，二便不通，肠胃内实之证。注意：中风虚证不可用之。

仲景在《伤寒论》中将此汤中大黄稍减量为6～9g，去枳、朴，再加炙甘草6g、芒硝3～6g，名**调胃承气汤**，主用于伤寒汗、吐、下后，病不解，心中烦躁，不得安卧，不恶寒，反恶热，口渴，便秘，腹满胀痛拒按，甚或烦躁谵语等症。方中以甘草甘缓以缓大黄、芒硝之急下，缓留中焦以撤泄阳明胃热，名“调胃”，并不是用甘草护胃，胃中结热泄尽，阴气也得上承，故也叫“承气”。

调胃承气汤加桃仁、桂枝，名**桃核承气汤**，主用于伤寒太阳病不解，热结膀胱，其人如狂，瘀血蓄结于下焦之证，是祛瘀活血的代表方剂之一。近人也用此方治疗妇女盆腔炎、附件炎等属于瘀血证者。

15. 增液承气汤

(《**温病条辨**》)

提要

增液承气汤
宣白承气汤
导赤承气汤
护胃承气汤
比较增液承气汤、大承气汤

玄参30g　麦冬（带心）24g　生地黄24g　大黄9g　芒

硝 4.5g　用水 8 杯，煮取 3 杯，先服 1 杯，不知，再服。

本方用增液汤（玄参、麦冬、生地黄）滋阴增液，壮水清热，益肺润肠，增水行舟，用滋阴清热、壮水扶正之品，而达润肠通便泄热之功。因阳明温病热结伤阴，肠道乏津，犹如水乏舟停，而大便秘结不下，故又加硝、黄为臣使，推陈致新，泻热通便。硝、黄配增液，下之而不伤其阴；增液配硝、黄，润之而无恋邪之弊。

本方所主治之证，为阳明温病，热结阴亏，燥屎结滞不行，下之不通，口渴，咽燥，舌质红绛，苔黄少津，甚或糙干裂纹，脉象细数者。近人也常用于高热性疾病后期，津液耗伤而大便结滞不下者。也可用于其它疾病伤阴而便秘者，如阴虚体弱，阴津不足，产后便秘，大失血后便秘等证。

本方与大承气汤皆能治便秘，但大承气汤为“急下以存阴”之剂，增液承气汤为“增水行舟”之剂。前者是阴尚未伤，下之而防伤阴，后者是阴津已伤，增液滋阴而下之。虽然都是下法，却各有奥妙不同。

《温病条辨》中对承气汤有很大发展，除上述增液承气汤外，尚有**宣白承气汤**（生石膏 15g，生大黄 9g，杏仁粉 6g，瓜蒌皮 5g。水 5 杯，煮取 2 杯，先服 1 杯，不知再服），用于治疗阳明温病，下之不通，喘促不宁，痰涎壅滞，右寸实大，肺气不降者；**导赤承气汤**（赤芍 9g，生地黄 15g，生大黄 9g，黄连 6g，黄柏 6g，芒硝 3g。煎服法同宣白承气汤），用于治疗阳明温病，下之不通，左尺脉坚牢，小便赤痛，时烦渴甚者；**护胃承气汤**（生大黄 9g，玄参 9g，生地黄 9g，牡丹皮 6g，知母 6g，麦冬 9g。煎服法同上），用于治疗阳明温病，下后数日，热不退，或退不尽，口燥咽干，舌苔干黑或金黄色，脉沉而有力者。

另外，还有陷胸承气汤、紫草承气汤、犀连承气汤等等，均为后世医家在仲景承气汤精神指导下，据证加减变化而成，各有其主证，使承气汤法的治疗范围更为广泛。

16. 三一承气汤

(《伤寒直格》)

大黄 15g　芒硝 15g　厚朴 15g　枳实 15g　甘草 30g　研为粗末，用水一盏半、生姜 3 片煎至七分，分 2 次温服。

本方的“名义”有两种说法：第一种说法，认为本方把大、小、调胃三个承气汤合成为一个方，故名“三一”；第二种说法，认为河间先生于大承气汤中，加入了等于全方 1/3 药量的甘草，故名“三一”承气汤。但据河间在《伤寒直格》中说：“然此一方，是三承气等汤也”的说法，以第一说为是。

关于本方的主治，刘河间先生在《伤寒直格》中说：“通治大、小、调胃三承气汤证。”又说：“须急下之者，宜大承气也。……或须微下及微和胃气者，小承气汤、调胃承气，为先后之次。由是观之，而缓下、急下，善开发而难郁结，可通用者，大承气汤最为妙也。故今加甘草，名曰三一承气汤，通治三承气汤证，于效甚速，而无加害也。然以其甘草，味能缓其急结，温中润燥，而又善以和合诸药，而能成功，故《本草》云国老子也，是以大承气汤得其甘草，则尤妙也。”

以上是河间先生对伤寒下法的论述，可以看出他对承气汤的使用又提出了新的使用方法，这也是他对下法使用的补充与发展。刘河间先生不论对伤寒、杂病，均常运用此方，主治范围很广。今将刘河间《伤寒直格》三一承气汤下的“主治”录下，以供临床参考：“无问伤寒、杂病、内外一切所伤，日数远近，但以腹满、咽干、烦渴、谵妄、心下按之硬痛，……或热甚而喘咳闷乱、惊悸、癫狂、目疾、口疮、舌肿、喉痹、痈肿、疮疡，或伤寒、阳明胃热发斑、脉沉，须可下者；及小儿惊风、热极潮搐、涎喘、昏塞，并斑疹、痘疮、热极黑陷、小便不通、腹满喘急、将欲死者；或斑疹后热毒不退，久不作痂者；或作斑痈、疮癣，久不已者；或怫热内成痃癖坚积，腹满而喘，黄瘦潮热，惊风热积；及大人小儿久新疟疾，暴卒心痛，风痰酒膈，肠垢积滞，久壅风热，暴伤酒食，烦心闷乱，脉数沉实；或肾水阴虚，阳热暴甚，而僵仆卒中；或一切暴喑不语，失音；或蓄热内甚，阳厥极深，脉反沉细而欲绝者；或表之冲和，正气与邪气并之于里，则里热亢甚，而阳极似阴，反为寒战，脉微欲绝者；或风热燥甚，客于下焦，而大小便涩滞或不通者；……或产妇胎死不下者……；及两感表里热甚，欲可下者。”

从以上主治来看，河间先生把仲景先师承气汤主治的20多症，发展到30多症，实为师古而不泥古的大好例子，虽然发展了其主治范围，但又强调不可乱用，故明确指出“须可下者”方可应用，可见其立意之细致。

本方在大承气汤中重用甘草，使急剂缓投，变峻剂为平剂，扩大了使用范围。

我治疗老年人以及病后体虚须用下法者，常用此方，确实平缓而效确。治小儿实热病须用下法时，也常以此方加减投之，因为本方有甘草，味不甚苦，且用量不大而效宏，小儿容易服用。我在临床上，一般方剂中使用甘草较少，惟在使用三一承气汤法时，特重用甘草，实受河间先生之益也。

第7讲 涌吐、涩固、杀虫的方剂

汗、吐、下，是古人常用的治病方法。邪在表者宜用汗法，邪在上焦者，宜用吐法，邪在中、下二焦者，宜用下法。但汗、下二法世人常用之，惟吐法，今人已较少使用。《素问·阴阳应象大论》中说："其高者，因而越之"，金元时代张子和又有"以吐发汗"的方法。本章介绍两张有涌吐作用的药方，以存其法。

涩固之剂是用具有收敛、固涩作用的药品，或合扶正药以救脱泄的方法。北齐徐之才曰："涩可固脱。"例如：久嗽气泄于上者，宜固其肺，同时更宜固其肾，兼固其气；汗泄不止者，宜固其皮毛。总之，脱泄在上、在表者，除用酸收固涩之品外，还宜固气；脱泄在下、在里者，除用酸涩、质重、收固、升提之品外，还宜固精；凡因寒而脱泄者，当兼用温补之品，有火而滑利脱泄者，当佐以凉药清火，要随证而变通之。固涩剂常在"急则治其标"时使用，并且要在无大实邪之后用之，故宜先治其本，方为万全。

人腹内如有寄生虫，则可为痛为呕，为嗽为嗜，种种烦苦，须仗医药治疗。但自古杀虫之剂，常常药性猛烈，每多险峻。为了能更好地达到杀虫疗疾之目的，须同时兼用养胃益血、理中健脾之药，才较为妥善，不可过用攻伐，克伤气血，反致虫疾难愈。

1. 瓜　蒂　散

(《伤寒论》)

提要

(《伤寒论》) 瓜蒂散

(《温病条辨》) 瓜蒂散

独圣散

比较瓜蒂散、参芦散

瓜蒂（炒黄）、赤小豆各等分，分别捣筛为散，以后合在一起混匀，每用一钱匕（约 3g 左右），以香豆豉 0.1 升、热汤 0.7 升，煮成稀糜状，取其汁，用此汁调瓜蒂散，温顿服之。如不吐者，少少加，得快吐乃止。如服药后吐不止者，用葱白煎汤解之。如服散后，迟迟不吐者，令含砂糖 1 块，即吐。

本方主治痰浊宿食，填塞胸脘，气上冲逆，咽喉不利，呼吸不畅。舌苔厚腻，寸脉浮滑有力。或卒中痰迷，涎潮壅盛，人事昏沉，欲吐不出，手足厥冷，邪结胸中，心下满而烦，饥而不能食者。

本方取瓜蒂之苦越、赤小豆之酸涌，吐出上焦停壅之实邪，则肝木之气舒畅条达，如天地气交，万物化生。

凡失血而正气虚弱者，或老人、产妇、体虚脉弱者，皆不可服此散催吐。如体尚壮但胃气弱者须用吐法时，则可改用**参芦散**（人参芦为末，水煎服 3～5g）。

张子和只用一味瓜蒂为细末，每服 1～2 钱，齑汁调服，名**独圣散**，主治同瓜蒂散。

《温病条辨》**瓜蒂散**则在仲景瓜蒂散中加了栀子（量比瓜蒂、赤豆多1倍），用水2杯，煮取1杯，先服半杯，得吐则止后服；不吐再服。主治太阴温病，痰涎壅盛，胸闷痞胀，心烦欲吐之证。

2. 三　圣　散

（《儒门事亲》）

防风6g　瓜蒂6g　藜芦3g　上药各为粗末，每次约用15g，以齑汁3茶盏，先用2盏煎三五沸，取出齑汁，次入1盏煎三沸，再将第1次取出的2盏加入，合同一处熬二沸，去滓澄清，徐徐服之，以吐为度，不必尽剂。口不开者，亦可从鼻内灌之，吐出涎，口自开。

方中瓜蒂为有力的涌吐药，其味苦性寒，能吐风热痰涎和宿食、湿浊；防风辛温，其性升散上行；藜芦辛苦性寒，能吐风痰。三药相合，具有很强的涌吐作用，故古人称之为“三圣”。功能涌吐风痰涎食毒物，是吐法中的峻剂。主用于风痰壅盛的中风闭证、癫痫，误食毒物时间不久，暴食宿食壅塞于胸脘间，痞胀不下，恶逆欲呕，形体壮实，舌苔黄厚腻，脉滑有力者。

注意：身体虚弱之人及孕妇等不可服用本方。

3. 盐汤探吐法

（据《备急千金要方》改进）

食盐少许，放于热锅中炒令变色（红色），乃加入清水，煮至将沸未沸之际，搅均匀，试尝其滋味不太咸，候温则可饮用，每次饮半碗，渐渐增量，饮二三次可自然发吐，以去病为度。如不吐，则用鹅翎（或公鸡翎）探刺咽部，使之发吐（或用筷子卷些软布，刺激咽部，使之发吐）亦可。吐一次病未除可再吐，一般以吐3次乃停。

使用吐法，一般可先用盐汤探吐法，如不能奏效，再选用吐剂。有时也可随证处以汤药方，煮汤稍多些，饮后，再用上述的刺激咽部法探吐。

随着医学的发展，目前吐法已较少用，例如误服毒物或服毒自杀，发现毒物服下时间尚不久，神志仍正常者，常常去医院采用洗胃法治疗。

但吐法作为治病八法中之一法，仍有它一定意义，确能体现“因其高而越之”的精神，达到祛邪治病的目的。尤其对一些痼疾、怪病，中医认为“怪病皆生于痰”，吐法多能涌吐痰涎，故往往取效。今仍存其法，全凭医者灵活掌握。

4. 赤石脂禹余粮汤

（《伤寒论》）

提要

赤石脂禹余粮汤

万金丸

赤石脂30～60g　禹余粮30～60g　上药打碎，用水6杯，煮取2杯，去渣，分3次温服。

本方皆为石类质重之品，重可以固下焦，又皆具有甘涩之性，涩可去脱，重可固下，是甘温固涩下焦之剂，故有很好的涩肠止泻作用。凡久利不止，肠道滑脱，下焦虚弱，服用温中健脾药泻利仍不止者，可用本方涩固之。如服此汤后泻利仍不止者，乃下焦清浊之气不分，可适当选用利小便之药以分其气。

如病人滑脱泻利已久，身弱气虚者，可加党参、白术、炙黄芪之类以补气；如手足厥冷者，也可适加制附子、干姜、紫肉桂之类以回阳；泻久而脱肛者，可加人参芦（少许）、伏龙肝、防风之类以升提固脱。

本方去禹余粮，加炮姜30g、胡椒15g，共为细末，醋糊为丸，名**万金丸**（《杂病源流犀烛》），每次服五七丸，空腹服。能温中涩肠，主治大肠滑泄不止，小便时常带有精状物者。

我曾用此方随证加减，用于治疗体弱危重病人便血不止者，其人因腹部大手术后，高热不退，并且合并肺部感染，消化道出血而吐血、便血，大便紫黑频频不计其数，已近1周，其人瘦弱，说话无声音，脉数，即用赤石脂15g、禹余粮20g、诃子肉10g、芡实10g、藿香10g、土炒白术10g、伏龙肝60g煎汤加入应证汤药中（参苏饮合麻杏石甘汤加减）。服1剂便血即停止，以后仍辨证论治整体治疗而得治愈。

5. 桃　花　汤

（《伤寒论》）

提要

桃花汤
大桃花汤
比较桃花汤、白头翁汤

赤石脂（一半入煎剂，一半为细末）40～60g　干姜6g　粳米1小茶杯　用水7盏，煮米熟去渣，加入赤石脂末，分二三次温服。如服1次泄利即止，可停后服。本汤因煮粳米加赤石脂呈红色稀粥状，故名桃花汤。

本方主用于伤寒少阴病，下利不止，大便带脓血，小便不利者。对杂病下焦虚寒证，大便滑泄日久不止者，亦可用本方涩固止泄。

我在临床上对肾虚久泄，以及脾肾两虚，久泄难止，服用一般温肾药或温中健脾药不效者，常在四神丸合四君子汤加减方中加用赤石脂（先煎）20～30g、干姜5～9g，取得良好效果。经验方如下：补骨脂12g，吴茱萸6g，五味子6g，肉豆蔻12g，党参9～12g，炒白术6～9g，茯苓15～30g，车前子（包）12～15g，广木香9g，川黄连6g，诃子9～12g，制附片6g，干姜6～9g，赤石脂20～30g（先煎）。

我用这张处方随证加减，治疗西医学的慢性结肠炎、结核性结肠炎、慢性痢疾等病，久泄难愈，出现肾脾两虚证者，常取得满意效果。伴有腹痛者，可加桂枝9g、土炒白芍18g、元胡6～9g；腰痛腿软，下肢乏力，尺脉弱，属肾虚证明显者，可加炒川续断12～15g、炒杜仲12g、淫羊藿10g；大便带脓血者，可加槐花炭10g、棕榈炭20～30g，改干姜为炮姜炭6g；里急后重者，加焦槟榔10g、台乌药9～12g。

对于妇女漏证（子宫慢性出血），赤白带下，日久难愈者，我也常在辨证论治的汤药中，加用桃花汤，其效颇佳。

在《伤寒论》中，本汤和白头翁汤，均用于治疗下利，大便带脓血。但白头翁汤用于阳明病协热下利，大便带脓血；桃花汤则用于少阴病下焦虚寒，肠滑不约，下利，大便带脓血。白头翁汤性寒，桃花汤性温，主治证候不同，临证必须辨证使用，不可只以“大便带脓血”为用药依据。

本方以赤石脂质重，直入下焦，性涩固脱为主药；为防止太涩生滞，故稍佐干姜之辛散；又使用大量粳米，取其和中养胃，并能混悬赤石脂末，便于服用，一举两得，可见用心之细。全方具有温脾肾、固下焦、养胃涩肠之功效。

《备急千金要方》有**大桃花汤**，治疗久痢不愈，脾肾又虚，气血不足，腹中隐痛，喜暖喜按，大便带色黯脓血，面色苍白，舌质色淡，苔薄白或白，脉象沉细者，有良好效果。其方列后，以供临床选用。赤石脂（打碎）20～30g，干姜6g，当归9g，煅龙骨15g，煅牡蛎15g，制附子6g，白术12g，甘草3g，白芍5g，党参9g（或人参3～5g）。上10味药先用水6杯，煮白术取5杯，再入各药，煎取2杯，分为3次服。便脓者加厚朴9g，呕者加橘皮9g。（方中用量已斟酌改为目前用量。）

6. 牡　蛎　散

（《太平惠民和剂局方》）

煅牡蛎30g　生黄芪30g　麻黄根30g　以上3药共为粗末，每次用10g，用水一杯半，小麦百余粒，同煎至八分杯，去渣，热服。一日可服2次，不拘时候。

现在多改为汤剂水煎服，其参考用量如下：生黄芪12g，煅牡蛎15g，麻黄根12g，浮小麦30～40g，水煎服。

本方为固表止汗之剂，为临床常用方。主治身体虚弱，卫外之气不足，表虚不固，体常出汗。汗为心之液，心阳不足，不能敛阴，阴不内守，心液外泄，亦致汗出。故症见自汗，夜卧尤甚，久而不止，心悸惊惕，烦倦短气，脉象虚或细弱。

方中以煅牡蛎敛阴潜阳，固涩止汗，兼除虚烦而安神，为主药；以黄芪益卫气而固表，为辅药；以麻黄根收汗涩固，合黄芪共走肌表而固卫，为佐药；小麦为心之谷，养心气而敛心阴，故能止汗，为使药。诸药相合，共奏敛阴潜阳，养心安神，敛涩止汗之功。

本方虽以治自汗（阳虚者居多）为主，但对盗汗（阴虚者居多）也有功效。因为小麦可益心阴，牡蛎可敛阴安心神而止盗汗。我在临床上遇有盗汗者，常在此方中加生地黄 15g、山萸肉 9g、五味子 6g、麦冬 6g，可明显提高其疗效。由此可见，中药方剂，绝大多数需要随证加减后使用，只有在极少数患者的证候与原方主治极为相合时，才能使用原方。

大家知道玉屏风散（黄芪、白术、防风）也是治疗自汗的常用方，但玉屏风散适用于气虚自汗，本方则自汗、盗汗都能用，且具有敛涩收固作用，玉屏风散则无涩固作用。

我用本方治自汗时，有时加五味子 6g、珍珠母（先煎）30g、生龙骨（先煎）20g、党参 10～12g，疗效可较前提高。

7. 柏子仁丸

（《成方切用》）

提要

比较柏子仁丸、
当归六黄汤、
生地黄煎

柏子仁 90g　党参（或人参）30g　白术 30g　半夏 30g　五味子 30g　煅牡蛎 30g　麻黄根 30g　麦麸 15g　上药共为细末，枣肉为丸，梧桐子大。每服 50 丸，一日 2～3 次，米汤送下。

本方主治阴虚盗汗，症见阴虚烦躁，夜难入睡，睡时则盗汗出，舌质微红，脉细而数。

汗为心之液，心血虚则睡中汗出，故用柏子仁甘辛而平，养心安神，为主药；用牡蛎、麦麸之咸凉，敛阴静躁，收脱止汗，为辅药；用五味子酸敛收涩，半夏和胃燥湿，为佐药；以麻黄根专走肌表，可引参、术入表而固卫气，为使药。今人常作为汤剂使用。

我用此方治盗汗时，亦作为汤剂使用，处方如下：柏子仁10g，党参6g，白术6g，半夏6g，五味子6g，煅牡蛎12g，麻黄根9g，浮小麦（代麦麸）15～30g，水煎服。并且常随证加入生地黄10～15g、川黄连3g、玄参9～12g。对下午有低热者，还要再加秦艽9～15g、地骨皮9～12g。请作参考。

当归六黄汤（当归、生地黄、熟地黄、黄柏、黄芩、黄连各6g，黄芪12g）也是常用的治疗阴虚盗汗的著名方剂。两方比较：柏子仁丸方偏用于阴虚兼有气虚之证；当归六黄汤则偏用于阴虚火旺之证。柏子仁丸方妙在酸收敛汗，且有麻黄根引参、术入表补固卫气之巧；当归六黄汤则妙在苦寒胜热，苦能坚之，且有在大苦大寒之中，倍用黄芪固表止汗，使诸药相得益彰，而收滋阴清热、固表止汗之功。二方各有妙处，医者宜深思之。

张景岳在当归六黄汤中，去熟地黄，减黄芪与他药同量，加麻黄根、浮小麦亦同量，名生地黄煎，主治阴虚火旺引起的盗汗，有滋阴清热、固表止汗之功，也有巧思之处，请互作参考。

8. 秘　元　煎

（《景岳全书》）

提要

比较秘元煎、秘精丸

金樱子（去核）6g　五味子14粒　炒枣仁6g　芡实6g

炒山药 6g　远志肉 2.5g　炒白术 5g　茯苓 5g　人参 3～6g　炙甘草 3g　水煎服。

本方能收涩固精，益肾健脾，交通心肾。主要用于治疗无火滑精，或梦遗日久，下焦已无火邪而频频滑精，或思虑劳倦，心神不得下摄肾精而滑精、遗精，可兼见腰膝酸软、心神不安、倦怠乏力、脉象沉细等症。如尚有火者，可加苦参 3～6g；如见气大虚者，可加黄芪 6～9g。

张景岳制订此方是认为“精之所藏虽在肾，而精之主宰则在心”，故用五味子、酸枣仁、远志肉，收敛心神，交通心肾，并重用金樱子补肾涩精以固滑泄；又用四君子汤健脾益气；加山药、芡实，不但健脾，兼能收涩下焦精气。心、肾、脾三脏同治，故疗效显著。

本方与《医学心悟》秘精丸（白术、山药、茯苓、茯神、莲子肉各 60g，芡实 120g，莲须、牡蛎各 45g，黄柏 15g，车前子 90g，共为细末，以金樱膏为丸，如梧桐子大，每服 70～80 丸，温开水送下）比较：本方主治心脾俱虚，心肾不交，气不摄精而致的滑精，下焦尚有湿热之邪者禁用；秘精丸则主治心失主宰，精关不固，下焦湿热而遗精、白浊，或妇女湿热带下，方中养心涩固与清利湿热同用，故滑精下焦有湿热者，用之最宜，无下焦湿热者不宜用。

我常用秘元煎加生地黄 15g、炒黄柏 12g、生龙牡（先煎）各 20g、锁阳 10g、莲须 3～5g、玄参 12～15g，水煎服，治疗脾肾两虚，心相二火妄动而遗精频频之证。兼有思想不遂，气郁忧思者，可加香附 10g、柴胡 10g、黄芩 10g。

9. 桑螵蛸散

（《本草衍义》）

提要

比较桑螵蛸散、缩泉丸
比较桑螵蛸散、秘元煎

桑螵蛸（盐水炒） 远志 石菖蒲（盐炒） 煅龙骨 人参 茯苓 当归 醋炙龟板各30g 共为细末，每次服6g，临睡前，人参汤送下。

现在临床上多改为汤剂煎服。我常用的用量如下，请作参考：桑螵蛸9～12g，远志10g，石菖蒲10g，煅龙骨15g，党参10g（或白人参3～5g），茯苓10g，当归6g，炙龟甲（先煎）12～20g，水煎服。

本方有补心、益肾、固精止遗的功能。主用于小便频数而短，遗尿，滑精，健忘，精神不易集中之证。中医学认为心与小肠相表里，膀胱与肾相表里，小肠司泌别清浊，小肠虚则尿频数，小肠热则尿短。膀胱气化失职则尿不能约束。故以桑螵蛸、龙骨固心肾之虚而补助小肠、膀胱气化，并能补肾涩精，用为主药；以人参补心气，菖蒲开心窍，茯苓通心气于肾，远志交肾气于心并能清心，共为辅药；以当归、龟甲滋心肾以除热，为佐药。心清通而不虚，则小肠泌别正常，肾气得固膀胱气充，小便自不频数。

我常用此方随证加减治疗老年人肾虚脬气不固而小便次数多，尿不能摄固，上厕慢则稍遗尿于裤中，夜尿频多等症。曾治一男性患者，年55岁，主诉20多天来小便失禁，尿频数，色清白，无疼痛，时有尿床尿裤，两腿发软，口渴能饮，左侧上下臼齿疼痛，其牙龈亦肿痛但不甚红，牙有些动摇，舌苔薄白，右手脉象弦细数，左手虚数，两尺脉无力。诊为肾虚火浮，膀胱失约之证。治以补肾固摄，引火归原法。我采用桑螵蛸散的主药，减去菖蒲、远志、龟甲、当归、茯苓、党参，而与都气丸合用，加覆盆子、金樱子、益智仁等，加强补肾固涩、收摄膀胱，另加紫肉桂引火归原，少佐知母、黄柏坚滋肾水，以防肾热，收到了非常满意的效果。处方如下：桑螵蛸9g，煅龙骨（先煎）12g，生、熟地黄各9g，山萸肉9g，益智仁9g，覆盆子9g，金樱子6g，乌药6g，五味子3g，泽泻6g，盐炒黄柏、知母各5g，紫肉桂3g，3剂，水煎服。服本方2剂即见特效，小便能自主控制，牙亦肿消痛止，并能吃硬物，牙亦不感动摇，腿的气力亦增加，脉已不数。二诊时加巴戟天9g，又进5剂，诸症痊愈。嘱再服3剂，以除病根。两个半月以后及一年半时曾两次追访，一直正常工作，身体健康。

桑螵蛸散与缩泉丸（乌药、益智仁、山药）比较：前者主治心肾两虚，小肠泌别和膀胱气化均失职所致的遗尿，并能治遗精、滑精；缩泉丸主治脬气虚寒，小便遗溺，以温固脬气为主，兼有收涩之力，无止遗精、滑精之力。

桑螵蛸散与秘元煎比较：本方治心肾不足而遗尿，秘元煎则主治心、肾、脾俱虚而遗精。前者重用金樱子，后者重用桑螵蛸。

我也曾用桑螵蛸散主药合缩泉丸、桂附地黄丸随证加减水煎服，治愈男性成人（22岁）20年的夜间尿床之病。本例所用处方如下：熟地黄25g，桑螵蛸12g，煅龙骨（先煎）15g，制附片6g，紫肉桂5g，淫羊藿12g，益智仁9g，乌药12g，覆盆子12g，川续断12g，锁阳12g，桑寄生30g，鸡内金12g，水煎服。

治小儿（8～12岁）遗尿、夜间尿床的经验方为：桑螵蛸

6～10g，益智仁6g，乌药6～10g，覆盆子6～10g，炒鸡内金6～12g，煅龙骨（先煎）10～15g，炒白芍6～9g，山萸肉3～5g，泽泻6～9g，水煎服。以上两个验方请试用之。

10. 乌　梅　丸

（《金匮要略》）

乌梅300枚　细辛180g　干姜300g　黄连480g　制附子180g　当归120g　川椒（微炒）120g　桂枝180g　人参180g　黄柏180g　用醋浸乌梅一宿，去核，蒸熟，捣如泥，和药，加炼蜜为丸如梧桐子大。空腹服10～20丸，渐加至30～40丸（约9g），每日2～3次，温开水送服。

此方古人主要用于治蛔厥、久痢，后人逐渐扩大其应用范围，多用于治疗因蛔虫而引致的病证。前人认为蛔虫得酸则伏，得苦则安，因寒而动。后人逐渐补充认为，蛔虫见酸则软（静），见苦则下，见辛则伏，遇寒则动，得温则安。两种说法都有一定道理，以此理论所组之方剂，治蛔虫确有良效，可供临床组方时参考。

本方所用之药，即酸苦辛温热并用，故疗效显著。方中用乌梅之酸以胜蛔，为主药；以川椒、细辛之辛以伏蛔，为辅药；以干姜、附子、桂枝之温热以胜寒，温中而安蛔，以黄连、黄柏之苦以下蛔，共为佐药；以人参、当归之甘，补虚缓中，为使药。共奏安蛔复厥、补虚温中之效。

本方在临床上多用于治疗：①蛔厥：中焦虚寒，阴胜阳衰，手足厥冷，胃脘处或右上腹部疼痛，时有呕逆心烦，或吐蛔虫，舌淡苔白，脉弦或沉细。西医诊断的胆道蛔虫症见有上述证候者，也可应用。②虫病腹痛：脐周或腹部阵阵绞痛，或有包块，或有寒热，或有呕吐，或吐蛔虫，或便蛔虫，或有蛔虫病史，或腹胀且不能放屁，舌苔厚或白或黄，脉沉弦，或伏或细弦。西医诊断的蛔虫性肠梗阻，用本方加减治疗，也常取良效。③久痢：痢疾久久难愈，寒热错杂，时轻时重，下寒上热，格拒不和，腹中隐痛，下利白脓黏液，食欲不振，四肢不温，舌苔白，脉沉或兼沉缓。西医诊断的慢性痢疾出现如上证候者，亦可用此方加减治之。

近人多把此方，参考其组织比例，改为汤剂水煎服。我在临床上使用的组方用量如下，仅供参考：乌梅 5～9g，细辛 3～5g，桂枝 9g，人参 3～6g，制附片 6～9g，黄柏 9g，黄连 9～12g，干姜 10g，川椒 6g，当归 6g，醋（兑入）10～20ml。

我常用此方加使君子 10g、槟榔 10～12g 等杀虫之品，用于治疗蛔虫病。对于小儿虫积，则常随证选加胡黄连、炒鸡内金、焦四仙、使君肉、榧子肉、枳实、白术等，颇有功效。

我曾用此方随证加减，治愈我院急诊观察室的一位胆道蛔虫症患者，介绍如下，以供参考。

患者刘某某，女，31 岁，病历号 20469。上腹剧痛已经一天半，曾昏厥 6 次，住进我院急诊观察室。来院前曾经两家医院急诊，均诊断为胆道蛔虫症。虽多次注射哌替啶（度冷丁）、654-2 等止痛针，均未能止痛。来我院后，经 B 超等多种检查，确诊为胆道蛔虫，经用抗生素和反复注射哌替啶、布桂嗪（强痛定）、阿托品、地西泮（安定）、异丙嗪（非那根）以及针灸治疗，仍不能止痛。第 3 天邀余会诊。症状同上述，因剧痛病人不能安卧。我先令其饮米醋半茶杯，病人渐安，观其舌苔白，诊其脉象弦。四诊合参辨证为肝经气滞，肝气犯胃，胃失和降，胃寒虫动，随胃气上逆发为胃脘痛之证。治以调肝和胃，温中安蛔，佐以驱虫之法。处方：乌梅 6g，川椒 5g，细辛 3g，川黄连 9g，干姜 6g，高良姜 10g，柴胡 10g，香附 10g，白芍 18g，炒川楝子 10g，生赭石（先煎）30g，使君子 12g，鹤虱 10g，生大黄 6g，焦槟榔 10g，元明粉（分冲）

10g。服药1剂即痛止，2剂后排出蛔虫1条。经B超复查，胆总管蛔虫已无，痊愈出院。

11. 使君子丸

（《成方切用》）

提要

（《成方切用》）使君子丸

（《症因脉治》）使君子丸

使君子肉60g　天南星（姜制）30g　槟榔30g　上药与其所嗜食之物合炒（如：嗜食生米者，用麦芽500g合炒；嗜食茶叶，用茶叶250g同炒；嗜食泥土，用黄土500g同炒。），炒后把药研为细末，炼蜜为丸，如梧桐子大，每晨空腹用砂糖水送服30～50丸，小儿酌减。

本方主治因虫积而腹胀腹痛，或腹大青筋，或能食而消瘦、发黄，面现白斑，大便有长虫，或喜食茶、米、泥土等物。

本药能杀虫驱蛔，化痰消积。方中以使君子杀蛔虫，消虫积，为主药；槟榔绦虫，天南星化痰湿之积，并止心腹痛，共为辅佐。

《症因脉治》中也有**使君子丸**，其方中无南星，另有芜荑、鹤虱、百部、苦楝根皮。研末，水泛为小丸，每服3g。主治同上述，但主治范围更广，如对小儿虫积、五疳（主要是虫疳）等，均可应用本方，杀虫之力也比前方为优。我常将该方改为汤剂煎服，随证加减，用于治疗儿童蛔虫病。经验方如下：使君子肉6g，槟榔9g，炒鸡内金6g，焦三仙各6g，胡黄连5g，鹤虱5g，榧子（去壳）5g，乌梅3g，广木香3g，生大黄1.5g。适用于6～10岁儿童，腹中有寄生虫而消化不良，常常腹痛，面生白斑，偶有大便中带虫。成人可再稍加量，小儿可酌减。

12. 化　虫　丸

（《医方集解》）

提要

（《医方集解》）化虫丸
（《北京市中成药规范》）
　化虫丸
肥儿丸

鹤虱（去土）30g　胡粉（炒）30g　苦楝根皮（去浮皮泥土）30g　槟榔30g　芜荑15g　使君子15g　枯矾7.5g　共为细末，水煮米糊为丸，量人大小服用，1岁儿可服1.5g。

本方能杀肠胃中诸虫，主治各种常见寄生虫病。中医学认为肠胃为水谷之海，若误食带有寄生虫卵之食物，或遇中气虚衰或经中焦湿热郁蒸而生虫病。发作时腹中疼痛，痛甚时可上逆呕吐，或吐出蛔虫，或大便带虫，肛门痛痒，消化不良，面黄肌瘦，面生白斑，或肠中蛔虫成团而梗阻肠道等。方中鹤虱能杀诸虫，为驱虫常用药，苦楝根皮能杀蛔虫、蛲虫，槟榔能杀绦虫、姜片虫，枯矾、胡粉均具有杀虫之力，且能燥湿，使君子功擅杀蛔虫消积，芜荑杀虫消积。多种杀虫药集于一方，其杀虫效果大有增强。故本方杀虫之效比前几方均优。可用于治蛔虫、蛲虫、绦虫、姜片虫等症。但其中胡粉有毒性，故不宜大量服用及久服。

我常用本丸治疗儿童食积、虫疳，消化不良，体热面黄，肢瘦腹大，肚腹胀满，发焦目黯，口臭齿枯等症。可用焦三仙、乌梅煎汤送丸药。3岁可用5g，5岁可用8g，10岁可用9g，每日1次，晨起空腹服。12～15岁者，每次服6g，每日2次。成人均可每日服2次，每次6g。因胡粉有毒性，故服用1～2周后，我常改投**肥儿丸**（由神曲、黄连、肉豆蔻、使君子、麦芽、槟榔、木香组成），长服以收功，效果满意。

北京市中成药中也有**化虫丸**，方由木香、槟榔、使君子肉、雷丸、枯矾、芜荑、芦荟、大黄、黑牵牛子（炒）组成，水泛为小丸，每服6g，小儿酌减，主治饮食不洁，损伤脾胃，而致面黄肌瘦、虫积腹痛、胃脘疼痛、呕吐嘈杂、不思饮食、精神倦怠、嗜食泥土生米等症，杀虫消积的功效大于前几方。由于丸中含有芦荟、大黄、黑丑等药，故可在杀虫的同时，发挥泻下作用，能很快把寄生虫体排出。因本方消积排虫之力大，故对体弱者要小心使用。孕妇忌服。

第8讲 重镇、解毒和具有抗癌作用的方剂

重镇的方剂是用质重镇潜之品，随证组方，以治疗心神不宁、惊恐不安、狂妄疯癫、心悸怔忡以及气逆上冲、风阳上扰、真阳浮越等证的方剂。这类方剂具有重镇安神、镇肝潜阳、镇摄元阳等作用，即前人所称“重可去怯”之义。

解毒之剂多用于疮毒感染之焮热肿痛及疔毒走黄等的治疗，多用于外科临床，本讲仅介绍几张最常用的方剂，欲深研可参阅外科专书。

外科所用的一些具有解毒消疮、清热消肿的丸药，据近人动物实验和临床应用，证明具有抗癌的作用，引起了临床家的高度重视，故本讲在解毒方剂中，对具有抗癌作用的丸药也加以介绍，并根据临床应用的经验，谈些个人体会，谨供大家参考。

1. 生铁落饮

(《医学心悟》)

◇ 提要

比较《医学心悟》生铁落饮、《证治准绳》生铁落饮

生铁落 9g　天门冬 9g　麦门冬 9g　川贝母 9g　胆南星 3g　橘红 3g　远志 3g　石菖蒲 3g　连翘 3g　茯苓 3g　茯神 3g　玄参 5g　钩藤 5g　丹参 5g　朱砂 1g　取生铁落加水煎熬烧三炷香时间，取此汤代水煎前药内服。

因原方用量较轻，近人常把用量加重使用。例如 1974 年版中医学院试用教材《方剂学》中的生铁落饮：生铁落 60g（先煎），天冬 15g，麦冬 15g，贝母 12g，胆南星 5g，橘红 6g，远志 6g，石菖蒲 3g，连翘 6g，茯苓 6g，茯神 6g，玄参 6g，钩藤 12g，丹参 9g，朱砂 1.5g。

我用此方时，多根据所主治的证候，加大其用量，参考剂量如下：生铁落 60～90g（煎汤代水），天冬 10g，麦冬 10g，川贝母 10g，胆南星 6～10g，化橘红 9～12g，远志 9～12g，石菖蒲 6～10g，连翘 10g，茯苓 6～12g，茯神 9g，玄参 6～12g，钩藤 10～20g，丹参 9～15g。有时因生铁落一时买不到，我也曾嘱病家找新的生铁小块或生铁屑代用，但不如生铁落效佳。

本方是根据《素问》生铁落饮加味而成的，功能镇心坠痰，清心安神，开窍定志，主治痰火上扰之狂躁不宁、喜怒无常、骂詈歌号、爬墙上屋、不识亲疏、摔器毁物等痰火狂证，

可用于西医学精神分裂症的狂躁型。

方中以生铁落镇心平肝，定惊疗狂，为主药。以朱砂泻心经邪热，镇心定惊；远志散心郁，通肾气上达于心；茯神开心益智，安魂养神；三药加强安神定志之力，共为辅药。以胆南星胜湿除痰；橘红调中快膈，导滞消痰；贝母散郁清心，润心肺，化燥痰；茯苓益脾宁心，淡渗除湿；钩藤除心热，平肝风；连翘泻心火，散血凝气聚；玄参滋阴降火；丹参祛瘀生新，通利血脉；八药合用，理气化痰，清心除烦，共为佐药。以二冬清泻心肺之火，为使药。诸药共奏心肝同治、痰火兼清、镇心安神之效，故对痰火蒙心所致之狂证有佳效。

本方临床常用，疗效甚佳。我曾用本方加减，治愈精神分裂症狂躁型患者。例如一女性，27 岁。1 年多以来精神失常，经常打闹、发脾气，近 1 个多月来加重，笑骂无常，怒目对人，手持铁锨，人不敢近。询得大便干结，夜睡很少，食纳尚可。望其舌苔黄燥少津，诊其脉弦滑略洪大。四诊合参，诊为气郁化热、痰火蒙心之狂证。治以重镇安神，清火化痰之法。方宗生铁落饮加减：生铁落 80g（煎汤代水），生赭石 30g（先煎），天竺黄 10g，半夏 10g，化橘红 12g，茯苓 20g，远志 12g，石菖蒲 10g，胆南星 9g，钩藤 15g，玄参 18g，丹参 15g，白僵蚕 10g，栀子 6g，连翘 15g，生石膏 30g（先煎），生石决明 30g（先煎），黄芩 12g，生大黄 9g，全瓜蒌 40g。水煎服，2 剂。药后大便通畅，精神安定。原方再进 3 剂，能够安睡，据家人说，连睡约 2 天，即渐清醒，神志清楚。上方减生石膏、栀子、钩藤，加香附 10g、郁金 10g、生明矾 3g，又进 3 付，已几近常人，即用第 2 次方生铁落改为 30g，加青礞石 20g、生姜 9g，共为细末，用炼蜜和竹沥汁 60ml，调合为丸，每丸重 9g，每日 2 次，每次 1～2 丸。3 个月后追访，病愈，已每日下地劳动。

《证治准绳》书中也有**生铁落饮**：生铁落 120g（煎汤代水），生石膏 90g，龙齿 45g，茯苓 45g，防风 45g，玄参 30g，秦艽 30g。共为粗末，先将生铁落用水三大碗，煎取一碗半，入后药粗末，煎取八分碗，去渣，再入竹沥 60ml，和匀，不拘时，一日间把药汁分 5 次温服。主治狂证。两方均能重镇安神，但前方能化痰开窍，平肝理气，偏用于气郁化热，痰火蒙心所致的狂证；后方清热安神，偏用于治疗火热扰心，神明失守所致的狂证，即"重阳则狂"之证。

本方以生铁落为方名、为主药。生铁有质重能镇、味辛气平、镇心平肝、定惊疗狂等特性。取生铁一大块，入火中烧赤红欲沸，放砧上用锤重重敲煅时，火花四溅，纷纷坠地者，是名铁落，以此用水煎煮，铁的功效则易出。铁为五金之一，金能克木，故铁落有平肝之效。

2. 磁　朱　丸

（《备急千金要方》）

磁石 60g　朱砂（水飞）30g　神曲 120g　共为细末，炼蜜为丸，如梧桐子大，饮服 3 丸，每日 3 服。现多改为神曲糊丸，每服 3～6g，每日 2 次。

主治肾虚不济心火，火邪上浮而致两目昏花，视物模糊，耳鸣耳聋，心悸失眠。也可用于治癫痫、白内障等。

本方取磁石质重色黑，补肾益精，除烦祛热，能引气归肾而镇摄肾气，为主药；朱砂质重色赤，镇心安神，清泻心热，为辅药。二药相配，一黑一赤，一补一泻，镇摄浮阳，清降心火，使心肾相交，精气上输，故能明目聪耳，宁心安神；又佐以大量之神曲，助石药之吸收以防石药碍胃，助中焦之运化而增强效力。《备急千金要方》中曾说本药"常服益眼力"，故近代也用于治疗视网膜、晶状体、玻璃体以及房水等眼疾属于肾虚心火上犯之证者。肾阴不足明显者，也可配服杞菊地黄丸。前人记载此丸可治疗白内障，经近人临床观察，它对早期白内障有提高视力的作用。我曾用此丸配合应证汤药合服治疗白内障，确有一定效果。例如治一老太太，年近七旬患白内障，西医医院约她半年后做手术，因惧怕手术而邀余用中药治疗。当时视物模糊，下午太阳偏西光线发暗或灯下则不能做针线活。视两目瞳仁均呈灰白色，诊其脉两尺均弱，心情烦躁。先服滋肾、清心、明目之汤药 10 余剂，并配合磁朱丸内服。以后我又嘱其自配丸药服用，处方如下：灵磁石 60g，朱砂 30g，神曲 80g，炒鸡内金 30g，生、熟地黄各 18g，山茱萸 15g，山药 20g，茯苓 18g，泽泻 20g，地骨皮 20g，干石斛 30g，潼、白蒺藜各 15g，夜明砂 20g，谷精草 15g，生石决明 25g，草决明 12g，黄芩 15g，香附 15g，白芍 15g，当归 12g，远志 15g，川连 12g，砂仁 12g。共为细末，炼蜜为丸，每丸重 9g，每次 1 丸，每日 2 次，温开水送服。连服此丸约半年后追访，视力明显增强，视物较前清楚，决意不再做手术治疗，准备再配丸药服用。2 年后追访，仍能给小孙子缝制衣服、做鞋。10 年后追访，视力渐增强，能在灯下给小孩纳鞋底等。直到 80 岁去世，两眼一直未失明。

本方与石斛夜光丸比较：前者主要是重镇安神，补肾清心，交通心肾，镇摄浮阳，偏于治心火偏亢、肾虚精亏而致的两目昏花视物不清，白内障属于肾虚心火旺证候者，兼能治癫痫；后方则主用于治肝肾两虚，瞳神散大，视物不清，复视等，但不能治癫痫。前者属于“重”剂；后者属于“补”剂。

3. 黑 锡 丹

(《太平惠民和剂局方》)

黑锡 60g 硫黄 60g 阳起石 30g 川附子 30g 木香 30g 胡芦巴(酒炙) 30g 小茴香(盐水炙) 30g 肉豆蔻(面煨) 30g 桂心 15g 沉香 30g 川楝子 30g 补骨脂(盐水炙) 30g 除黑锡、硫黄外，余药为细末待用。先将黑锡加热熔化，徐徐加入硫黄，不断搅拌，待烟冒尽结成砂粒状时，取出放冷后，研为细末。再将前药末与加了硫黄的黑锡末兑研均匀，用黄酒、白面制糊，和药末搅拌均匀后，制成小丸，如梧桐子大，入布袋内，擦令光莹。每次服 30～40 粒，晨起空心姜盐汤送下，或温开水送下。也可每次服 15～20 粒，一日 2 次。

本丸药功能镇纳肾气，温煦下元，降气平喘(肾虚而喘)。主治肾虚阳衰，肾不纳气，胸中痰壅，上气喘促，以及奔豚气上冲致胸腹两胁疼痛；或脾寒心腹疼痛，或四肢厥逆，冷汗不止，脉沉微等病证。

本药所主之证，为上实下虚。下虚指肾阳衰微，下元虚冷，此是病证之“本”。上实指痰浊上浮，胸闷短气而喘促，此是病证之“标”。治此上实下虚之证，当从暖肾助阳，镇纳肾气治本，降逆化痰治标，标本兼顾为法。方中以黑锡(即黑铅)色黑属肾，重纳肾气，镇降浮阳，配以硫黄大热纯阳，补命门真火，能挽垂绝之真阳，为救危之妙药，二药熔合成丹作为主药，并以丹命名；辅以附子、肉桂、阳起石、补骨脂、胡芦巴等补肾壮阳、暖下元、逐寒湿之品；佐以木香、肉豆蔻温中调气，涩固下焦；更以川楝子苦寒入肝肾，利气止痛，加入大队温热药中，作为反佐；使以沉香降逆平冲，引气归肾。诸药合用，能标本兼顾，温而不燥，补而不滞。原书中赞此方能“生阳逐阴”，“使五脏安宁，六腑调畅”。喻嘉言先生对本丸药有很高的评价，他在《医门法律》中说：“凡遇真阳暴脱，气喘痰鸣之急证，舍此药更无他法可施。”并且他把此药“每用小囊佩带随身，恐遇急证，不及取药。”如遇真阳暴脱，病势危急者，用人参汤送服，其效更好。

由于本药能镇摄肾阳，治真阳暴脱，故在临床也可用于治疗戴阳证（真阳欲脱而上浮，病人出现面红如妆，足膝冰冷，烦躁不宁，上盛下虚，脉微欲绝）。此证在八纲辨证中，属真寒假热证。我曾治疗一年老煤矿工人，多年来患有煤矽肺，咳喘气短，呼气易吸气难，气不能深纳丹田。一日忽然出现面红如妆，痰浊上壅，吸气少呼气多，气短欲断，足膝冰冷，头汗如油，舌短苔白，脉沉微欲绝。我诊为肾中真阳欲脱，虚阳上浮，发为戴阳之证，立即用人参 15g 急煎汤送服黑锡丹 45 丸，两个多小时后，诸症渐好转。又用人参 9g、西洋参 10g、生白术 10g 煎汤送服黑锡丹 20 丸，每日 2 次。抢救 2 日，戴阳证除，转入辨证论治，调理肺肾，降气化痰，运脾化湿，温肾回阳，渐渐痊愈出院。

我在治疗哮喘时，遇有体虚或年老之人，出现气短而喘，呼气易，吸气难，尤其是不能深吸气纳入丹田，腰膝酸软无力，舌苔白，脉象沉，两尺弱或右尺微而欲绝，证属肾虚不能纳气而喘者，常在应证的汤药中，加服黑锡丹 15～20 丸，每日 2 次，连服 3 日，症状缓和后，则停黑锡丹而以汤药辨证论治，常收满意的效果。

因本品含有黑锡（黑铅），久服可发生铅中毒，故以用来救急除危为主，不可长久服用。因药性重坠，孕妇不可服用。

另外，镇肝熄风汤（见第 4 讲）、礞石滚痰丸（见第 6 讲）、牛黄镇惊丸（见第 9 讲），也都有重镇作用，参见各门类，此不再重述。

4. 金银花酒

(《医方集解》)

◈ 提要

金银花酒

四妙勇安汤

鲜金银花（干者亦可，不及鲜者力速）150g　生甘草30g

用水2碗煎1碗，再入黄酒1碗，略煎，分3次服，一天一夜服尽。重者口服2剂，服至大小肠通利，则药力到。外以生金银花捣烂，酒调敷肿毒四围。

本方治一切痈毒恶疮，不问发在何处，或肺痈、肠痈，初起便服，可见奇效。

金银花性味甘凉，凉能清热解毒，甘能养血补虚，为治痈疮圣药，可治痈疽疥癣、杨梅恶疮、无名肿毒、肠澼血痢，本方以之为主药；配以甘草扶胃气，解百毒，生肌止痛；又加黄酒宣行药势，故其效奇速。金银花性极中和，故须用大量，才能有奇效。

金银花重用（90g），加玄参90g、当归60g、甘草30g，水煎分2～3次服，连服10剂，不可减量，减则不效，名**四妙勇安汤**。专治火毒内蕴，血行不畅而发生的脱疽。患处皮色黯红，微热微肿，疼痛剧烈，烦热口渴，或患处溃烂，脓血淋漓，多发于肢体远端处，舌红脉数。近代多用于血栓闭塞性脉管炎、动脉栓塞性坏疽属于火毒蕴结证者。

金银花是疗效确切的解毒药，性极平和，无甚禁忌，可大量使用。

5. 真人活命饮

（《成方切用》）

◇ 提要

真人活命饮（仙方活命饮）

比较真人活命饮、五味消毒饮

金银花 15g　陈皮（去白）　当归（酒洗）各 5g　防风 3g　白芷 3g　甘草节 3g　贝母 3g　天花粉 3g　乳香（后下）3g　没药（后下）3g　皂角刺 1.5g　穿山甲（蛤粉炒）3 片　用好酒（黄酒）一大碗煎服，善饮酒者，可多饮酒以助药力。忌食酸物，因酸味收敛。现多改用水煎服，或水酒各半煎服。

此方又名**仙方活命饮**。《妇人良方》和《证治准绳》均载此方，但用量与本方不同（金银花、陈皮各 9g，余药皆为 3g），且多赤芍 3g。《医方集解》也载有本方，无赤芍，但金银花为 9g，余药量同本方。

本方功能清热解毒，消肿散结，活血止痛，主治一切疮痈肿毒初起，局部红肿热痛，全身微恶寒而发热，舌苔薄白或微黄，脉数有力。

痈疮肿毒多为经络不和，营卫失调，热毒壅结，气血瘀滞所致。治疗须以清热解毒、理气活血、散瘀消肿、疏通经络为法。故方中以金银花这一清热解毒的痈疮圣药为主药，天花粉清热降火，白芷排脓消肿，当归活血行瘀，陈皮理气化湿，防风宣肺疏肝，贝母消痰散结，甘草化毒和中，共为辅药；乳香调气，托毒外出，没药散瘀消肿而定痛，以为佐药；穿山甲性善走窜，散痈消肿，皂角刺辛散慓锐，溃痈破坚，二药能贯穿经络，引药力直达病所，故以为使药。加酒煎服，是欲使药力通行周身，增强散邪之力。

近人实验研究证明，本方对乙型链球菌有高度抑制作用，对金黄色葡萄球菌也有很强的抑制作用，故现在临床上常用它治疗多种化脓性炎症，如蜂窝织炎、脓疱疮、疖肿、化脓性扁桃体炎、乳腺炎、阑尾炎、深部脓肿等属于热毒壅结实证者。

本方适用于痈肿疮毒初起尚未溃破之前。若已溃破出脓者忌服。阴证疮疽不红不痛者，忌用本方。

我在临床上运用此方，常收立竿见影之效。药品用量常比原方稍增大，并且多是随证加减施用。兹将运用此方的经验体会介绍如下：

（1）治乳痈初起：全瓜蒌30～40g，白芷10g，金银花20g，当归尾10g，连翘15g，天花粉12g，炙山甲6g，皂角刺5g，乳香3g，没药3g，浙贝母5g，蒲公英30g，生甘草3g，防风5g，水煎服。能消肿止痛，使痈结渐渐消散吸收。

（2）治乳蛾红肿、寒热疼痛（急性化脓性扁桃体炎）：金银花15～20g，当归尾6g，浙贝母10g，天花粉15g，皂角刺3g，炙山甲5g，乳香、没药各3g，玄参20g，射干10g，锦灯笼9g，黄芩10g，牛蒡子10g，防风9g，水煎服。有恶寒发热者可加荆芥9g、薄荷（后下）5g。儿童用量酌减。

（3）治肠痈未溃期（急性化脓性阑尾炎未化脓时）：金银花15～20g，当归尾6g，赤芍10g，白芷5g，天花粉12g，连翘15g，防风6g，乳香、没药各5g，炙山甲5g，生大黄5～10g，牡丹皮10g，桃仁10g，冬瓜子12～15g，元明粉（分2次冲服）6～10g，水煎服。功能消肿散瘀，解毒除痈，通腑止痛，使肠痈消除。若已化脓，可加重冬瓜子用量，再加生薏苡仁30g、败酱草15～30g，去炙山甲，水煎服。总之，在解毒化瘀的同时，必须使其大便通畅，泻除毒热，通则不痛，痈结消散。

（4）治无名肿毒初起，红肿焮痛，憎寒发热（包括西医学的急性蜂窝织炎、痈、疖）：金银花12～15g，陈皮5g，当归尾6g，赤芍9g，防风6～9g，白芷6g，生甘草3g，天花粉9g，制乳、没各5g，皂角刺5g，炙山甲5g，炒黄芩9g，连翘10g，白僵蚕6g，紫花地丁15～20g，水煎服。功能清热解毒，消肿散结。

真人（仙方）活命饮是临床常用的处方，无论疮毒大小，或痈或疖，甚或皮肤经常易起小疖疮，时发时愈，常年不断者，以此方随证加减常能取效。一般对热盛者，常减去当归、陈皮、白芷等辛温药，加入蒲公英、紫花地丁、连翘、黄芩、黄连等，以加强清热解毒作用；对舌苔厚腻，容易恶心，疼痛不甚剧者，可去乳香、没药；对疮痈等已化脓破溃者，须去掉皂角刺、穿山甲；对肿毒僵硬红肿不易消散者，可加白僵蚕6～9g、紫花地丁15g、莪术3～5g。临床上用本方时，常加连翘10～15g、红花9g、赤芍9～12g、炒黄芩6～9g。

本方与五味消毒饮（金银花10g，野菊花5g，蒲公英5g，紫背天葵5g，紫花地丁5g）比较：前者适用于疡疮痈毒初起兼见微恶寒而发热，疮痈之处红肿热痛，证属热邪壅遏不散而成疮、疖、痈者；后者也为临床上治疮痈常用之方，但主用于痈疔疖肿，红肿热痛，疮形如粟，坚硬根深如铁钉之状者。前者偏于宣散清热，解毒化瘀，主治痈疖疮毒；后者偏于解毒消疔，主治疔毒疖疮。我在临床上用五味消毒饮时，常将用量加大，参考方如下：金银花15～25g，野菊花10g，蒲公英15～25g，紫背天葵9g，紫花地丁15～25g，水煎服。

6. 小　金　丹

（《外科证治全生集》）

白胶香　草乌　五灵脂　地龙　木鳖子各45g　乳香　没

药　当归各22.5g　麝香9g　墨炭3.6g　共为细末，糊丸，每丸重0.6g，每日2次，每次2丸，病重者每次3丸，捣碎，用温黄酒或温开水送下。

功能消毒散结，活瘀解凝。主治气血凝结，经络不畅，而生瘰疬、鼠疮、乳痈、乳疮、乳岩、痰核、流注、横痃、贴骨疽、坚硬疼痛及一切阴疽初起等症。

临床上常把本丸药用于颈淋巴结核、甲状腺瘤、乳腺增生、乳腺瘤、腹股沟淋巴结肿大，以及胸胁四肢发生硬结肿硬、脂肪瘤等，服用本丸可使肿物缩小或消失。近来也用治于乳腺癌、食道癌、胃癌等病放疗、化疗后，或手术切除癌肿后，坚持内服本丸一段时间，不少患者病情可以减轻，生存期延长。经近人实验研究，本丸能抑制小鼠梭形肉瘤和肉瘤180的生长，即有一定的抗癌作用。

7. 犀　黄　丸

（《外科证治全生集》）

提要

犀黄丸（西黄丸）

比较犀黄丸、醒消丸

犀黄（即上好的牛黄）1g　麝香4.5g　乳香（去油）30g　没药（去油）30g　上药研细末用黄米饭30g与药相合，反复捣烂为丸，晾干（忌火烘）。用陈黄酒送服9g。病生于身体上部的，临睡时服；病生于下部的，空心时服。

此方中成药现名**西黄丸**。方中以牛黄清热解毒化痰，为主药；麝香辛窜通络，活血散结，并助牛黄化痰之力，为辅药；

乳香、没药活血祛瘀，消肿止痛，为佐药；黄米饭养胃，陈酒活血行气以助药力，共为使药。

本品功能解毒清热，活瘀散结，主治乳岩、横痃、瘰疬、痰核、流注等症。近代多用于淋巴结炎、乳腺炎、乳腺囊性增生、乳腺癌、多发性脓肿、骨髓炎等，见有毒热结滞证者。

肿疡已破溃流脓者和体虚、阴虚火旺者，禁用本品。

实验研究表明本丸能抑制小鼠梭形细胞肉瘤和肉瘤 180 的生长，故在临床上常用于各种癌症，作为抗癌药使用。

我治疗食道癌、贲门癌等患者时，常用本丸药与启膈散、旋覆代赭石汤随证加减同服，有较好的疗效。

《外科证治全生集》中还有醒消丸（乳香、没药各 30g，雄黄 15g，麝香 4.5g，糊丸，每服 9g，服法同上丸），也用于治疗痰湿阻滞，经络不和而致生疮肿痛、红肿坚硬等外科病证，近代医家也常将它用于各种癌症手术后或化疗、放疗后的治疗中。两个丸药主治虽然大致相同，但醒消丸中雄黄含有硫化砒。砒为有毒物质，故不可服用太久，以防中毒。如发生中毒，可用防己 10g 急煎服。另外醒消丸所含雄黄虽能解毒、治疮，但其性热，故火热太重的疮痈肿毒者不宜用。或用玉枢丹。

8. 太乙紫金丹

（《外科正宗》）

提要

太乙紫金丹（紫金锭、玉枢丹）

山慈菇 60g　五倍子 30g　千金子霜 30g　红芽大戟 45g

共为细粉，再兑研入朱砂粉 9g、雄黄粉 9g、麝香 9g，用浓糯米汤调，制成锭或丸，每服 3g，捣碎煎水服，或用粉剂 1.5g，温开水送服。功能开窍通闭，解毒辟秽。主治霍乱、痧胀、山岚瘴气、水土不服，或暑湿温疫之邪，弥漫蒸薰，神明昏乱，以及喉风、蛇咬、癫狂等症。

本药又名**紫金锭**，也称**玉枢丹**，为居家旅行常备之药。我常将它用于肾炎尿毒症，出现呕吐、恶逆不食等症时，常用玉枢丹 0.3～0.6g 随应证汤药服。

近些年来也有将本品用于抗癌的。常在食道癌、胃癌、肺癌等手术或化疗、放疗后，用本品 1～2g 分 2 次随汤药送服。

我在治疗食道癌、贲门癌、胃癌初起，病人吞咽有一定障碍，但尚能纳食，西医未能确诊者，常用生赭石（先煎）20～30g，旋覆花（包）10g，半夏（口渴者可不用）10g，党参10g，沙参 10g，丹参 15g，川贝母 9g，香附 10g，焦四仙各9g，生白术 6～9g，茯苓 10g，莪术 3～6g，苏子、梗各 9g，作为基础方随证加减，水煎服。同时随汤药送服玉枢丹 1～1.5g，每日 2 次，以加强解毒散结之力，有癌可治，无癌可防。对已经做过手术，或接受过化疗、放疗的患者，也常用上方加生白芍 6～12g、当归 6g，舌红口渴者可再加生地黄 9～12g。一般多再加西洋参（另煎兑入）3～9g，同时随汤药送服西黄丸 3g 或小金丹 1.5g 或玉枢丹 1～1.5g，每日 2 次，常取得较好效果，请作参考。

对肺癌手术后或化疗、放疗后，则常用麻杏二三汤、百合固金汤等随证加减，同时随汤药送服西黄丸 3g 或小金丹1.5g，均为每日 2 次。

9. 飞龙夺命丹

(《增补万病回春》)

◇ 提要

飞龙夺命丹
蟾酥丸
比较飞龙夺命丹、梅花点舌丹

蟾酥 6g　冰片 1.5g　轻粉 1.5g　麝香 1.5g　血竭 9g　寒水石（煅）9g　铜绿 9g　乳香 9g　没药 9g　胆矾 9g　雄黄 6g　朱砂 9g　蜗牛 21 个　蜈蚣（酒浸炙黄）1 条　上药各研为极细粉末。将蜗牛研烂加蟾酥合研成黏稠状，再加入轻粉等各药粉，反复研磨到极均匀，做成绿豆大的药丸。每次服 20 丸，用葱白 15cm 捣烂，包裹为丸药，用无灰酒烧热，候能饮时送服，盖被取汗。病在身体上部者饭后服，病在下部者饭前服。

本药有拔毒消肿、祛腐止痛的功能。主治疔毒恶疮、脑疽发背、对口疮疡、乳痈、乳岩、附骨阴疽，及一切无名肿毒、溃烂疼痛、麻木昏愦等病证。

本品也可外用，或用醋研开，调涂患处；或用针刀把疮刺破，把药做成锭状插入疮口内（治疗疮常采用此法），同时再内服应证汤药。

《外科正宗》中有**蟾酥丸**，方中无蜈蚣，余药同，用量稍不同。治证相同，可与本药互为代用。

近代医家常把古人治疗恶疮、疔毒及恶疽的丸药、锭药、丹药，用治于今人的恶性肿瘤，常常收到较好的效果。不少学者对其中的主要药物进行了动物实验研究，证明具有一定的抗肿瘤作用。尤其是其中的蟾酥，经实验证明不但有很好的抗炎作用，并且有抗放射、抗肿瘤作用。用金黄色葡萄球菌造成家兔的局部感染，然后注射蟾酥注射液，则可阻止病灶扩散，使周围红肿消退。也有的报道，蟾酥对小鼠肉瘤180有效，在试管中对白血病细胞有抑制作用，能延长患精原细胞瘤、腹水癌和肝癌小鼠的生存期，并具有增强网状内皮细胞功能等作用。本药不但含有蟾酥，并且还有多种解毒活瘀之品，故也有一定的抗癌作用。

我也曾让患者服用应证汤药的同时，加服飞龙夺命丸(丹)，每次5粒，每日2次，葱白煎汤送服，用于治疗子宫颈癌、肠癌、肺癌等。

另外，《外科证治全生集》尚有梅花点舌丹（熊胆、梅花冰片、雄黄、硼砂、血竭、葶苈子、沉香、乳香、没药、珍珠、牛黄、麝香、蟾酥、朱砂、金箔。小丸，绿豆大，可内服，亦可外用)，功能与飞龙夺命丹相近，功能清热解毒，消肿止痛，主治疔疮、脑疽、发背、红肿痈疖、一切无名热毒初起。但梅花点舌丹其药性偏凉，故还可用于实火牙痛、喉痛、喉蛾、喉风、口舌生疮、小儿急惊风等。凡阴疽及阴虚内热、小儿慢惊风等病者证，皆禁用。本品孕妇忌服。

前些年，在患者买不到西黄丸、小金丹、飞龙夺命丹时，也常用梅花点舌丹代替，用于各种癌症患者在服用辨证论治的汤药时，加服1～3丸，每日2次。服用时先饮水一口，将药丸放在舌上，感到口舌发麻时，再用温黄酒或温开水送下，故名“点舌”丹。

第9讲 妇儿科常用的方剂

有些患有痛经、月经不调、白带、久不受孕、恶阻等妇科病，以及产后遗留一些妇科杂病的患者，往往到内科诊治。也有些小儿患咳嗽、哮喘、泄泻、发热、呕吐、吐乳、惊风等病，家长也常常带患儿到内科求治。所以在临床就有“内、妇、儿科不分”的说法。这说明一些常见的妇科、儿科疾病，作为内科医师也应当熟悉，尤其在基层医疗单位，更应如此。我在临床上常遇到一些一般的妇儿科常见病，经过辨证论治，也能收到良好疗效。故本讲介绍一些妇儿科常用方剂，以应临床的一般需要。

1. 温 经 汤

（《金匮要略》）

提要

比较《金匮要略》温经汤、《校注妇人良方》温经汤

吴茱萸三两　当归二两　川芎二两　白芍二两　人参二两

桂枝二两　阿胶二两　牡丹皮二两　生姜二两　甘草二两　麦冬（去心）一升　半夏半升　上十二味，以水一斗，煮取三升，分温三服。

以上的用量为汉制用量。我在临床上使用本方时，常将用量改为：吴茱萸9g，当归6g，川芎6g，白芍9g，党参6～9g，桂枝9g，阿胶（烊化）6g，牡丹皮6～9g，生姜6g，甘草5g，麦冬6～9g，半夏6～9g，水煎服。

本方功能温经散寒，养血暖宫。主治妇人子宫虚寒，久不受孕，以及月经不调，或赶前，或错后，或经来过多，或逾期不潮。兼治漏血不止，下午低热，手心烦热，少腹里急，唇口干燥，以及年过五旬，月经仍来潮等症。凡血分虚寒而经血不调者，皆可用本方治疗。

方中以吴茱萸辛热温中，疏肝燥脾，暖冲脉，祛里急，善治下腹疼痛，为主药。辅以归、芍养血调血；川芎血中气药，升阳开郁，行血活瘀；人参补脾肺之气，以助生化气血；桂枝温经通脉，配白芍能调和营卫，缓急定痛，配吴茱萸温经散寒。又以牡丹皮泻血中伏火，通脉祛瘀；麦冬清心除烦，润肺化痰；阿胶养肝滋肾，止血祛瘀；半夏和胃健脾，下逆气，止呕烦；甘草补脾胃，泻心火，共为佐药。以生姜辛温行阳，宣行经络，为使药。

我曾用本方去人参、半夏，加川续断炭15～30g、赤石脂（先煎）12g、艾炭30g，水煎服，治疗妇女年过五旬，月经仍来潮，且量多。经服上方3剂即减少，7剂即愈。为了巩固疗效，又将汤药方3剂为细末，炼蜜为丸，每丸重9g，每服1丸，每日2～3次。追访10余年未犯崩漏之症。

也曾用本方去人参、半夏、麦冬，加炮姜5g、紫石英（先煎）12g、香附9g、紫肉桂5g，治疗青中年妇女子宫寒冷、月经不调、久不受孕之症。

本方与《校注妇人良方》温经汤（当归、川芎、芍药、桂心、莪术、牡丹皮各1.5g，人参、牛膝、炙甘草各2g）比较：本方偏于暖肝养血而温经散寒，调经、补血、止漏的效果比较好；《校注妇人良方》温经汤偏于暖肾、活血而温经散寒，活血化瘀，除血室寒凝效果较好，临床使用时用量可适当加重些。

我曾用《校注妇人良方》温经汤去川芎、人参、牛膝，加桃仁9g、红花6g、三棱5g、川续断炭15g、炒五灵脂10g、艾炭20～30g，用于治疗子宫肌瘤，常收到良好效果，瘤体可缩小。无大量出血者，可去艾炭；伴有子宫出血者，可再加棕榈炭20～30g、阿胶珠10g、赤石脂（先煎）12～15g。

2. 芎归胶艾汤

（《金匮要略》）

提要

芎归胶艾汤（芎归胶艾汤、胶艾四物汤）

川芎二两　阿胶二两　甘草二两　艾叶三两　当归三两　白芍四两　干地黄六两（原方无量，据《千金方》补入）　以水五升、清酒三升，合煮取三升，去渣，内胶令消尽，温服一升，日三服。不差，更作。

上记的药物用量及煎服法均为原书所记者，今人多改为今制使用。参考用量如下：川芎6g，阿胶（烊化）9g，甘草5g，艾叶9g，当归9g，白芍12～15g，生地黄18～24g，水煎，分2次服。

本方又名芎归胶艾汤**胶艾汤**，也有的称**胶艾四物汤**。功能养血调经，止血安胎。主治妇女下元不足，冲任虚损，崩漏下血，淋漓不断，或月经过多，或怀孕后下血，或妊娠腹中痛等症。方中以阿胶滋阴养血，固冲止血，艾叶暖宫安胎，止胎动下血，共为主药，故名胶艾汤，《金匮要略》中也有此名称；当归、白芍、生地黄、川芎，为后世的四物汤，功专养血调经，补冲任，安胎孕，为辅药；甘草配白芍更能缓急止痛，甘草还能调和诸药，为佐使。

我曾治一中年妇人，怀孕已4个多月，近半个多月来子宫不断出血，腰腹略感发坠，到妇产科检查，谓胎儿正常，经注射止血剂未效。我诊其脉沉细滑数，舌苔略白厚微黄，诊为下元不足，阳精进入阴血（怀胎），阴受阳扰，胎前多热，血热妄行，故发为胎漏，此属血虚夹胎热之证。治法滋养下元，固冲安胎，凉血止血，方用胶艾汤加减：桑寄生30g，川续断炭30g，炒白术6g，子黄芩12g，苏梗12g，生地黄30g，当归10g，白芍12g，艾叶6g，阿胶（烊化）12g，黄柏炭12g。共进12剂而安。

张某某，女，28岁，素日健康，但近半年来月经赶前，每月提前约10天左右，经色鲜红，略有口干渴，腰腿酸困，余无大苦，舌苔薄白，舌质微红，脉细滑略数。诊为血虚生内热，热扰血海，故月经提前来潮，其色鲜红无血块，而有口干渴之证。治法调经固冲，凉血止血。方宗胶艾汤出入：生地黄20g，川续断18g，炒杜仲15g，当归9g，白芍12g，阿胶块（烊化）12g，艾炭20g，黄芩炭12g，补骨脂9g，水煎服。另用三七粉2g，分2次随汤药冲服。连进14付，月经按期来潮。嘱下月来潮前10天即服上方10付，使月经应期而至。照此服法，连用3个月，均在月经来前2周即服上方12剂，使月经每月按期来潮。自此治后，诸症痊愈，月经正常。

近代临床上常将本方用于先兆流产及产后子宫恢复不全而出血、月经赶前、月经过多等病属于血虚下元不足之证者。如用于安胎时，一般常加条黄芩（又称子芩）9～12g、白术6～9g、桑寄生20～30g、川续断12～18g。

3. 当归芍药散

（《金匮要略》）

当归三两　芍药（白芍）一斤　茯苓四两　白术四两　泽泻半斤　川芎三两　六味杵为散，取方寸匕，酒和日三服。（为细末，每服3g温酒送服，一日3次。）

近世多把此方作为汤剂应用，其用量如下：当归6～9g，白芍30～45g，茯苓12g，白术9～12g，泽泻15～25g，川芎6～9g。水煎分2次服。

功能养血益脾。主治妇人怀孕腹中疠（绞）痛和妇人腹中诸痛。妇女怀孕后，胎须血养。如血气不足，阴乘于阳，肾反侮土，脾郁不伸，中焦气血不调，故产生疠痛（急痛）。方中以当归养血；白芍益血缓急而止痛；茯苓、白术健脾化湿，扶助中运，并固胎元；泽泻泻其脾郁所滞之水湿；川芎辛窜舒达，以畅达欲伸之血气，共达养血益脾、止痛安胎之效。

我常用本方治疗妇女腹中绞痛、钝痛、抽痛、刺痛等各种腹痛症。这些患者都是经过西医检查，未找到器质性病变，各种化验指标均在正常范围之内，不能确诊的腹痛待查病人。用此方随证加减，常取得良好效果。今把经验方介绍如下，谨供参考。

当归10g，白芍30g，茯苓15g，泽泻20g，川芎6g，元胡9g，炒五灵脂12g，乌药12g，炒小茴香6g。

痛处固定不移，刺痛不已者，加丹参30g、蒲黄（布包）10g、砂仁6g。

钝痛绵绵，疼痛范围较大，不易指出疼痛点者，加白术

9g、干姜 6g。

抽痛喜暖，痛剧时自觉有气向心口攻窜者，加桂枝 15g、紫肉桂 6g、炒橘核 10g、荔枝核 10g、吴茱萸 6g。

绞痛、急痛不休者，白芍加至 35～45g，再加制附片 6～10g、炮姜 5g、白术 9g、广木香 9g，元胡改为 12g。

有蛔虫者，可加乌梅 6g、川椒 6g、使君子 10g、黄连 6g、广木香 6～9g、细辛 3g、干姜 6g。

月经来时疼痛加重者，加桃仁 10g、红花 10g、炮姜 6g、紫肉桂 3～5g、香附 10g、莪术 6g。

月经来后疼痛明显者，可加炒白术 10g、熟地黄 15g、吴茱萸 6g、陈皮 10g、广木香 6g。最有意思的是最近治疗一男性壮年患者，半年多来大约每周发作腹痛一次，每次 3～5 天，痛处为右腰腹部偏上些有时波及到右胁下后部，二便饮食均正常，经几家医院做多种检查均未发现异常。舌苔略白，脉象沉而略弦。四诊合参认为此亦属腹中㽲痛，处方用当归芍药散加减：当归 10g，白芍 35g，泽泻 20g，茯苓 12g，柴胡 10g，炒黄芩 10g，炒川楝子 12g，白蒺藜 12g，皂角刺 6g，红花 10g，元胡 10g，炒五灵脂 12g，蒲黄（布包）10g，桂枝 12g，乌贼骨 6g，焦槟榔 12g。共进 14 剂而愈。

个人体会使用当归芍药散方时，一定要注意白芍的用量要大。《神农本草经》中说本品主“腹痛”，并说“止痛”，《本草纲目》说“白芍益脾，能于土中泻木”。况且方中还配有白术、茯苓，故本方治腹痛，并非单纯地像近代所说的功在止痛，而是能够强健中焦，使脾气足而达到扶正祛邪目的。再者，方中还重用了泽泻（用量仅次于白芍），以利水除湿，而助脾运化，扶助中焦。如《神农本草经》中说泽泻能“养五脏，益气力，肥健，久服耳目聪明”。泽泻还能泻肝肾水湿邪气，白芍也能土中泻木，说明本方不但能益中焦，而且能够调和肝脾。又有当归养肝血而调经，川芎行血瘀并主“寒痹筋挛”（《神农本草经》）而温行全身血气，故对妇女腹痛实为治本之剂，能达到治中为主而益全身的功效。由于我体会本方是益脾调肝之药，故治上述男性腹痛患者时，考虑其疼痛部位虽云在腹部（脾），但其具体部位接近于肝经（右腰腹稍上方，右胁后稍下部），且其发作有定时，是与少阳经有关，故选用了当归芍药散方，并配用柴胡、黄芩、川楝子、白蒺藜调肝胆之品，因其痛处比较固定，时已半年，故又加失笑散等活血祛瘀药，肝脾同治而取效，进一步体会到了仲景先师组方之妙。

4. 毓　麟　珠

（《景岳全书》）

提要

毓麟珠（毓麟丸、调经毓麟珠、助孕八珍丸）

人参60g　土炒白术60g　茯苓60g　酒炒白芍60g　当归120g　熟地黄120g　川芎30g　炙甘草30g　菟丝子120g　酒炒杜仲60g　鹿角霜60g　川椒60g　共为细末，炼蜜为丸，每丸9g。每空心服1～2丸，温酒或温开水送服。

本方又名**毓麟丸、调经毓麟珠、助孕八珍丸**。功能补益气血，温养肝肾，强固冲任，调经助孕。主治妇人气血不足，肝肾两虚，月经不调或后错色淡，或量少腹痛，或淋漓不断，腰膝酸软，小腹冷痛，性欲减退，身体瘦弱，久不受孕等症。方中以参、术、苓、甘健脾补气；地、芎、归、芍补血养肝，固冲任；菟丝子、杜仲、鹿角霜温肾养肝，益精补冲；川椒补命门之火，温煦胞宫，暖督助阳。诸药相合而达温养先天肾气以生精，培补后天脾气以化血，调摄冲任，暖宫助孕之效。

若月经后错，行经腹痛者，可加补骨脂30g、紫肉桂30g，甚者再加吴茱萸15g，若兼白带可再加龙骨30g。

若子宫寒甚，或泄或痛，可加制附片30g、炮姜30g。

若肝气郁滞而气滞腹胀者，可加香附60g，甚者可再加沉香15g。

若血热多火，月经赶前者，可加川续断60g、地骨皮60g。

若内热甚者，可用汤剂先暂清其火，以后再服本丸，或用清热药煎汤为引送服。

男性气血不足，肝肾两虚，精液清冷而不育者，可加枸杞子60g、胡桃肉60g、鹿角胶60g、怀山药60g、山萸肉60g、巴戟天60g。

我治疗妇女婚后久不生育，经医院检查无生理障碍者，常先用此丸药方随证加减，改为汤药，先服20～30剂，以调理月经，月经调顺后，即以此方加减制成丸药服用，绝大多数都能成功。在我记忆中已有七八十名妇女经如此治疗后已生出可爱的小宝宝。兹将我常用的调经汤方和助孕丸方简介如下：

（1）调经汤方：熟地黄10～20g，当归10g，白芍12g，川芎6g，白术10g，茯苓15g，香附10g，生艾叶6～9g，川续断10～15g，炮姜3～6g，红花5g，桃仁5g，水煎服。

月经赶前、量多者，去川芎、红花，加炒黄芩10g、杜仲炭15g、黄柏炭10～12g。改熟地黄为生、熟地黄各12g，炮姜改为3g，川续断改为川续断炭15～20g，或再加阿胶珠6～9g。

行经腹痛者，加吴茱萸6g、炒五灵脂12g、元胡10g、乌药12g。

月经后错，量少色淡者，加党参10g、紫肉桂5g，改川芎为9g，改红花、桃仁为各9g。

白带多者，加半夏10g、苍术10g、白鸡冠花15g、煅龙骨 15～20g，改茯苓为 20～25g。

多次于怀孕两三个月即自然流产者，加桑寄生 20～30g、杜仲 15g、党参 10g、补骨脂 10g、山茱萸 10g、怀山药 12g，去炮姜、生艾叶。并嘱再怀孕后即赶紧服中药保胎药，以防再流产。

经医院检查输卵管不通者，除按上述随证加减药物外，可再加莪术 3～6g、三棱 5g、制附子 6g、炙山甲 6g。

小腹经常发凉，子宫寒冷，久不受孕者，可加紫石英（先煎）15～30g、紫肉桂 3～6g、川椒 3～5g。

有不少妇女经服用本汤药调理月经后，尚未配制丸药，已经怀孕。

（2）助孕丸方：熟地黄 90g，生地黄 15g，当归 50g，白芍 60g，川芎 40g，党参 50g，白术 50g，茯苓 80g，炙甘草 30g，益母草 60g，鹿角霜 50g，杜仲 60g，吴茱萸 40g，川椒 25g，川续断 50g，补骨脂 40g，山萸肉 50g，生艾叶 30g，香附 50g，紫肉桂 20g。共为细末，炼蜜为丸，每丸 9g，每日 3 次，每次 1 丸，饭前服。

5. 启　宫　丸

（《医方集解》）

川芎 60g　白术 60g　半夏曲 60g　香附 60g　茯苓 30g　神曲 30g　橘红 12g　炙甘草 12g　共为细末，水丸绿豆大，每服 3g，每日 2～3 次。

本方功能化痰和血，燥湿除郁。主治妇人身体肥盛，湿滞气郁，子宫脂满，久不受孕。中医学认为肥人多痰，故方中以半夏、白术、橘红燥湿化痰为主药；辅以香附、神曲理气消滞；佐以川芎散郁和血；使以苓、草去湿和中，以助生气。壅者通，塞者启（中医学认为，妇女过于肥盛者，因子宫脂满壅塞故不受孕），故能受孕。

关于“妇人肥盛，子宫脂满不孕”之说，为中医学传统的说法。近人尚未对此做科学的研究，但以上方随证加减治疗体肥不孕之症，确有一定效果，并且为临床所常用，故仍存其说，俟近代科学研究后，再做出确切的解释。

我在临床上治疗妇人体肥盛而不孕者，常先将此方随证加减改为汤药：半夏10g，橘红10g，茯苓18g，苍、白术各6g，泽泻15g，当归9g，白芍10g，川芎6～9g，香附9g，神曲10g，泽兰10g，水煎服，服用20～30剂后，再以启宫丸常服。也有时一边吃汤药一边服启宫丸，常能收效。

6. 保　胎　丸

（《北京市中成药规范》）

茯苓120g　党参120g　白术120g　当归120g　桑寄生90g　川芎90g　川贝母60g　姜厚朴30g　熟地黄120g　生黄芪120g　白芍120g　艾炭120g　菟丝子120g　炒枳壳90g　生阿胶60g　荆芥穗30g　羌活15g　甘草15g　共为细末，炼蜜为丸，每丸重6g，每服2丸，每日2次，温开水送服。

本方根据《胎产心法》中保产无忧方加味而成。功能补气养血，保产安胎。主治孕妇气血虚弱，腰酸腿软，足膝浮肿，恶心呕吐，胎动不安，屡经小产、流产、以及胎位不正、临盆艰难等病证。

在临床上也常将本丸药方稍事精减，改为汤药服用，也可称保胎汤、保产汤、保产神效汤、保产无忧汤等，并且《济生方》、《胎产心法》、《傅青主女科》等书中也均有类似方名，或散、或丸、或汤等。我在临床上遇到要求保胎，防止小产，或要求保胎，使胎儿发育良好、聪慧、强壮，或要求吃保胎药，以使临盆时顺利分娩等之妇人时，常在保胎丸方的基础上随证加减，使之服7～20剂汤药（根据情况或一周3剂或一周2剂），然后令常服保胎丸。也有的每周2～3剂，服4周后，改为每10～15天服1剂，直到临产时。今将我常用的保胎基础方及加减法介绍如下：

炒芥穗3～5g，黄芪6g，菟丝子6g，当归10g，白术6g，桑寄生15g，川贝母6g，白芍12g，川续断12g，炒黄芩10g，茯苓9g，党参6g，羌活3g，炙甘草2.5g。水煎服。

腰酸沉重，小腹发坠，有早产之势者，改桑寄生为30g、川续断为15～20g、白术为9～12g，加黄芩12g、杜仲15g、山萸肉10g、生地黄15～20g。

如怀孕四五个月，出现腰腹坠痛，两腿无力，阴道时有少量血样物流出者，可加生地黄炭30g、杜仲炭20g、川续断炭30g、棕榈炭30g、黄柏炭15g，去川续断、川贝母，改桑寄生为30g、炒芥穗为12g、黄芪为12g、菟丝子为10g、白术为9～12g、党参为9～12g。

如孕妇无不适症状，舌脉均无异常者，可进我的原方，不必每日1剂，用量也不宜加大，以调养气血，安胎保产为主。

保胎丸方药味虽然比较多，但其组方原则井井有序，非常精当。中医学理论认为，胎元需血来荣养，血以和为补，当归、白芍、川芎养血、和血，气以通为补，黄芪、甘草、厚朴、枳壳理气、益气，熟地黄、菟丝子、桑寄生补肾固胎元，川贝母运胎顺产，羌活、芥穗升举胎元，艾炭、阿胶止血养血，防止胎动不安。诸药共用，补而不滞，疏而无破，共奏安胎保产之效。但阴虚血热者不可用。

近代除将本丸药用于安胎之外，还常用治于习惯性流产、先兆流产等。治疗先兆流产时，宜减去运胎顺产之品，以免破气，加补肾安胎之药，以防流产。

7. 生　化　汤

（《傅青主女科》）

当归24g　川芎9g　桃仁14粒　炮黑姜1.5g　炙甘草1.5g　用黄酒、童便各半煎服。目前临床常用水煎服，或酒水各半煎服，或水煎好后兑黄酒一盅服。

本方具有和血通滞、养荣消瘀的功用。主用于产后血块腹痛及恶露不行等证。《产宝》曾说："生化者，因药性功能而立名也。产后宿血当消，新血当生，若专消则新血不生，专生则宿血反滞。考诸药性，川芎、当归、桃仁三品，善治宿血，专生新血，佐以黑姜、甘草引三品入于肝脾，生血理气，莫善于此，所谓行中有补，化中有生，实产后圣药也。"自傅氏制订此方后，世人多遵用之，目前产后多种病证，常以此方随证加减治之，成为治产后病常用的方剂。方中以当归补血、活血、生新血为主药；川芎行血中之气郁，兼防补血药之滞，桃仁行血中之瘀，缓肝气之急，共为辅药；黑姜引血分药入气分而生血，并能温肾暖下元，炙甘草和中缓急，调和百药，童便咸寒直入下焦，降热活瘀，黄酒性热，温经散寒，共为佐使。本方诚为治疗产后儿枕痛（产后下腹痛）、血块、恶露不行等最合适、最常用的方剂。临床上应用很广，目前常用本方随证加减，治疗产后子宫收缩痛、产后胎盘残留、产后子宫复旧不良、慢性子宫内膜炎等病证。

加减法：如血块痛甚者加肉桂2g，渴加麦冬5g、五味子10粒，汗多加麻黄根3g；如血块不痛，加炙黄芪3g以止汗；伤饭食、面食，加焦神曲3g、焦麦芽1.5g，伤肉食加山楂5个、砂仁1.5g；若血块疼痛未止，不可加芪、术。若恶露已行，腹痛已止，去桃仁。此加减用量为原书用量，今人常稍加重用之。

我在治疗与产后有一定关系的内科杂病时，也常在应证汤药中，结合生化汤意加减用药，常收佳效。

例如治疗妇女腰痛已数年，久治未愈，细问诊，才说自从产后即腰痛，当时未注意，但至今不愈。因而我不但给予益肾、祛风寒湿、活络之品，同时结合生化汤加减则收效颇佳。举例方如下：桑寄生20～30g，独活10g，川续断15g，杜仲12g，补骨脂10g，红花9g，细辛3g，威灵仙12～15g，当归10g，川芎6g，桃仁6～9g，炮姜6g，桂枝6～12g，制附片10g。水煎服。

再如有些妇女全身关节疼痛若干年，各医院按风湿性关节炎治疗不效，来我处诊治时，主诉自从产后两三天时即患全身关节痛至今不愈。我常用两个方合起来为基础，按辨证论治需要进行临床加减而收效。即趁痛散合生化汤随证加减。基础方如下：当归9～12g，川芎6g，黄芪9g，白术9g，独活9g，桑寄生12～20g，紫肉桂6～9g，怀牛膝6～9g，薤白10g，川续断10～15g，片姜黄6～9g，炮黑姜5g，桃仁6g，炙甘草3g。水煎服。寒邪盛，疼痛甚者，可加制附片6～12g；湿邪盛，筋挛肢重者，可加生薏苡仁30g、伸筋草30g；月经赶前或月经量多者，去川芎、桃仁；疼痛喜捶拍者，可去芪、术，加香附10g、炙山甲6g；游走窜痛，痛处不定者，可加防风10g、羌活10g；兼见热证（口渴，便秘，舌苔黄，痛处有热感，脉数等）者，可去肉桂、黄芪，加秦艽9～12g、防己10g、玄参9～12g、络石藤30g或忍冬藤30g，等等。

8. 赛金化毒散

（《北京市中成药规范》）

炙乳香60g　炙没药60g　川贝母60g　黄连60g　赤芍

120g　天花粉120g　大黄120g　甘草45g　共为细末，再研入：珍珠粉24g、牛黄12g、冰片15g、雄黄粉60g，共研极均匀。每管装1.2g，每次0.6g（半管），一日2次，温开水送服，周岁以内小儿酌减。外用时，水调敷患处。

本药处方来源于明·《幼科三种痘疹金镜录》。功能清热化毒，活血消肿。主治小儿蕴积热毒，而见头痛身烧、痄腮红肿、烦躁口渴等症者。胎毒、痱毒、丹毒、疹后余毒以及疮疖溃烂等病者适用之。

方中以牛黄清心解热，通窍辟邪，川贝母甘寒而宣，泻心火，散肺郁，川黄连苦寒泻火，解毒燥湿，共为主药；乳香、没药行气散结，消瘀定痛，祛毒护心，赤芍、天花粉清热凉血，活瘀解毒，大黄泻毒火，除积滞，推陈致新，共为辅药；雄黄解毒镇惊，甘草解诸毒且和百药，珍珠咸寒制火，镇心安魂，坠痰拔毒，共为佐药；冰片芳香走窜，通窍散火，以之为使。诸药共奏清热化毒、活血消肿之效。

我治疗小儿毒热火盛之证，常用此散随汤药冲服，疗效极佳。例如七八岁小儿口舌生疮，咽喉肿痛，两腮肿胀，口渴口臭，苔黄便秘，身热烦躁，脉数，此为毒火内蕴，心胃热盛之证。可用荆芥5g，防风6g，金银花12g，连翘9g，蒲公英15g，紫花地丁15g，黄芩5g，黄柏5g，栀子3g，青蒿10g，生地黄12g，玄参10g，生大黄2～3g，水煎服。另用赛金化毒散1.2g，分两次随汤药服。一般说，凡遇小儿因毒火而发热之证均可应用。包括西医学中的急性扁桃体炎、急性腮腺炎、急性咽喉炎、小儿肺炎、麻疹后肺炎、小儿丹毒等均可使用。

因内热蕴郁而生毒疮、火疖、无名肿毒等，除内服药外，也可用本散适量，冷开水调涂患处。

注意，疮毒痈疖破溃后则禁服本散。

9. 五粒回春丹

(《北京市中成药规范》)

橘红 105g　防风 105g　胆南星 105g　淡竹叶 105g　茯苓 60g　白僵蚕 60g　甘草 60g　金银花 105g　连翘 105g　桑叶 105g　麻黄 75g　薄荷 75g　蝉蜕 75g　山川柳 45g　赤芍 75g　川贝母 75g　苦杏仁 45g　羌活 105g　牛蒡子 75g　共为细末，再研入：牛黄 12g、冰片 12g、麝香 21.6g，研合极均匀，用糯米粉熬汁，泛制为绿豆大小丸，朱砂为衣。每服 5 粒，日服 2 次，鲜芦根煎汤或温开水送服。周岁以内小儿药量酌减，10 岁以上小儿药量酌增。此方为《北京市中成药规范》中“五粒回春丹（丸）”第二方，第一方还有犀角粉 30g、羚羊角粉 30g、琥珀粉 12g。因犀牛角已禁止使用，故只介绍第二方。

本方由古人经验方“小儿万病回春丹”（原方载《中国医学大辞典》）加减化裁而成。功能清热解毒，透表化痰，清心开窍。主用于小儿瘟毒内热所致的头痛身热，鼻流清涕，隐疹不出，咳嗽气促，痰涎壅盛，目赤多泪，烦躁口渴，呕乳吐食，二便不利，抽风瘛疭，天吊惊厥等病证。兼有抽搐者，可用钩藤汤送下，麻疹难出者，用鲜芦根汤送下。

我在时疫瘟毒流行时，诊治小儿发烧，表证不解，身热难退者，往往在服用应证汤药（荆芥、薄荷、桑叶、金银花、连翘、大青叶、黄芩、菊花、杏仁、牛蒡子、生甘草）时，同时服用五粒回春丹，每次 3～5 粒，一日 2 次，随汤药服，可提高疗效。甚至大人发烧因未及时解表，致使邪郁化热，再兼治不得法，致使身热辗转不退，邪渐深入，表里俱病，口渴咽痛，烦躁，头痛，身痛，时有汗出，不恶寒，甚或皮下隐疹瘙痒，苔黄脉数。此时我常用清气凉营、由营透气、引邪出表的汤药（荆芥10g，金银花15g，连翘12g，玄参12～15g，蒲公英20～30g，生石膏〈先煎〉30g，葛根12g，知母10g，生地黄15g，赤芍10g，白鲜皮12g，水煎服），同时加服五粒回春丹10～15粒，一日2次，随汤药服，或另服，往往取得很好的效果。

本药丸主要有清热解毒、诱表散邪的作用，故在服药期间禁受风寒，忌食油腻厚味。

10. 小儿至宝锭

（《北京市中成药规范》）

陈皮150g　焦山楂150g　焦麦芽150g　全蝎150g　蝉蜕150g　白附子（矾制）150g　天麻150g　羌活150g　钩藤150g　槟榔150g　白僵蚕150g　川贝母15g　紫苏叶150g　滑石150g　炒白芥子120g　胆南星（酒炙）150g　茯苓600g　六神曲（麸炒）600g　共为细末，再研入：牛黄1.8g、麝香1.2g、冰片1.2g、朱砂36g、雄黄粉15g、琥珀粉9g，研合极均匀，炼蜜为锭，每锭重1.5g。每服1锭，一日1～2次，温开水送服。

本药锭是据明·《婴童百问》琥珀散方改制而成的。功能清热导滞，化痰祛风。主治小儿内有积热，外感风寒，停乳停食，呕吐便泻，烦躁口渴，咳嗽发烧，痰涎壅盛，睡卧不安等。

小儿的特点是爱吃零食，不知冷热调节，故常常内有饮食停滞，又外受风寒侵袭而发烧不食，甚至呕恶腹胀，或见泄泻等症，治疗此证与大人不同，不能单纯解表散邪，还要注意导滞化食，帮助消化，兼之小儿为纯阳之体，容易化热，所以还须兼以清热化痰。本方对这些治则兼而有之，故儿科常用，即使内科医师遇到小儿此证，也常使用。如果 4～5 岁的小儿患此病证时，还可适当配合服汤药，以提高疗效。我在临床上治疗此证，常用：荆芥 3～5g，防风 5g，苏叶 3g，薄荷 2g，金银花 6g，连翘 5g，焦山楂 3～5g，焦神曲 3～5g，焦麦芽 3～5g，炒鸡内金 3～5g，焦槟榔 3～5g，炒黄芩 3～5g，生甘草 3g，水煎服。同时服小儿至宝锭每次 2 粒，一日 2 次，随汤药服，或另服。

由于本方内有朱砂、全蝎、钩藤、白僵蚕、牛黄、川贝母等药，故也有镇惊、熄风、化痰、清心的作用，对小儿外感高热而动风抽搐、痰声漉漉者，可急化服此锭 1～2 锭。

11. 牛黄镇惊丸

（《北京中成药规范》）

提要

比较牛黄镇惊丸、
牛黄抱龙丸

天麻 150g　防风 150g　石菖蒲 150g　川芎 150g　茯苓 300g　法半夏 150g　蜈蚣 25 条　酸枣仁（炒）150g　甘草 90g　全蝎 150g　沉香 90g　羌活 150g　远志肉 150g　人参 150g　荆芥穗 150g　僵蚕（麸炒）150g　白附子（矾炙）150g　天竺黄 450g　桔梗 150g　乌梢蛇（酒炙）150g　白术（麸炒）150g　川乌（甘草、金银花水炙）45g　细辛 150g　胆南星（酒炙）150g

上药共为细末，再研入：牛黄 25g、麝香 23g、冰片 25g、琥珀粉 125g、雄黄粉 20g、朱砂粉 50g，研合极匀，炼蜜为丸，每丸重1.5g。每服1丸，每日1～3次，温开水或薄荷汤送服。周岁以内小儿酌减。

本方以《证治准绳·幼科》镇惊丸方加减化裁而成。功能镇惊安神，祛风化痰。为治小儿高热惊风常用药。治证以小儿心火热盛，风寒闭窍而致急热惊风，头痛身热，咳嗽声哑，痰涎壅盛，气促作喘，四肢抽搐，牙关紧闭，睡卧不宁为主。

我在临床上遇有上述证候的患儿，常用清热解表、祛风安神的汤药（荆芥、薄荷、金银花、连翘、菊花、天竺黄、蝎尾、白僵蚕、茯苓、生赭石、生石决明、防风、钩藤、黄连、远志，水煎服），同时服用牛黄镇惊丸每次1～2丸，一日2次，效果很好。

我有时也用此丸配合镇肝熄风之汤药，治疗小儿各种风证。例如我曾治愈1例弄舌风证，即用了此药，简介如下：

张某，男，10岁，农村学生。1972年5月21日初诊。

主诉：不停地吐舌挤眼、手足挥舞，坐立不安，已3个多月。半年前，曾因与同学生气，次日发生手足不自主地挥舞运动，经西医诊断为“小舞蹈病”，经注射硫酸镁等而愈。今年春节因同学在背后燃放爆竹受惊而复发，又经医院注射硫酸镁，并服用多种药物治疗，均未见效。现除不停地吐舌挤眼、两手不自主地挥舞外，头也不停地摆动，两腿也不自主地乱动。二便饮食尚正常。舌苔薄白，舌质略红。切脉时，因手乱动而不能安静诊脉，只诊到脉有弦象。诊为肝经风动、心经热盛而致的弄舌风。

治法：镇肝潜阳，熄风清心。

处方：生代赭石（先煎）21g，生牡蛎（先煎）24g，天竺黄6g，白蒺藜9g，钩藤15g，全蝎9g，防风9g，归尾9g，白芍12g，桑枝30g。水煎服。6剂。

另：牛黄镇惊丸12丸，每日2次，每次1丸，随汤药服。

服上方6剂和丸药12丸，二诊时已基本痊愈，能安静诊脉，手足均不乱动，挤眼弄舌已基本停止。又进6剂，服丸药12丸，即痊愈。3个多星期后追访，已下地干活，诸症痊愈。

注：本患儿在我治疗之前，跟我学习的医师曾抄服一本《内科手册》中治小儿舞蹈病的处方：艾叶3g，防己1.5g，桂枝3g，秦艽1.5g，防风3g，女贞子1.5g，菖蒲3g，花椒1.5g，蜜蒙花3g，橘叶3g，干姜0.9g，共服6剂，诸症同前，遂改请我治。附此以供参考。并且有力地证明中医采用西医病名、对号入座的方法，是取不到好疗效的，必须运用辨证论治的方法，才能取得良好效果。

从本例说明本丸药确有清心熄风、镇惊开窍的良好效果，但必须在辨证论治的指导下应用，才能应手取效。

牛黄抱龙丸（胆南星、全蝎、僵蚕、茯苓、竺黄、牛黄、琥珀、雄黄、朱砂、麝香）也常用于治疗小儿惊风、高热神昏等症。与牛黄镇惊丸比较，牛黄抱龙丸主要作用是熄风、清心、化痰，其散风疏解、清热开窍、熄风定搐、镇惊安神的作用则不如牛黄镇惊丸。临证时，请详细斟酌选用。

第 10 讲 焦树德经验方

我行医 50 多年来，经过无数次的临床医疗与反复地再学习、再实践，并结合多年的教学与科研心得体会，总结出了一些经验方。今把反复应用于临床，传授给学生、研究生、徒弟等，经证实确有良好效果者，加以整理，介绍如下，谨供同道们参考选用。每张处方中，均有“组方医理”和“加减运用”两项，这是我对该方经验体会的重点部分。所附验案，也均有实践意义，都应注意推敲，领悟其精神，才能灵活运用好这些经验方，提高疗效。由于时间的关系，仅整理出经验方 10 余首。今后再版时还会陆续介绍更多的经验方，和大家共切磋。

1. 挹 神 汤

生石决明（先煎）20～45g　生龙、牡（均先煎）各 15～30g　生地黄 12～18g　生白芍 10～15g　炒黄芩 10g　茯神（苓）15g　香附 10g　远志 9～12g　炒枣仁 12～20g　白蒺藜 9～12g　合欢花 6g　夜交藤 15g　水煎服。

（附注：本方于 1964 年曾在《上海中医药杂志》上介绍过，今又进行了一些修改。）

功能：养阴柔肝，潜阳安神。

主治：肝肾阴虚，肝阳亢旺所致的头痛，头晕，急躁易怒，失眠健忘，心悸不宁，阵阵烘热，心烦汗出，情绪不稳，精神不振，悒悒不乐，遗精滑精，腰酸腿软，不耐作劳，舌苔薄白，脉象细弦等症。包括西医学的神经衰弱、癔病、更年期综合征、忧郁症等出现上述证候者。

组方医理：本方以生石决明、生牡蛎咸凉清热，益肝阴，潜肝阳，收浮越之正气，为主药；生地黄、白芍补益真阴，滋水涵木，凉血生血，柔肝安脾，为辅药；夜交藤滋益肝肾，交合阴阳，合欢花解郁安神，酸枣仁养肝助阴，宁心敛汗而安神，远志肉交通心肾，白蒺藜散肝郁，祛肝风，共为佐药；香附为阴中快气药，引血药至气分，增强诸药活力，兼能理气解郁，黄芩泻肝胆火，益阴退阳，共为使药。诸药合和，共达养阴柔肝、潜阳安神、交通心肾之功。

加减运用：肝血虚者可加当归 6～9g、阿胶 6～9g（烊化）；急躁易怒者可加生赭石（先煎）20～30g、灵磁石（先煎）20～30g、白蒺藜 10g；头晕明显者可加泽泻 30g、钩藤 20～30g；悒悒不乐，精神不振者，可加厚朴花 10g、玫瑰花 5g、佛手片 6g，加重合欢花之量；肝火旺，口苦口渴，舌红，目赤，多怒，大便干结者，可加龙胆草 6g、芦荟 1～2g，青黛（布包）6g，木通 5g，并加重生地黄、黄芩的用量；肝肾阴虚，梦遗失精者，可加山萸肉 6～9g、天门冬 10g、玄参 15g、泽泻 12g、金樱子 10g；心火旺而失眠多梦者，可加黄连 6g、竹叶 3g、莲子心 3g、远志 10g；心血不足而心悸不宁者，可加麦冬 10g、丹参 12～15g、柏子仁 10g；心脾不足，消化不良，四肢倦怠，大便溏软者，可加炒白术 10g、芡实米 12g、龙眼肉 10g、茯苓改为 30g；大便溏泄者，去生地黄，加肉豆蔻 10g、车前子（布包）12～15g；心肾不交者，可加灵磁石（先煎）20～30g、磁朱丸（布包煎）6g，交泰丸（川黄连、肉桂）6g；心肝血虚，神魂不宁而失眠严重者，可加生赭石

（先煎）15～25g，改炒枣仁（先煎）为30g、白芍为15g，加重生牡蛎用量。

我在1960—1962年用本方为主随证加减治疗了神经衰弱属于阴虚阳旺证者48例，收到了显著效果。并经过随访观察，治愈者8例，基本痊愈5例，显效16例，有效16例，无效3例。

我在临床上治疗妇女更年期综合征具有肝肾阴虚、肝阳旺证者，常以此方随证加减，灵活运用，每收到极其满意的效果。

根据“异病同证同治”的原则，凡西医诊断的神经衰弱、癔病、更年期综合征、狂躁症、忧郁症等，具有肝肾阴虚、肝阳亢旺证者，均可用本方加减治疗，可收到满意的效果。

验案举例：吴某某，女，28岁，平素多思，精神易激动，近1年多来善忧易怒，有时自己独在室中哭笑，有时悲观不乐，精神忧郁，失眠健忘，性情似变孤僻，食纳尚可，二便正常，月经略错后，脉象沉弦细数。曾在西医院诊断为严重的神经衰弱，也曾去精神病院就诊一次，可疑为精神分裂症，建议连续治疗，但因无效而求治于中医。我据此脉症，诊断为肝阴虚肝阳旺之证。治以养阴柔肝，潜阳安神。用挹神汤随证加减。处方如下：生石决明（先煎）30g，生龙、牡（均先煎）各30g，灵磁石（先煎）30g，生地黄15g，生白芍12g，制香附10g，合欢花6g，合欢皮10g，远志12g，生赭石（先煎）25g，炒枣仁（先煎）30g，水煎服，另投礞石滚痰丸，每次6g，每日2次，随汤药服。如大便溏稀时，可改为每日1次，临卧前随汤药服。药后诸症减轻，共进34剂而愈。

2. 正 颜 汤

荆芥9g　防风9g　全蝎6～9g　白僵蚕10g　白附子6g

蜈蚣 2～3 条　白芷 10g　钩藤 20～30g　葛根 12g　桃仁 10g　红花 10g　炙山甲 6g

功能：散风活络，化痰解痉。

主治：中风病中络证。风邪中于面部络脉，颜面不正，皮肌麻痹，口眼歪斜，漱水外漏，唇不能撮，眼闭不合等。适用于西医学的颜面神经麻痹。在服药的同时，还可将药渣用毛巾包裹，热敷患部。

组方医理：本方以荆芥祛散皮里膜外之风，且兼入血分；防风宣表祛风，兼散头目滞气，共为主药。全蝎入肝祛风，善治口眼歪斜，白僵蚕祛风化痰，其气轻浮，善治面齿咽喉等上部之风痰结滞，白附子祛风燥痰，引药力上行，善治面部百病，合全蝎、僵蚕为治口眼歪斜名方牵正散，再配白芷芳香上达，入阳明经（其经络走头面部）散风除热，钩藤祛风舒筋，清心凉肝，蜈蚣祛风止痉（中医认为健侧痉急、患侧缓软，故口眼歪斜），以加强药力，共为辅药。葛根轻扬升发，入阳明经，解肌开腠，以利风邪外达，红花、桃仁活血散结，以奏“治风先治血，血行风自灭”之效，共为佐药。炙山甲通行经络，引药直达病所，为使药。诸药相合，共成散风活络，化痰解痉，善治颜面不正，口眼歪斜之有效方剂。

加减运用：兼偏头痛者，可加生石决明（先煎）20～30g、蔓荆子 10g、川芎 6～9g；舌苔黄，口鼻发干，咽部微痛，口渴者，可加生地黄 15g、玄参 15g；急躁易怒，胸胁闷痛，脉象弦数者，可加炒黄芩 10g、香附 10g、生白芍 12g；大便干结，数日一行者，可加全瓜蒌 30g、酒军 3～6g、枳实 10g。

此方主用于中风病中络证，与西医诊断的颜面神经麻痹相符合。如属脑血管病造成的口眼歪斜、口角流涎之症，即中医学所说的中风病之中经、中腑、中脏诸证中所出现的口眼歪斜，则非单用本方所能治疗，须根据证候需要在辨证论治的方药中适当结合本方一部分药物进行全面治疗，不能单用本方治疗。

验案举例：孙某某，女，50岁，1981年5月初诊。主诉近来工作忙，家务又累，心中有急火，有时贪凉而受风，突于3天前早晨出现漱口时右口角漏水，经照镜一看，发现右口角下垂，右眼不能完全闭合，口眼向左侧歪斜，右侧面部略感皮肤发厚（不仁），较前不灵敏，即速去某大医院诊治，诊断为颜面神经麻痹，嘱做电疗。次日又去针灸治疗，已扎针2天，口眼歪斜不见好转，特来诊治。询其大便较干，二三日一行，小便尚调，口略渴，不引饮，月经已停。舌苔薄微黄，脉象弦细滑略数。四诊合参知为操劳过度，性急而肝热，贪凉爽而受风，致发中风病，幸风邪未深入，仅中于络脉，发为中络证。治拟散风活络，清热熄风。处方：荆芥10g，防风10g，白僵蚕10g，白芷10g，白附子10g，全蝎9g，蜈蚣2条，红花10g，炙山甲6g，钩藤30g，炒黄芩10g，全瓜蒌30g，菊花10g，水煎服，7剂。另嘱用浓茶水调白芥子粉为稀糊状，摊纱布上（薄薄一层），贴敷患侧（瘫软的一侧），夜晚敷上，早晨去掉。隔一两天用一次。

二诊时，面歪明显好转，大便通畅。上方改蜈蚣为3条，加皂角刺6g，又进7剂，外用药同前。

三诊时，面部已基本看不出歪斜，只在大笑时口略向左偏。舌苔已不黄，脉已不数。上方去菊花、瓜蒌，加丹参15g，又服12剂，完全治愈。

3. 三化复遂汤

生大黄3～10g　枳实10g　厚朴10g　羌活10g　全瓜蒌30g　半夏10g　防风10g　桃仁泥10g　钩藤20～30g　元明粉（分冲）6～9g

功能：通腑化痰，活血通络。

主治：中风病中经证。表现为神志清楚，半身不遂，病侧肢体不能活动，肌力0度或Ⅰ度。大便秘结，数日甚至十余日不能自行排大便。可兼见口中有热腐气味，舌苔厚腻而黄，脉象沉滑，重按有力等症。或渐渐出现神识恍惚，有欲向中腑证转化趋势。

组方医理：仲圣有“邪在于经，即重不胜（指肢体沉重不能自由活动）”之说，后世医家又有邪中于经，必归于腑之论。证之临床，中风病，邪中于经者，除半身肢体不遂，不能自己活动外，又多出现大便秘结，阳明经痰热结滞，腑气不通之证。常须同时通其阳明腑气，使大便通畅，半身不遂之情也常随大便的通利而随之明显好转，活动度一日比一日增强，而渐恢复正常。如大便不通，腑气闭阻，全身气血运行也因之不畅，故半身不遂之症也多不见好转，所以前人制订了三化汤（大黄、枳实、厚朴、羌活）以专主此证。然而本证不仅腑气不通，而且还有痰浊瘀血阻滞，经络血脉不通之证，故此我又在三化汤中加入化痰降浊、活瘀通络之品，而成三化复遂汤。方中以大黄荡涤肠胃，下燥结，除瘀热，推陈致新，枳实行气降痰，除痞消积，二药一走血一走气，共为主药。以厚朴行气除满，消痰化食，半夏除湿化痰，下逆止呕，羌活搜肝风，理游风，共为辅药。以全瓜蒌降气化痰，润肺滑肠，桃仁泥活血润燥，通大肠血秘，防风搜肝散风行滞气，钩藤舒筋活络，平肝熄风，共为佐药。元明粉咸能软坚，通腑泻热，为使药。

加减运用：上肢不遂者，可加桑枝30g、片姜黄10g、红花10g；下肢不遂者，可加桑寄生30g、怀牛膝12～15g、地龙6g、川续断15g；大便通畅后，可减去元明粉；去元明粉后大便仍一日二三次者，可减少大黄用量，但不可去掉；去元明粉后，大便虽能一日一次，但感到排便不太通畅，腹部略感胀满者，可另加焦槟榔10～12g消滞行痰，通降腑气；时日稍久，病入血分，瘀血证明显者，可加红花10g、鸡血藤15g、川芎6g；患肢感到有胀痛者，可加红花10g、地龙9g、地鳖虫6g、络石藤20～30g、伸筋草20～30g；舌苔厚腻，食纳不香者，可加苍术9g、藿香10g、佩兰10g、陈皮3～6g、茯苓10g；兼有言语不利者，可加全蝎6～9g（或蝎尾10～20条）、菖蒲10g、远志10g；有欲向中腑证转化者（神识有些恍惚），可加菖蒲12g、远志12g、天竺黄10g，或再加服牛黄清心丸。

验案举例：李某，男，65岁，农民，河北省遵化县某某医院住院病人。会诊日期：1978年5月10日。4天前感到右上下肢麻木，活动不利，但尚能活动，言语声音有些改变，说话较笨。次日诸症越来越加重，即送来医院，经检查诊断为脑动脉血栓形成而收住院。经输液等治疗后，未见好转，半身不遂日渐加重，即邀请中医会诊。

患者发育正常，营养中等，意识尚清，能回答问题，但朦胧嗜睡，言语謇涩，勉强能听清楚，自诉头晕。右上肢完全瘫痪，右下肢能勉强抬离床面，不能屈伸活动。右侧面部下半部瘫软，口向左歪，右侧口角下垂流涎。大便秘结，已数日不行。舌苔白厚略黄，脉象弦滑有力，腹部切诊未见异常。四诊合参，诊为中风病中经证（已向中腑证转化）。治法：祛风化痰，通腑活络。以三化复遂汤随证加减。处方：防风6g，胆南星9g，半夏9g，化橘红12g，茯苓9g，炒枳实9g，生大黄3g，羌活6g，全瓜蒌30g，红花9g，片姜黄9g，桑枝30g，2剂。

上药进2剂后，大便已通畅，右上肢屈伸、抬起比上次有明显恢复，右下肢屈、伸、抬、蹬等各种活动已近于正常。但大便又干结未行，头晕已除。舌上有瘀斑，舌苔化为薄白。脉象右手弦滑，左手略弦，右手脉大于左手脉。上方去白僵蚕，加元明粉15g（分2次冲服，嘱如服第一煎后大便通下，第二煎可不再冲服元明粉），大黄改为9g，1剂。

服此药后，大便通畅，诸症均有好转，又去元明粉、桃仁，进5剂后，患者口面歪斜已完全恢复，言语清楚，下地可以自由行走，右半身不遂已基本恢复正常，舌苔正常，脉象略弦。病已基本治愈，又投以收功方如下：胆南星9g，半夏9g，茯苓12g，生大黄6g，羌活6g，红花9g，桃仁9g，赤芍12g，白蒺藜9g，桑枝30g，3剂。患者于5月24日，自己走着高兴地出院，回家休养。

4. 镇肝复遂汤

生石决明（先煎）25～35g　生牡蛎（先煎）20～30g　生代赭石（先煎）20～30g　胆南星10g　制半夏10g　化橘红12g　茯苓15g　钩藤（血压高者后下）30g　全蝎6～9g　桑枝30g　红花10g　桃仁10g　赤、白芍各12g　菖蒲10g　郁金10g　炙山甲6～9g　竹沥汁（临服前滴入生姜汁二三滴）50～60ml分2次随汤药同服　羚羊角粉（分冲）1～1.5g。

功能：镇肝熄风，化痰活络。

主治：卒然中风，神情烦躁，半身不遂，口面歪斜，言语不利，神志尚清楚，或兼患肢抽动拘挛，属肝阳旺、肝风盛之证。适用于西医学脑血栓形成刚发病后，或突患脑出血轻症（出血量少，未出现神志昏迷）者。

组方医理：本方以安魂汤和导痰汤加减化裁而成。方中以生代赭石镇肝降逆，生石决明、生牡蛎养肝阴，潜肝阳，为主药；以胆南星、半夏、钩藤、全蝎、羚羊角化痰熄风，牛膝（配代赭石）引风阳下行，以交于阴中，共为辅药；用白芍养血柔肝，郁金舒郁化风，橘红、茯苓健脾化湿，菖蒲开窍涤痰，红花、桃仁、赤芍活血行瘀，以应血行风自灭之理，桑枝祛风活络，通达四肢，竹沥善祛经络之痰（滴入生姜汁既助辛通之力，又防寒滑伤胃），共为佐药；以炙山甲通经活络，直达病所，为使药。

加减运用：半身不遂主要在上肢者，可减郁金、赤芍（以免药味太多），加片姜黄9～12g、葛根10g、羌活6g；半身不遂主在下肢者，减药同上，加桑寄生30g、怀牛膝15g、川续断15g、地龙9g；言语不利明显者，可加羌活6g，改全蝎为9～12g；口眼歪斜较重者，减药同上，加白僵蚕9～12g、白附子6g、白芷6g；大便不畅通者，加川军3～6g、全瓜蒌30g，桃仁改为桃仁泥；患肢有时出现拘挛者，可加伸筋草30g、生薏苡仁30g、鸡血藤15g。

验案举例：冯某某，男，59岁，1986年4月24日初诊。患者前天下午突然发现面部向右歪斜，流涎，很快又感到左上下肢活动不灵活，遂即卧床休息。次晨左上下肢不会自己活动，口面仍歪斜，并且有时抽动，左下肢也有时抽动，并略有拘挛之象，面部略红，神情烦躁，即送往附近医院，经CT检查，发现右侧脑部有梗塞灶，临床诊断为脑血栓形成。经输液、降血压等治疗，两天后病情未见好转，经家属坚决要求，同意请我会诊。观该病人面部发红，神志尚清楚，但夜间有时朦胧嗜睡，左下肢和面部有时感到有抽动。血压170/100mmHg，左侧半身不遂，肌力0度，左面及口角下垂，舌苔白腻，脉象弦滑有力，左手脉象大于右手。四诊合参，诊为中风病中经证，并有向中腑证转化之势。须急治以镇肝熄风，化痰活络。以镇肝复遂汤加减治之。处方：生石决明（先煎）30g，生赭石（先煎）30g，胆南星10g，半夏10g，茯苓20g，化橘红12g，钩藤（后下）30g，红花10g，桃仁10g，全蝎9g，蜈蚣3条，郁金10g，炒白芥子6g，桑枝30g，桑寄生30g，怀牛膝15g，羚羊角粉（分2次冲服）2g，3剂。

药后口面歪斜好转，左下肢能抬离床面，用手帮助屈腿后，能自己伸直，面红已退，神志清爽，血压150/95mmHg，又投上方7剂。

药后口面已恢复正常，下肢已能自主屈伸，肌力Ⅳ度，上肢亦能活动，肌力Ⅲ～Ⅳ度间，手能握，但握不紧。大便三日未行，舌苔仍白厚，脉象弦滑，重按有力。上方去郁金、白芥子、羚羊角粉，加全瓜蒌 30g、枳实 12g、酒军 3g（各包，大便泻下后可去掉或减半），又投 7 剂。

大便通畅后，肢体活动恢复加快。7 剂服完后，左上下肢基本恢复正常，血压 148/88mmHg，舌苔化薄，脉象沉滑。上方去酒军，加地龙 9g、炙山甲 6g，又进 5 剂而痊愈出院。

5. 活瘀复遂汤

桑枝 30g　地鳖虫 6～9g　红花 10g　桃仁 10g　皂角刺 6～9g　赤芍 9～12g　蜈蚣 2～3 条　钩藤 30g　半夏 10g　化橘红 12g　茯苓 15g　地龙 6～9g　川续断 15～18g　怀牛膝 15g　炙山甲 6～9g

功能：活血通络，化痰熄风。

主治：中风病中经证的恢复期。证以半身不遂为主，其它症状不明显，中风后已数月（或更长时间），半身不遂之症迟迟不见恢复者。

组方医理：本方以桑枝通利四肢关节，祛风活络，地鳖虫破血逐瘀，搜剔血积，通经活络，共为主药。红花、桃仁破瘀通经，行血润燥，皂角刺搜风通络，溃散壅结，赤芍散瘀，行血中之滞，蜈蚣入肝祛风，并善走散，钩藤除风舒筋，共为辅药。半夏、化橘红、茯苓化痰祛湿，和胃健脾，地龙性寒，祛湿清热，以防瘀血久郁化热，并善通下肢经络，川续断补肾肝，壮筋骨，怀牛膝益肝肾，强筋骨，起足痿，共为佐药。炙山甲活血通络，引药直达病所，为使药。中医学有久病入血分之说，故本方组用多种破瘀、行血、活络、祛风之品作为主要成分，又配以化痰祛湿、健脾胃、补肝肾之品，使之祛风不燥血，破瘀不伤正，标本同治，提高疗效。

加减运用：大便经常干燥者，加全瓜蒌 30g、酒军 5g，或加当归9g、生军3～5g，体胖痰盛者用前者，体瘦、血虚者用后者；上肢不遂明显者，去地龙，加片姜黄9～12g、桂枝6～12g；言语不利者，去蜈蚣，加羌活6～9g、全蝎6～9g；兼有头晕者，去地龙，加天麻9～12g、泽泻25～30g；症情深痼者，可加水蛭3～5g；下肢不遂明显者，可加重川续断、牛膝的用量，另加杜仲15g、补骨脂（或巴戟天）9～12g；足部浮肿者，加重地龙、茯苓的用量；患侧的脉象明显小于健侧脉象者，可加黄芪15～30g、当归9g；见人易哭者，去赤芍、地龙，加天竺黄9g、合欢花6g、节菖蒲9g、远志9g；吞咽时容易发呛咳者，可去赤芍、蜈蚣，加代赭石（先煎）15～25g、旋覆花（布包）10g、羌活9g、全蝎9g；健忘者，去地龙、赤芍、蜈蚣，加菖蒲9～12g、远志肉9～12g、生龙骨（先煎）15g、炙鳖甲（先煎）15g、水蛭3g；肢体沉重，舌苔厚腻，痰浊壅盛者，可加竹沥汁60ml（兑入生姜汁二三滴）分冲。

验案举例：曹某某，男，59岁，某医院神经科会诊病人。中风半身不遂已半年多。初发病时曾出现意识朦胧，急躁，右手足不会活动，经医院抢救治疗后，症情已经稳定，西医诊断脑血栓形成。目前患者神志清楚，右侧半身不遂，不会翻身，不能坐起，不会说话，喝水急时或喝大口水时发呛。食纳一般，二便尚可。舌苔白厚，脉象滑略弦，右手脉大于左手脉。四诊合参，诊为中风病中经证恢复期。乃痰浊壅盛，痰阻舌本，气血瘀结，阻滞经络，血脉不通而致半身不遂之证。治宜活瘀通络，化痰开窍。以活瘀复遂汤加减。处方：桑枝30g，红花10g，桃仁10g，地鳖虫9g，皂角刺6g，全蝎9g，羌活6g，钩藤（后下）30g，半夏10g，化橘红12g，茯苓15g，菖蒲12g，远志12g，地龙9g，川续断18g，炙山甲9g，怀牛膝12g，竹沥汁60ml（兑入生姜汁二三滴）分冲，7剂。另用十香返生丹14丸，每次1丸，每日2次，温开水送服。

二诊时，诸症减轻，已能在床上自己翻身。舌苔同前，再投上方加水蛭 3g，7 剂。

三诊时，家人说：现在有人稍加扶助，即可坐起，吃饭时（用左手）也可以坐在床上吃，病情大有好转，喝水已不呛。舌苔较前化薄，脉象沉滑有力。再投上方，桑枝改为 40g，羌活改为 9g，去皂角刺，加片姜黄 12g，7 剂，另加七厘散每次 1g，每日 2 次，温开水送服，丸药同前。

四诊时，患者已能由人扶到沙发上坐，精神较前活泼，并且能说“我”、“好”等单字，全家高兴，管此床的西医住院医师也感到惊奇。舌苔已化为薄白，脉象沉滑，略见缓和之象，但右手脉仍大于左手脉。再投上方，去竹沥汁，加天竺黄 10g，川续断改为 20g，7 剂，七厘散同前，停丸药。

五诊时，患者已能由人扶着在室内行走，并能说“你好”、“吃饭”等简单词语。根据中医“效不更方”的原则，再投上方 7 剂。

六诊时已能由人稍加扶助，送我到电梯口，说话也较前又有好转，舌苔正常，脉象滑，两手脉象大小差不多。上方去钩藤，加鸡血藤 18g、伸筋草 30g，7 剂。

七诊时，患者每天到楼道行走锻炼，说话也能说简单的句子，并且能跟人学唱“东方红”歌第一句。仍守上方 7 剂。

八诊时，已出院回家休息，并且能不用人扶自己拄手杖行走。又投上方 14 剂，停七厘散，改用血竭粉 1g、三七粉 2g，分 2 次随汤药冲服。此后停服汤药，改服散风活络丸，到疗养院休息疗养，不用家人陪住，生活能自理。

6. 补肾祛寒治尪汤

“尪痹”这一病名，是我在 1981 年提出的，主指类风湿性关节炎、强直性脊柱炎等具有关节变形、骨质受损的疾病（痹病）而言。以补充行痹、痛痹、著痹分类的不足。以下这 3 张处方都是我治疗尪痹的经验方。

补骨脂9～12g 熟地黄12～24g 川续断12～18g 淫羊藿9～12g 制附片（用15g时，需先煎10～20分钟）6～12g 骨碎补10～20g 桂枝9～15g 赤、白芍各9～12g 知母9～15g 羌、独活各10～12g 防风10g 麻黄3～6g 苍术6～10g 威灵仙12～15g 伸筋草30g 牛膝9～15g 松节15g 炙山甲6～9g 地鳖虫6～10g 透骨草20g 寻骨风15g 自然铜（醋淬，先煎）6～9g

功能： 补肾祛寒，化湿疏风，活瘀通络，强筋壮骨。

主治： 尪痹肾虚寒盛证。其中包括西医学的类风湿性关节炎、强直性脊柱炎、结核性关节炎、大骨节病等有肢体关节疼痛、变形、骨质损害的疾病。出现肾虚寒盛证者。

组方医理： 本方以《金匮要略》桂枝芍药知母汤合《太平惠民和剂局方》虎骨散加减化裁而成。方中以川续断、补骨脂补肾阳、壮筋骨，制附片壮肾阳、祛寒邪，熟地黄补肾填精、养肝益血，共为主药。以骨碎补活瘀祛骨风，淫羊藿补肾阳，祛肾风，桂枝、羌活、独活、威灵仙搜散少阴、太阳经及肢体风寒湿邪，白芍养血荣筋，缓急舒挛，透骨草、寻骨风、自然铜代原方中的虎骨祛风壮骨，共为辅药。又以防风散风，麻黄散寒，配熟地黄可温肌腠，苍术化湿，赤芍活瘀清热，知母滋肾清热，穿山甲通经散结，地鳖虫活瘀壮筋骨，伸筋草舒筋活络，松节通利关节，共为佐药，其中赤芍、知母、地鳖虫兼具反佐之用，以防温药化热。牛膝益肾并能引药入肾，为使药。

加减运用： 上肢病重者，加片姜黄10g；瘀血明显者，加红花10g，乳香、没药各6g，皂角刺6g；腰腿痛明显者，可去松节、苍术，加桑寄生30g、杜仲12g，并加重川续断、补骨脂用量，吃药时再嚼服胡桃肉（炙）1～2个；肢体僵屈者，可去苍术、防风、松节，加生薏苡仁30～40g、木瓜9～12g、茯苓15g、白僵蚕9～12g；脊柱僵直、弯曲变形者，可去苍术、牛膝，加金狗脊40g、鹿角胶9g（鹿角片、鹿角霜亦可）、白僵蚕12g，羌活改为12g；关节疼痛重者，可加重附片的用量，再加草乌9g，七厘散（每次1g）随汤药冲服。舌苔白厚腻者，可去熟地黄，加砂仁5g、藿香10g；中运不健、脘胀纳呆者，可加陈皮、焦麦芽、焦神曲各10g。

注意事项：①本方以治本为主，往往需服4～6周才出现疗效。②达到显效后，可将此方研细末，每次服3g，温开水或温黄酒送服，长期服用。

验案举例：任某某，男，48岁，工人，1971年10月28日初诊。主诉：关节疼痛、肿大变形、僵化，肢体不能自己活动已1年有余。1970年9月间，因挖地道在地下休息和交接班时，即睡觉，一日，突然高烧40℃以上，继而出现左膝、左踝关节红肿疼痛，行走不便。虽经治约半年，但病情日渐加重。两手腕、食指关节亦相继红肿疼痛、变形、僵化，活动严重受限，晨起伸不开。两膝关节肿大、变形，不能自由屈伸，左腿较重。两踝关节肿大如脱。经某医院检查，诊断为类风湿性关节炎（当时血沉55mm/h），即转该院中医科诊治。服中药80剂，症状未见改善，血沉增快（118mm/h），遂来我院就医。接诊时除上述两膝、两踝及两手腕、指关节肿大、变形、疼痛、不能自由活动外，两髋关节亦强直僵化，固定成一种位置（大腿与躯干呈120°，不能屈伸），两肩肘关节亦僵化不能活动，故来诊时需人背抬。有间断发烧，身体畏冷，心中烦热，食欲不振，时有恶心，大便一日1～2次，小便黄赤，舌苔白腻，脉象弦数。经我院放射科X线拍片，仍诊断为类风湿性关节炎。辨证：地下环境寒湿，久处其地而受风寒湿三邪侵袭致痹。寒湿最易伤肾，肾虚不能御邪，寒湿乘虚深侵，肾主骨，寒邪入骨，久久留舍，骨失所养，则可致骨质变形，节挛筋缩，肢体不能屈伸，脚肿如脱，温温欲吐，而呈现尪羸之状。脉证合参，诊为尪痹。目前虽有标热之象，但实质仍为寒。治法：补肾祛寒，散风活络。处方：补肾祛寒治尪汤加减。药用：制附片10g，骨碎补12g，桂枝10g，炙虎骨6.25g（另煎兑入，现已禁用），赤、白芍各10g，麻黄6g，知母10g，防风12g，威灵仙12g，白术10g，炙山甲10g，生姜10g，甘草6g。水煎服，6剂。

药后诸症均减轻，仍守上方，又加伸筋草30g，虎骨改为12g，嘱可常服。至1972年3月10日来诊时，已能自己行走，不用扶杖，两手腕及指关节虽仍有变形，但可用力活动，手按之亦无疼痛，膝关节尚有肿胀。予上方加黄芪30g。3月17日已能骑自行车上街，仍守上方。

1972年5月3日来诊时，食欲很好，仅腕、背、踝部有时发胀，偶有轻度疼痛，腕、指、膝、踝关节虽外观尚变形，但均不影响活动。先后共诊22次，服药110多剂，病情已稳定，改用散剂常服。处方：制附片45g，骨碎补54g，川续断60g，桂枝36g，炙虎骨60g，赤、白芍各60g，知母36g，防风45g，苍、白术各30g，威灵仙120g，麻黄36g，细辛12g，松节45g，伸筋草120g，炙山甲36g，地龙45g，皂角刺21g，泽泻30g。共研细末，每服3g，每日2次，温黄酒送服。

1973年1月27日来诊，膝肿消退，关节明显变小。仍守上方，加当归尾36g、焦神曲30g、片姜黄30g、红花36g，改川续断为90g，为细末服。

1973年5月29日，四肢功能明显好转，可以自由蹲下、站起，站立1小时多也不觉疲累，能骑自行车上街跑十几公里，脉亦较前和缓有力，舌苔正常，惟左腕及踝关节尚有轻痛。仍予原方以资巩固。

1975年夏天追访：已上全天班工作年余，腕、指、左膝关节外形虽未恢复正常，但能活动，能工作，无痛苦。

1979年夏季又约他来复查：血沉13mm/h，类风湿因子仍为阳性。但一直上全天班，并能胜任比较繁重的工作。

7. 补肾清热治尪汤

生地黄 15～25g　桑寄生 20～30g　桑枝 30g　地骨皮 10～15g　酒浸黄柏 12g　知母 12g　川续断 15～18g　骨碎补 15～18g　白芍 15g　威灵仙 12～15g　羌、独活各 9g　忍冬藤 30g　络石藤 20～30g　桂枝 6～9g　红花 9g　制乳、没各 6g　炙山甲 9g　炙虎骨（或豹骨、熊骨）（另煎兑入）12g

功能：补肾清热，疏风化湿，活络散瘀，强筋壮骨。

主治：尪痹肾虚标热重证。尪痹病程较长，再兼体质、年龄、地域等不同，有的则可寒郁化热或从阳化热而出现热证。但这是其标，其本仍是肾虚受寒所致，故称肾虚标热证。热象轻者为轻证，热象重者为重证。本汤所治证为：关节肿痛，不怕冷，夜间喜把患肢放到被外，但时间过长又会加重疼痛，或有五心烦热、低热、咽干牙痛，大便干秘，舌苔黄，舌质红，脉细数尺脉小等。

组方医理：本方取丹溪先生潜行散合自拟的清热散痹汤加补肾强骨之品组合而成。方中以生地黄补肾壮水，黄柏坚肾清热，川续断补肾壮筋骨，骨碎补补肾祛骨风，共为主药。以桑寄生补肾强筋，除风通络，地骨皮益肾除劳热，威灵仙祛风湿，除痹痛，羌、独活搜肾与膀胱二经之风湿，虎骨祛风壮骨，以骨治骨，共为辅药。以白芍养血以缓急，知母降火清热，除蒸消烦，忍冬藤、络石藤通经络，祛风热，红花活血通经，乳香、没药化瘀定痛，炙山甲通经活络，有虫蚁搜剔之能，桂枝温阳宣痹，配羌、独活之辛温，可以免除方中大队凉药抑阳涩滞之弊，为佐药。以桑枝通达四肢，祛风湿，利关节，共为使药。

加减运用：有低热或下午体温升高，五心烦热者，加秦艽 20～30g；关节、筋肉痛重者，加蚕砂 10～15g、海桐皮 15g；

晨僵明显或关节僵直、挛缩严重者，可加白僵蚕10～12g、木瓜10g、生薏苡仁30g、地鳖虫9g；上肢痛重者，加片姜黄9～12g；尚兼有受凉痛增症状者，可加草乌3～6g、地鳖虫6～9g；肿痛关节略现轻度发红，用手扪之局部略热者，可加皂角刺6～9g、连翘10～15g、白芷6～9g；瘀血证明显者，可减地骨皮、白芍，加赤芍15g、桃仁10g，活血止痛散每次1g装胶囊随汤药吞服，每日2次；下肢病重者，加牛膝10～15g、泽兰10～15g；大便干结者，可加桃仁泥10g、酒大黄3～6g；口渴思冷饮者，可加生石膏30g。

注意事项：①肾虚标热重证因为是标热，所以多数病人服补肾清热治尪汤一段时间后，热证消除而又复现肾虚寒盛证，这时仍需投以补肾祛寒治尪汤而渐收全功，此时仍须参考补肾祛寒治尪汤的注意事项。②本方中的黄柏须用黄酒浸泡3小时以上，捞出入煎药中同煎（此法是仿丹溪先生潜行散的精神）。

验案举例：李某某，女，52岁，病案号为593365，病房会诊病人，1993年9月7日。患类风湿关节炎已七八年，手指变形，两膝、踝关节肿痛，左肘关节肿痛，左臂不能伸直，类风湿因子阳性，血沉快（87mm/h），每天下午定时发热，体温37.8℃，疼痛的关节夜间喜放在被子外面，但时间长了又因冷而疼痛加重，赶紧放回被内。腕部肿痛发僵，不能自由转动，用手扪之其肿痛处皮肤略发热，皮肤不红。舌苔薄白微黄，脉象沉滑略数，尺脉沉细。四诊合参，诊为尪痹肾虚标热重证。治拟补肾清热，疏风化湿，活瘀通络，强壮筋骨。方取补肾清热治尪汤加减。处方：生地黄18g，骨碎补18g，川续断15g，桑枝30g，知母15g，秦艽15g，银柴胡12g，柴胡10g，黄芩10g，赤、白芍各12g，络石藤30g，桂枝6g，威灵仙15g，酒浸黄柏12g，羌、独活各10g，红花10g，炙山甲9g，伸筋草30g，片姜黄10g，7剂。

二诊时，体温降到37.2℃，关节疼痛减轻，舌脉同前。

上方减银柴胡、威灵仙，加忍冬藤 30g、白僵蚕 12g，14 剂。

三诊时，体温正常，关节疼痛减轻，关节肿处已现皱纹，下地活动增多，夜间不再把患处放到被外，舌苔薄白，脉象沉滑略细。上方去柴胡、黄芩，改桂枝为 9g、桑枝为 40g，川续断加到 18g、骨碎补加到 20g，加制乳没各 5g、生薏苡仁 30g，14 剂。

药后诸症均减，可自由下地行走，手腕可以稍事活动，手指能自由屈伸，吃饭可用筷子（过去用匙）。原方加地鳖虫 6g，又进 14 剂。

药后膝踝关节已不肿，疼痛基本消失，左肘关节亦不肿痛，左臂已可伸直，生活完全可以自理，血沉已恢复正常，关节略怕冷，食纳、二便均正常，舌苔薄白，脉沉滑略细。病已近愈，投以善后方，出院后带回家服用。处方：骨碎补 20g，生、熟地黄各 15g，川续断 18g，怀牛膝 15g，桑枝 25g，桂枝 10g，赤、白芍各 12g，知母 15g，炒黄柏 10g，防风 10g，羌、独活各 10g，络石藤 30g，白僵蚕 12g，炙山甲 9g，制附片 9g，秦艽 10g，伸筋草 30g，生薏苡仁 30g，地鳖虫 6g，15 剂。患者于 11 月上旬高兴地出院休养。

8. 补肾强督治尪汤

熟地黄 15～20g　淫羊藿 9～12g　金狗脊 30～45g　制附片 9～12g　鹿角胶（烊化）9g　川续断 12～20g　骨碎补 15～20g　羌活 12g　独活 10g　桂枝 12～20g　赤、白芍各 12g　知母 12～15g　地鳖虫 6～9g　防风 12g　麻黄 3～9g　干姜 6～9g　怀牛膝 12～18g　炙山甲 6～9g　草乌 5～9g　水煎服。

功能：补肾祛寒，强督助阳，活瘀通络，壮骨舒筋。

主治：尪痹肾督虚寒证（强直性脊柱炎）。症见腰脊疼痛，遇寒加重，脊柱僵屈，弯腰、直腿受限，甚或两髋关节疼痛，骶髋关节骨质受损，致两腿活动受限而腰腿疼痛，全身倦怠，气力不足，舌苔略白，脉象沉滑或沉弦，尺脉多见沉细或弱。

组方医理：西医学的强直性脊柱炎，也属于中医学尪痹之病，但其证候特点又与类风湿性关节炎有不同之处。强直性脊柱炎之病机也是肾虚寒湿之邪深侵而致，其特点是不仅肾虚，而且督脉也虚，肾与督脉均“贯脊”而相联，督脉“督一身之阳”、“贯脊属肾”，肾督阳虚，寒湿深侵肾督，督脉伤而气血痹阻，筋骨失养，脊膂乏荣，故脊柱僵屈；督脉还“合少阴上股内后廉”，故病情重则可致骶髂关节受损而腰、骶、大腿皆痛，甚至僵化，使大腿不能自由活动。因而本方的组织除补肾祛寒外，还要突出强督助阳之特点，以治病之本。方中以熟地黄味甘性温，质重而沉，补肾肝二经，生血填精，长骨中、脑中之髓，金狗脊补肾健骨，坚脊利俯仰，益血滋督脉，强脚壮腰，淫羊藿补肾阳，坚筋骨，除风冷，益气力，共为主药。鹿角胶能通督脉，补肾生精血，强骨壮腰膝，骨碎补补肾行血，壮骨接骨，善祛肾风，附片大补肾命真火，祛在里之寒湿，善医“拘挛风痹，督脉为病，脊强而厥”，羌活辛温散风，入太阳、督脉二经，主治脊强而厥，刚痉柔痉，脊项强痛，独活善搜少阴肾经伏风而治脊痉湿痹，川续断补肝肾，壮腰膝，强筋骨，共为辅药。以桂枝温太阳经而通血脉，赤芍行血散血滞，白芍养肝缓筋急，知母润肾滋阴，能防辛燥之药化热，地鳖虫搜剔血积，接骨疗伤，防风祛风胜湿，善治脊项强痛，麻黄散寒祛风，干姜逐寒温经，草乌逐寒搜风，善除腰脚冷痛，共为佐药。怀牛膝引药入肾，治腰膝骨痛，炙山甲散瘀通络，引药力直达病所，合为使药。本方以仲师桂枝芍药知母汤合补肾强督之品化裁而成。

加减运用：腰痛重者，加桑寄生 30g、杜仲 12～15g、胡桃肉 1～2 枚嚼服每日 2 次，加重川续断、狗脊的用量，去赤芍、白芍；项背僵痛者，制附片改为12g，草乌改为9g，必要时干姜也改为9g；腿拘挛，脊柱僵直（或僵屈）者，加白僵蚕12g、生薏苡仁30g、苍耳子（或白芥子）6～9g，地鳖虫用9g；腰部僵硬如石者，加急性子3～5g；髋关节僵化，两腿收展、屈伸不利者，加伸筋草30g、泽兰15g、生薏苡仁30g、皂角刺6～9g、白僵蚕6～9g；舌苔厚腻，食欲不振者，去鹿角胶，加鹿角霜6～9g、砂仁3～5g、苍术6～9g；脾运不健，脘胀纳呆者，去熟地黄、鹿角胶，加陈皮9～12g、焦麦芽10g、焦神曲10g、焦山楂10g、枳实10g；脊柱僵挛，髋关节僵化，脊以代头，尻以代踵者，加自然铜（先煎）9g、寻骨风15～20g、透骨草15～20g、白僵蚕12g，地鳖虫用9g，另加七厘散1g，汤药冲服，一日2次；下午低热，或药后出现咽干痛、口渴、大便秘者，去干姜，减少桂枝、制附片、草乌的用量，加生地黄15～20g、秦艽12～18g、酒浸黄柏12g、地骨皮12～15g；痰湿偏重，缠绵难愈者，加白芥子6～9g、苍耳子6～9g。

验案举例：范某某，男，35岁。20年来，开始时腰痛僵直感，弯腰受限，渐渐颈部疼痛而抬头困难，现左髋关节疼痛，牵及左腿疼痛，外展受限，走路困难，需人搀扶拄拐勉强能走200～300米。畏寒喜暖，经几家医院诊治均诊断为“强直性脊柱炎”，常服“炎痛喜康”以止痛，于1986年5月20日来北京请余诊治。观其身体尪羸，腰脊僵直，弯腰受限，两手尖仅能与膝平，生活不能自理，舌苔白厚微黄，舌质略黯，脉象沉滑，尺沉略细。四诊合参诊为尪痹肾督虚寒之证。治法：补肾祛寒，强督助阳，散风除湿，活瘀通络。处方以补肾强督治尪汤加减。药用：桑寄生30g，川续断15g，羌、独活各10g，补骨脂12g，制附片10g，骨碎补15g，淫羊藿10g，鹿角霜10g，金狗脊30g，牛膝12g，威灵仙15g，海桐皮15g，伸筋草30g，地龙10g，桂枝、赤白芍、知母各12g。水煎服。

回原籍服本方约 150 多剂，于 1987 年 6 月来复诊。腰痛、腿痛均明显减轻，左腿外展较前灵活，走路不需人扶，自己拄手杖可走 1 公里，不用手杖也能走 200 多米。弯腰时双手尖可达三阴交穴水平，抬头、低头均可。自服中药后即完全停服“炎痛喜康”，现尚感脊背、腰、颈发僵，腰腿尚痛，舌苔白，脉象右手沉滑缓，左手沉滑略细，尺脉略小。仍守上方，改骨碎补为 20g、淫羊藿为 12g、川续断为 18g，加片姜黄 10g、葛根 30g、白僵蚕 10g。

又服上方 50 多剂，髋关节疼痛基本消失，腰腿痛和脊柱僵感均显著减轻，可以自由抬头、低头、转项，走路已扔掉手杖，并能手持一定重物行走几公里，无明显不适，已能下地干农活儿，生活完全自理，弯腰时两手可以触地。于 1992 年 6 月特来感谢，进门来三次跪地致谢。吾见其病已基本近愈，又给予一处方，劝其再服，以冀痊愈。处方如下：骨碎补 20g，补骨脂 12g，淫羊藿 12g，巴戟天 12g，川续断 20g，羌活 12g，葛根 30g，知母 15g，鹿角胶（烊化）10g，片姜黄 12g，桂枝 10g，赤、白芍各 12g，麻黄 5g，独活 10g，泽兰 18g，制附片 6g，防风 10g，生地黄 25g，地鳖虫 10g，伸筋草 30g，牛膝 18g，秦艽 18g。并嘱服本方 20 剂左右，即可停汤药。继用本方 3 剂，共为细末，每服 3g，一日 2 次，温开水送服，以收全功。

9. 燮　枢　汤

北柴胡 9～15g　炒黄芩 9～12g　炒川楝子 9～12g　制半夏 10～12g　红花 9～10g　白蒺藜 9～12g　皂角刺 3～6g　片姜黄 9g　刘寄奴 9～10g（或茜草 15～25g）焦四仙各 10g　炒莱菔子 10g　泽泻 9～15g。每日 1 剂，水煎分 2 次服（白天与睡前各 1 次）。

功能：调肝和中，燮理枢机，活瘀散结。

主治：凡较长期间具有右胁隐痛或两胁均痛，脘闷迟消，腹部胀满，食思缺乏，胁下痞块（肝或脾大），倦怠乏力，小便发黄，大便欠爽或溏软，舌质红或有瘀斑，舌苔白或黄，脉象弦或弦滑或兼数等症状的肝胃失和，肝郁克脾，肝肺气郁，中焦湿阻，肝病累肾，肝热扰心，久病气血郁滞诸证者，均可使用。这些证候包括西医诊断的迁延性肝炎、慢性肝炎、早期肝硬化、慢性胆囊炎、慢性胆道感染等疾病出现上述症状和证候者。对临床症状不太明显，肝或稍大或不大而肝功能化验较长期不正常，或有时腹胀或消化稍慢，脉带弦意（尤其是左手）或右脉滑中寓弦，舌质或正常或略红，舌苔或薄白或微黄者，亦可使用。具有前述症状和证候，而西医诊断不是肝胆病者，亦可使用。主要按中医辨证论治加减变化。

组方医理：肝藏血，主谋虑，胆主决断，二者相表里，一身上下，其气无所不乘。清·沈金鳌说："肝和则生气发育万物，为诸脏之生化，若衰与亢则能为诸脏之残贼。"其性条达而不可郁，其气偏于急而易怒，其病多为气郁而逆，气逆则三焦受病，又必侵乎及脾，然虽郁但不可用攻伐，应遵《黄帝内经》以辛散之、以辛补之之旨。肝经郁热之实，又常因肝血之虚，亦须遵《黄帝内经》酸收、甘缓之旨。综合起来看，前人治疗肝胆病，常以条达疏解、散清养潜为主要治则。本方结合前人经验，参以己见，以柴胡苦平入肝胆，条达疏发，畅郁阳而化滞阴，解心腹肠胃间结气，推陈致新；黄芩苦寒入肝胆，降泄清热，治自里达外之热，尤其是协柴胡更可以清气分郁结之热，二药相配，柴胡升清阳，黄芩降浊阴，能调转、燮理阴阳升降之枢机，而用为主药。以半夏辛温散降中焦逆气而和胃健脾，白蒺藜苦辛而温，宣肺之滞，疏肝之郁，下气行血，二药辛温入肝，又寓有《黄帝内经》肝欲散、急食辛以散之之意；川楝子苦寒入肝，炒则寒性减，能清肝热行肝气而治胁痛、脘痛、腹痛；红花辛温，活血通经，并能和血调血，主气血不和，四药合而为辅药。以片姜黄辛苦性温，行血中气滞，治心腹结积、痞满胀痛；皂角刺辛温，开结行滞，化痰消瘀，破坚除积；刘寄奴苦温兼辛，破瘀消积，行血散肿，治心腹痛，消散肥气、息贲、痞块；炒莱菔子辛甘性平，理气消胀，配焦四仙（焦神曲、焦麦芽、焦山楂、焦槟榔），共助消化而除胀满迟消，运中焦而健脾胃，共为佐药。以泽泻入肝肾，能行在下之水使之随泽气而上升，复使在上之水随气通调而下泻，能降泄肝肾二经水湿火热之邪而助阴阳升降之机，用为使药。本方中又含有几个药组，一是柴、芩合用，有调肝转枢之效；一是白蒺藜、红花、皂角刺三药相配，则有宣畅肺气、疏达肝气、通行胸胁胠肋之间行瘀散结之能，尤其是对久病者，三药合用能深达病所，斡旋枢机；一是川楝子、片姜黄、刘寄奴（或茜草）三药同用，既苦泄肝气之郁，又理血中气滞，而治心腹胁痛，结合皂角刺、红花、白蒺藜三药，又对消散痞块有帮助。一是半夏、焦四仙（或三仙）合用，和中运脾以健中焦，寓有“见肝之病，当先实脾”之意。方中入血分的药物比重较大，是针对“病久入血”而设，以求推陈致新，新血生则气化旺，气化旺盛则康复之力增强。多年来，我在治疗西医诊断的慢性肝胆病的过程中，逐渐体会到中医治疗肝胆病，不是专从肝胆治，而是从整体观出发，根据五脏六腑相关等理论去进行辨证论治。总之，此方既着重于调转枢机，升降化育，又照顾到肝主藏血和病久入血等特点，故命名为“燮枢汤”。

加减运用：中湿不化，脘闷少食，舌苔白厚（或腻）者，加苍术6～9g、草豆蔻6～10g；气血阻滞，胁痛明显者，加元胡9g、枳壳10g、制乳没各5g等；如果血瘀明显，胁痛处固定，或兼月经量少有块者，可改加茜草12～20g、乌贼骨6～9g、桂枝6～10g；胃纳不佳，食欲不振，饮食少进者，加生谷芽10～12g、陈皮10～12g；肝热扰心，心悸、失眠、多梦、健忘者，加珍珠母（先煎）30g，远志、天竺黄各9～10g，栀子仁3g（热象轻者可改夜交藤15～20g）；血络瘀郁，面或胸颈等处有血丝缕（蜘蛛痣）者，加茜草10～15g、乌贼骨6～9g、丝瓜络10g；下午低热者，加生白芍12g、银柴胡10g、青蒿15g；肝胆热盛，口苦、尿黄、目红者，加栀子6～10g、龙胆草3g；胁下痞块，肝脾肿大明显者，加炙鳖甲（先煎）15～30g，生牡蛎（先煎）20～30g，射干10g，莪术、三棱各3～6g，玄参12～20g等；肝病累肾，脾湿不化而腹部坠胀，小便短少，有轻度腹水者，加大腹皮12～15g，茯苓、冬瓜皮各30～40g，水红花子10～12g（猪苓20g、泽兰15g可代用），车前子（布包）12～20g，泽泻可改为30g；每遇情志不遂即各症加重者，加香附10g、合欢花6g；肝胆郁滞，疏泄不佳，胃失和降而呕逆便秘，上腹及胁部疼痛，舌苔不化者，加生赭石（先煎）30g、旋覆花（布包）10g、生大黄3～5g、生甘草3g、炒五灵脂9g；兼有胆结石者，加金钱草30g，郁金、炒鸡内金各10g；肝功能化验较长时间不正常（尤其是谷丙转氨酶高者），可同时加服五芦散（五味子95g，芦荟1.5～2.5g，共为细末，每服3g，一日2次，温开水送下，或随汤药服用）；大便经常干燥，肝病久久不愈，或目赤涩，或月经闭止者，可酌加芦荟末0.3g左右，装胶囊，随汤药服，此药可引药力入肝。腹部喜暖，见凉隐痛者，减黄芩为6g，去川楝子；饮食正常者，可去莱菔子、焦四仙，只用焦神曲；口渴明显者去半夏。女子月经不潮或经水量少者，可去刘寄奴，改加茜草15～30g；药后胁痛反而加重者，可去皂角刺，减少片姜黄用量，以后再渐渐加入。

验案举例：黄某某，男，41岁，干部，1972年7月14日初诊。1962年患无黄疸型急性传染性肝炎，经北京某医院中西医治疗2年多，肝功能正常而上班。1969年突发上消化道出血，经输血等治愈。1970年又出现肝炎症状，经北京某医院化验肝功能不正常，诊断为迁延性肝炎，经用中西药治疗 1 年多，症状不减，肝功能化验越来越不好，面部及手背出现蜘蛛痣，肝脏未触及，诊断为早期肝硬化，经治无效而转来我院诊治。现症右胁疼痛，不思饮食，倦怠乏力，形体瘦弱，面色晦黯，面部鼻头有血丝缕（蜘蛛痣），手掌发红，严重失眠，腹胀迟消，大便溏软，肝功能化验：麝絮（＋＋＋＋），麝浊＞20u，转氨酶 600u。澳抗弱阳性。舌质略红，舌苔厚实微黄，中有剥脱，脉象滑数，左手略有弦象。辨证：肝郁犯胃，中湿不化，心神不宁。治法：调肝和胃，佐以安神。处方用燮枢汤加减。药用：柴胡 12g，黄芩 12g，炒川楝子 9g，皂角刺 6g，白蒺藜 12g，茜草 12g，草决明 9g，焦四仙各 9g，香谷芽 9g，青陈皮各 9g，草豆蔻 9g，珍珠母（先煎）30g。6 剂。

二诊、三诊时，诸症略有减轻，均以上方加减。

8 月 11 日四诊：右胸胁痛已有间断，食纳渐增，大便仍软，有头重腿沉之感。舌苔已化薄尚略黄，剥脱处已见新生之薄苔，脉同前。再守上方出入：柴胡 12g，黄芩 9g，白蒺藜 12g，红花 9g，刘寄奴 9g，桃仁 9g，当归 6g，赤、白芍各 15g，川续断 15g，茜草 9g，栀子 6g，焦神曲 12g，草豆蔻 9g，芦荟末 0.3g（装胶囊）分 2 次随汤药服，6 剂。

此后均以此方随证加减。1973 年还加服“五芦散”2 料（每料服约半月）。口腔有溃疡时，曾加生石膏、连翘、玄参等。腰腿痛时，曾加独活、威灵仙、附片等。以燮枢汤加减，服至 1973 年 5 月下旬，不但诸症消退，人亦渐壮实，肝功能化验亦完全恢复正常。1974 年 1 月试作半日工作。以后到几个医院多次检查肝功能均正常，于 12 月上班正常工作。

1975 年秋、1976 年夏两次追访，身体很好，正常工作，与病时判若两人。

1981 年 6 月追访：七八年来，一直上正常班，并且常到基层指导工作，均能胜任。自从服药以后，多年的关节炎也未发作。面色红润，身体健壮。

1983 年 3 月追访：一直正常工作，未发作过肝胆病。

1988 年 2 月追访：身体健壮，全日正常工作，已提升为司长，能以身作则，领导大家工作。

10. 三　合　汤

高良姜 6～10g　制香附 6～10g　百合 30g　乌药 9～12g　丹参 30g　檀香（后下）6～9g　砂仁 3～5g

功能：温中和胃，散郁化滞，调气养血。

主治：长期难愈的胃脘痛，或曾服用其它治胃痛药无效者，舌苔白或薄白，脉象弦或沉细弦，或细滑略弦，胃脘喜暖，痛处喜按，但又不能重按，大便或干或溏，虚实寒热症状夹杂并见者。可包括西医学各种慢性胃炎（浅表性、萎缩性、肥厚性），胃及十二指肠球部溃疡、胃黏膜脱垂、胃神经官能症以及胃癌等所致的胃痛。

组方医理：本方由良附丸、百合汤、丹参饮三个药方组合而成，故名“三合汤”。其中良附丸由高良姜、香附组成，主治肝郁气滞、胃部寒凝所致的胃脘疼痛。高良姜辛热，温胃散寒，《本草求真》说：“同香附则除寒祛郁”；香附味辛微苦甘，性平，理气行滞，利三焦，解六郁，李杲曾说它“治一切气”，“消食下气”。二药合用，善治寒凝气滞胃痛。寒凝重者，重用高良姜，因气滞而痛者，重用制香附。百合汤由百合、乌药组成，主治诸气膹郁所致的胃脘痛。百合性味甘平，主入肺胃，降泄肺胃郁气，肺气降，胃气和，则诸气俱调；配以乌药快气宣通，疏散滞气，温顺胃经逆气。二药合用，既能清泄肺胃郁气，又能防止百合平凉之性有碍中运，再参《神农本草经》说：百合能“补中益气”，王好古说乌药能“理元气”，故本方更适用于日久不愈，正气渐衰之证。丹参饮为丹参、檀香、砂仁三药组成，是治疗心胸、胃脘疼痛的有效良方。其中丹参味苦性微凉，活血祛瘀，通经止痛。《吴普本草》说它“治心腹痛”；檀香辛温理气，利胸膈，调脾胃。《日华子本草》说它“治心痛”；砂仁辛温，行气调中，和胃醒脾。三药相合，以丹参入血分，又配以檀香、砂仁，既能活瘀滞，又能理胃气，再兼丹参功同四物，砂仁兼益肾“理元气”、“引诸药归宿丹田”，故对久久难愈、气滞血瘀、正气渐虚的胃脘痛，不但能够活瘀定痛，并能养血、益肾、醒脾、调胃。以上这3个药方相合，组成三合汤，则既主气又主血，既主寒又主滞，治疗心腹诸痛，既能治病，又能益人，功效全面。

加减运用：胃脘痛以寒凝为主，遇寒痛重，得暖则舒，苔白，脉缓或沉弦，证属胃寒盛者，可减丹参为20g，加砂仁为6g，高良姜用10g，再加吴茱萸5g、干姜3g；兼有胸脘发闷，泛恶吐水，喜干食，不欲饮水，舌苔白腻，便溏脉濡，证属中湿不化者，可加陈皮10g、半夏9～12g、茯苓10～15g、木香6～9g、煅瓦楞10g；兼有右胁或两胁胀痛或隐痛，情绪不佳则胃痛加重，喜长吁、嗳气，大便时干时软，脉象沉弦或弦细，证属肝郁犯胃者，可轻用高良姜，重用香附，再加柴胡9g、厚朴10g、炒川楝子10g、绿萼梅5g、白芍10g，把檀香改为9g；兼有口苦、舌苔微黄，虽思冷饮食，但食冷物痛又加重，胃中似有灼热感，脉略有数象，证属标热本寒者，减高良姜为5g，加炒川连6g，炒黄芩9g，千年健12g，去砂仁。兼舌红无苔，口干不欲饮水，饭后迟消，大便少而涩或干燥，证属中焦气化不利，津不上输者，可加知母9g、焦三仙各9g、香稻芽10g、葛根9g；大便色黑，潜血阳性者，加白及9g、生藕节15～30g、茜草炭12g，减高良姜为5g；舌红无苔，口干，喜稀饮食，夜间口渴，胃中有灼热感，食欲不振，大便干涩不爽，脉象沉细数或弦细略数，证属胃阴不足者，可减高良姜为3g，去砂仁，加沙参9g、麦冬6g、知母9g、白梅花 3g。

验案举例：赵某某，女，55 岁，家庭妇女。1983 年 12 月初诊。胃脘痛已经 15 年，时常隐痛，曾在几家医院诊治，去年经 X 线钡餐透视及胃镜检查诊断为：胃溃疡病，慢性轻度萎缩性胃炎。经服中西药治疗，均只能取效于一时，并且停药即胃痛隐隐，常年不断，时轻时重。近半个多月来胃痛又加剧，喜暖怕凉，喜热饮食，不吐酸，偶有嗳气，胃部喜按，喜热熨，痛重时波及两胁下痛，食纳不甘，大便略干，小便正常，睡眠欠佳。舌苔白，脉象右手弦略滑，左手沉滑略细。综观脉症，知为久病不愈，气血乖乱，中焦虚寒，右脉见弦，痛及两胁，又知肝来乘之。四诊合参，诊为久治难愈的胃脘痛，中焦虚寒证。治宜温中和胃，化滞散郁，抑木扶土，调气养血，以三合汤加味治之。处方：高良姜 10g，吴茱萸 5g，干姜 6g，制香附 10g，百合 30g，乌药 12g，丹参 30g，檀香（后下）9g，砂仁 6g，桂枝 9g，白芍 15g，白蒺藜 10g，炒川楝子 10g，焦三仙（山楂、神曲、麦芽）各 9g，7 剂。

药后，胃痛已止，食纳渐增，舌苔化薄，惟睡眠尚不好，一夜睡不到 4 小时，右手弦象略缓。上方去干姜、白蒺藜、川楝子，加半夏 10g、北秫米 12g、茯苓 18g、远志 12g，7 剂。

三诊时，胃痛完全消除，食纳佳，精神好转，睡眠已正常，胃部已不怕凉，舌苔薄白，两手脉沉略滑。上方去焦三仙、吴茱萸，加厚朴 10g、焦白术 6g、广木香 5g，14 剂。药后胃痛一直未再发作，面色光润，精神焕发，食睡正常，感到气力亦有增加，舌脉均正常。处方：百合 30g，乌药 12g，高良姜 9g，香附 10g，丹参 30g，檀香（后下）6g，砂仁 5g，炒鸡内金 9g，炒枳实 9g，焦白术 6g，10 剂。5 个月后追访，胃痛未作，钡餐透视胃溃疡愈合，萎缩性胃炎减轻。

11. 四 合 汤

高良姜6～10g　制香附6～10g　百合30g　乌药9～12g　丹参30g　檀香（后下）6～9g　砂仁3～5g　五灵脂9～12g　蒲黄（布包）6～10g

功能： 温中和胃，活瘀散滞，理气养血。

主治： 同三合汤证，但又兼有胃脘刺痛，痛处固定，唇舌色黯或有瘀斑，或夜间痛重，脉象沉而带弦，证属中焦寒凝气滞兼有瘀血者。

组方医理： 本方是在三合汤的基础上加失笑散。其中蒲黄活血散瘀，《本草纲目》中说：蒲黄“凉血、活血、止心腹诸痛”，加五灵脂行血止痛，《本草纲目》中说它“治男女一切心腹、胁肋、少腹诸痛，疝痛，血痢，肠风腹痛”，二药合用，再配合丹参，活瘀止痛的功效增强，对中焦有瘀血阻络而发生的心腹疼痛有良好疗效。三合汤加失笑散4方合用，既有气药，又有血药，既能祛邪，又兼益人，所以对久治不愈的胃脘痛能发挥特有的效果。

加减运用： 兼有呕血、便血者，改用蒲黄炭、五灵脂炭，再加白及10g、生藕节20g，或藕节炭30g、三七粉（分冲）2g、伏龙肝60～100g（煎汤代水），香附也要炒黑，可去砂仁；如无呕血、便血，但大便黑色，潜血阳性者，也可用蒲黄炭、五灵脂炭，或再加白及、乌贼骨等。其余加减同三合汤。

验案举例： 张某某，女，49岁，歌舞团演员，1985年10月18日初诊。胃痛已五六年，近半年来病情加重。渐渐消瘦，面色萎黯，舌苔根部较白，胃部疼痛喜按，得热减轻，脘部发堵，腹部发胀，精神不振，全身乏力，食欲不振，二便尚调。右手脉象细弦，左手脉沉细。于10月4日在某医院做胃镜检查，诊断为多发性溃疡，欲收住院治疗，但因目前无空床，在等空床的时间内，来找我诊治。根据其疼痛已久，久病入血，并见痛处固定，腹胀脘堵，右脉细弦，诊为气滞血瘀所致的胃脘痛。再据其喜按喜暖，知兼有虚寒。治法采用温胃调肝、行气活瘀之法，以四合汤加味。处方如下：高良姜 10g，香附 10g，百合 30g，乌药 10g，丹参 30g，檀香（后下）6g，砂仁 5g，吴茱萸 6g，生蒲黄 9g，五灵脂 9g，茯苓 15g，木香 6g，水煎服，7～14 剂。

二诊（11 月 5 日）：进上药后，胃已不痛，精神好转，右手之脉已不细，弦意亦退。仍感胃部发堵，但已不发胀。再守上方，稍事变动，乌药改为 12g，檀香改为 8g，砂仁改为 6g，五灵脂改为 10g，加桂枝 9g、苏梗 10g，7～14 剂，嘱效可继服。

三诊（11 月 20 日）：近日因生气，又有胃痛，但较以前轻。改檀香为 9g、桂枝为 6g，加白芍 12g，7 剂。

11 月 28 日住入某医院，自觉症状已消失，停中药，等待胃镜复查。

12 月 5 日，胃镜检查报告 10 月 4 日所见之溃疡已经愈合，不必再治疗。于 12 月 7 日出院。

按：良附丸、百合汤、丹参饮、失笑散，均为治疗胃脘痛的古方，但每方又各有特长，把这 3 个或 4 个药方合为一方，共冶其所长为一炉，并互纠其短，发挥它们治疗胃脘痛的共济作用，故在临床上常常出现令人难以想象的奇效。三合汤、四合汤确是治疗胃脘痛非常有效的经验方，我应用几十年，愈人无算，谨供同道们参考选用。

12. 足胻消肿汤

“胻”字读“衡”音，与“胻”字通用。“足胻”指小腿及足踝部位。

焦槟榔12～18g　茯苓20～30g　木瓜10g　苍术6g　紫苏梗、叶各9g　生薏苡仁30g　防己10g　桔梗4.5g　吴茱萸6g　黄柏10g　牛膝12～15g

功能：降气行水，祛湿消肿，散寒温经，舒筋活络。

主治：风寒湿之邪流注于小腿、足踝而致两足及胻踝浮肿胀痛、沉重、麻木，筋脉挛急，行走障碍等。包括西医诊断的下肢淋巴或静脉回流障碍等引起的足、踝、小腿下部（胻）肿胀疼痛。

组方医理：本方据《证治准绳》鸡鸣散加减而成。方中以槟榔辛温降气，质重达下，破滞行水为主药；辅以茯苓、紫苏散寒行气，辟秽祛湿；佐以生薏苡仁、木瓜理脾行湿，舒筋活络，苍术、黄柏、防己益肾祛水，吴茱萸温肝肾，燥湿浊，桔梗宣肺气而利水；牛膝引药下行直达病所，为使药。全方共奏降气行水、祛湿消肿、舒筋活络、散寒温经之功效。

加减运用：湿郁化热，症见足胻肿胀灼热，口干口渴，舌质红，苔黄，脉滑数者，可去吴茱萸、苍术，加重黄柏为12g，另加木通、泽泻、连翘、滑石等；兼有肾虚而腰酸腿软，足跟疼痛，尺脉弱者，可去桔梗、黄柏，加桑寄生、川续断、杜仲等，或兼服济生肾气丸；若足胻浮肿，并见青筋怒张或皮下青色脉络缕缕，舌质黯或有瘀斑者，可加红花、赤芍、泽兰、瞿麦、白茅根等。

验案举例：党某某，男，55岁，工人，1980年5月23日初诊。1966年始左下肢浮肿10余年，以后渐至双足及下肢均浮肿胀痛，麻木筋挛，步履艰难，双足浮肿而至夏天不能穿单鞋而穿棉鞋。近4年来加重，每到夏季即复发，逢雨天更加重。西医诊断为“下肢静脉回流受阻”。曾服多种中西药物均不效，西医建议手术治疗。今又发作如上述，且有头晕。观其舌苔薄白，切其六脉皆弦。约其每年夏季来治，连治3年。辨证：湿邪下注，络脉郁阻，气机不畅而致足胻肿痛。属中医脚气病范畴。治法：降浊利湿行气，佐以益肾。处方：焦槟榔12g，木瓜10g，茯苓20g，生薏苡仁30g，防己10g，吴茱萸6g，苍术6g，炒黄柏10g，桑寄生20g。

1980年6月3日二诊：足胻浮肿沉重感均减轻，舌苔薄白，脉沉细弦。上方茯苓改为30g，苍术改为9g，继服6付。

1980年6月17日三诊：头晕及下肢浮肿均明显减轻，足胻仍感发胀。上方改焦槟榔15g，加红花6g，服12付。

1980年夏共服上述中药68剂，症状消失。1981年、1982年夏天均服上述中药预防。追访3年，未见复发。

附录
方剂索引

二画

三画

四画

五画

六画

七画

八画

九画

十画

十一画

十二画

十三画及以上

40检